水俣病の病態に迫る

チッソ水俣病関西訴訟資料に基づいて

横田 憲一

随想舎

水俣病の病態に迫る

チッソ水俣病関西訴訟資料に基づいて

まえがき

　水俣病患者公式確認60年を経た今日も「水俣病問題」は解決していない。何故，解決に至らないのかを検証し，水俣病問題の解決に必要な要件について考察を試みた。

　水俣病問題が解決しない根本原因は，「水俣病の病態」が明快に説明されず，曖昧なまま今日に至っているからだと，筆者は理解している。そこで本書では，「水俣病の病態」についていかに把握するかについて考察した。以下，考察過程を簡単に記す。

　1部では，法による水俣病被害者に対する救済制度が開始されて以来，今日に至るまでの「水俣病の病態」について，被害者患者側と国及び水俣病を管轄する自治体の間で，論争がされてきた。その歴史的経過を概括し記述した。記述項目は，①水俣病関係の各種裁判判決の「水俣病の病態」についての判断を摘出し紹介，②国・行政が打ち出した救済制度においての「水俣病の病態」の捉え方及び扱いについて，③被害者患者側の「水俣病の病態」の捉え方と主張について。

　2部においては，水俣病の病態を把握するための前提として，「メチル水銀曝露に対するヒト生体への影響」について考察した記録。

　3部は，2部の考察結果を基盤にメチル水銀曝露を被ったヒトに対する診断について，国内外のメチル水銀中毒患者に関する文献及び論文を通観し敷衍した記述。

　なお，考察に用いた文献・論文及び記録文書は，チッソ水俣病関西訴訟資料調査研究会（代表・小田康徳大阪電気通信大学名誉教授）が収集・保存・整理した資料に基づいて行った。

　　　2016年6月23日

　　　　　　　　　　　　　　　　　　　　　　　　　横田　憲一

目　次

まえがき ……………………………………………………………………… 3

1部　「水俣病の病態」とらえ方の歴史的経緯
はじめに……………………………………………………………… 12

第1章　「公害健康被害補償法に基づく認定制度」について
1　公害健康被害救済特別措置法における水俣病認定業務……… 15
　［1］公害健康被害救済特別措置法の制定 ……………………… 15
　［2］救済法による水俣病の認定 ………………………………… 16
　［3］認定業務の遅延・遅滞 ……………………………………… 19
　　（1）水俣病認定不作為違法確認訴訟提起……………………… 20
　　（2）水俣病認定遅延損害賠償請求訴訟提起…………………… 23
2　公害健康被害補償法における水俣病認定業務 ………………… 27
　［1］公害健康被害補償法の制定 ………………………………… 27
　［2］公健法による水俣病の認定 ………………………………… 29
　［3］水俣病像・水俣病認定基準に対する司法判断及び
　　　それに対する国・熊本県の対応 …………………………… 31
　　（1）熊本第二次訴訟判決 ……………………………………… 31
　　（2）水俣病認定申請棄却処分取消請求事件…………………… 38
　　（3）水俣病京都訴訟第一審判決 ……………………………… 45
　　（4）水俣病東京訴訟第一審判決 ……………………………… 59
　　（5）水俣病関西訴訟控訴審判決 ……………………………… 86
　　（6）水俣病関西訴訟最高裁判決 ……………………………… 102
　　（7）平成24年（行ヒ）第202号水俣病認定申請棄却処分取消,
　　　　水俣病認定義務付け請求最高裁判決 ………………… 106
　　（8）公害健康被害補償不服審査会「熊本県の水俣病
　　　　認定棄却処分の取り消し裁決」 ……………………… 117

第2章「これまで積み重ねた多くの補償・救済の枠組み」について
はじめに…………………………………………………………… 133

1 水俣病治療研究事業から水俣病総合対策医療事業に至る
　経緯と経過 ……………………………………………………………… *133*
　　［1］水俣病治療研究事業について ………………………………… *133*
　　［2］特別医療事業 …………………………………………………… *135*
　　［3］水俣病総合対策事業 …………………………………………… *138*
　　　　（1）水俣病総合対策事業が策定される背景と経緯 ………… *138*
　　　　（2）水俣病総合対策の実施 …………………………………… *163*
　　［4］司法和解から政治決着へ──水俣病総合医療対策
　　　　事業受付再開 …………………………………………………… *170*
　　　　（1）政治情勢の変化 …………………………………………… *170*
　　　　（2）政府・与党最終解決策を決定，被害者団体に提示 ……… *171*
　　　　（3）水俣病訴訟終結 …………………………………………… *178*
　　［5］水俣病関西訴訟最高裁判所判決の影響及びその波及 ……… *183*
　　　　（1）関西訴訟及び熊本水俣病第二次訴訟の損害賠償容認
　　　　　　判決確定原告に対する措置 ……………………………… *183*
　　　　（2）「水俣病被害者の救済及び水俣病問題の解決に関する
　　　　　　特別措置法」制定を経て第2の政治決着へ ……………… *185*
　　［6］第2の政治決着 ………………………………………………… *262*
　　　　（1）第三者委員会設置 ………………………………………… *262*
　　　　（2）新潟・熊本の国家賠償請求訴訟和解成立 ……………… *264*
　　［7］特措法に基づくあたう限りの救済とその「ほころび」………… *268*
　　　　（1）救済措置申請者の推移 …………………………………… *269*
　　　　（2）救済措置申請者受付期限 ………………………………… *269*
　　　　（3）救済措置申請者受付終了と申請者の判定結果 ………… *270*
　　　　（4）特措法のほころび ………………………………………… *273*
　　［8］公健法の認定業務の遅滞──認定申請者の未処分者
　　　　の滞留 …………………………………………………………… *276*
　　［9］まとめ …………………………………………………………… *277*
　　　　【別　　紙】……………………………………………………… *279*
　　　　【引用文献】……………………………………………………… *284*

2部 「メチル水銀曝露」ヒト生体への影響

1　水俣病の発症メカニズム及びメチル水銀の生体への影響 …… 299
　　[1] 魚へのメチル水銀の蓄積 …… 299
　　[2] メチル水銀の体内への吸収―輸送―分布 …… 300
　　[3] メチル水銀の体内からの排泄と排出 …… 301
　　　　(1) メチル水銀の排泄は90％が糞便経路 …… 301
　　　　(2) ヒトにおけるメチル水銀の生物学的半減期は平均70日 …… 301
　　　　(3) 体内のメチル水銀は曝露停止後急速に体外に排出される …… 302
　　[4] 生体に対するメチル水銀の影響 …… 303
　　　　(1) 細胞・分子レベルへの影響 …… 303
　　　　(2) 動物種による生体への影響の差異 …… 304
　　　　(3) 神経系への影響 …… 304

2　メチル水銀曝露による中毒発症時及びその後の症例 …… 305
　　[1] イギリスのメチル水銀中毒例 …… 305
　　[2] チッソ水俣工場排水によるメチル水銀中毒事件 …… 311
　　[3] アメリカ・ニューメキシコ州メチル水銀中毒事件（1969年発生） …… 316
　　[4] イラクのメチル水銀中毒 …… 317
　　　　〈イラクでのメチル水銀中毒の発生〉 …… 317
　　　　〈中毒症状の発現と症状の経過〉 …… 317
　　　　〈汚染の確認と汚染物質の形状〉 …… 318
　　　　〈摂取したメチル水銀量と血液中の水銀量との関係〉 …… 319
　　　　〈メチル水銀の体内負荷量と症状発現との関係〉 …… 320
　　　　〈ヒトの胎児及び乳児の生体への影響〉 …… 322

　　　　〈日本のメチル水銀中毒におけるヒトの胎児及び乳児
　　　　の生体への影響〉 ·· 323
　　[5] メチル水銀中毒曝露中断後のヒトの生体への影響 ············ 324
　　　　◇不知火海におけるメチル水銀汚染のひろがり ··············· 324
　　　　◇水俣湾及び不知火海におけるメチル水銀汚染の
　　　　　期間 ·· 326
　　　　(1) 臍帯血中のメチル水銀濃度の推移 ····························· 327
　　　　(2) 大脳内の総水銀値の推移 ·· 328
　　　　(3) 毛髪水銀値の推移 ·· 328
3　メチル水銀中毒症における生体の損傷部位とその病理学的
　　変化 ·· 329
　　[1] メチル水銀中毒の病理学 ··· 329
　　　　(1) 動物へのメチル水銀投与と病理学的変化 ···················· 329

　　　　　①Hunterらのメチル水銀中毒による動物実験に関する
　　　　　　病理学的観察記録 ·· 329
　　　　　②Grantのメチル水銀中毒の実験病理学 ······················· 330
　　　　　③Shawらの霊長目の実験的メチル水銀脳障害における
　　　　　　神経病理学的病変の差異 ······································ 331
　　　　(2) ヒトメチル水銀中毒症についての病理学的変化 ············ 331
　　　　　①Hunterらのメチル水銀中毒症に関する病理学的
　　　　　　観察記録 ·· 331
　　　　　②日本におけるメチル水銀中毒症の病理学的研究報告 ······ 333
　　　　　③熊本水俣病損害賠償請求事件第一審判決において
　　　　　　示された「水俣病の病理的所見」 ······························· 337
　　　　　④IPCS(化学物質の安全性に関する国際プログラム)の
　　　　　　メチル水銀の環境保健クライテリア(101)の見解 ·········· 337
　　【別　　紙】 ·· 339
　　【引用文献】 ·· 346

3部　メチル水銀中毒症(水俣病)の診断

1　メチル水銀中毒症の診断 ……………………………………… *355*
　　　〈水俣病の関連症候(水俣病が呈する症候として52年
　　　判断条件に列挙されたもの)〉 ……………………………… *355*
　［1］「四肢末端の手袋靴下型の感覚障害」について …………… *356*
　　　〈メチル水銀中毒症患者にみられる感覚障害は
　　　多発神経炎であると説明できない〉………………………… *357*
　　　〈電気生理学的検査及び組織学的検査において
　　　メチル水銀中毒症患者にみられる感覚障害は
　　　多発神経炎であると証明されなかった〉 ………………… *358*
　　　〈四肢末端の感覚障害の原因病巣を末梢神経に観察した
　　　とする論文〉………………………………………………… *365*
　　　〈武内の研究に対する国際的評価〉………………………… *371*
　　　〈水俣病関西訴訟控訴審判決後，認定検診において
　　　「二点識別覚検査」を採用するか検討した際，内
　　　野誠認定審査会副会長が四肢末端の感覚障害の
　　　原因病巣に末梢神経の関与を認めた根拠論文を
　　　検証する〉…………………………………………………… *373*
　　　〈持続する感覚障害を引き起こす原因病巣を探る〉……… *379*
　　　〈後索―内側毛帯系における神経線維の
　　　空間的配置〉………………………………………………… *383*
　　　〈上行性感覚路における神経線維が終止する
　　　視床後腹側核の空間的配置〉……………………………… *383*
　　　〈体性感覚における視床の機能〉…………………………… *384*
　　　〈大脳皮質と視床や下位の中枢との解剖学的及び
　　　機能的関係〉………………………………………………… *384*
　　　〈研究対象と研究方法〉……………………………………… *393*

[2] 運動失調について
　　①改善する小脳性運動失調 ……………………… *399*
　〈水俣病患者のリハビリテーション〉の1964年
　　症例報告 ……………………………………………… *400*
　〈イギリス農薬工場でのメチル水銀曝露患者の
　　リハビリテーション〉の1940年症例報告 ……………… *400*
　　②皮質性運動失調 ……………………………… *402*
　〈感覚障害としての運動失調〉 …………………………… *404*
2　水俣病の診断 ……………………………………………… *404*
　[1] 国（環境省）が提示する診断方法 …………………… *404*
　　〈「症候群的診断」の神経診断学における位置づけ〉 …………… *405*
　[2] 感覚障害の診察及び診断 ……………………………… *410*
　　〈体性感覚障害の鑑別〉 ……………………………… *410*
　　〈視床損傷〉 …………………………………………… *417*
　　〈大脳皮質損傷〉 ……………………………………… *419*
　　〈大脳皮質の両側の体性感覚野に瀰漫性の
　　　病巣がある患者の診察の留意点〉 ………………… *421*
　　〈感覚検査における検出器具の信頼性〉 ……………… *422*
　[3] 持続する感覚障害の診断 ……………………………… *425*
　[4] まとめ ……………………………………………………… *426*
　　【別　　紙】 …………………………………………… *430*
　　【引用文献】 …………………………………………… *440*

あとがき ……………………………………………………………… *449*

　　【人名索引】 …………………………………………… *454*

1部　「水俣病の病態」とらえ方の歴史的経緯

はじめに

　2015年5月1日，水俣病患者公式確認から59年を経た今日なお1,000人を超える人々が，補償及び救済を求めて損害賠償訴訟を提起し，また，公害健康被害補償法に基づく水俣病の認定申請をして水俣病審査を待たされている申請者が，熊本県においては1,153人，鹿児島県では667人の人たちが不安な日々を過ごさざるを得ないという状況（7月末）にある[48]。他方，民間医師団による住民検診で，水俣病救済対象地域外にも水俣病の主要症状である感覚障害が，住民の3割に認められたという[49]。不知火海沿岸にチッソのたれ流したメチル水銀の曝露による健康被害を受けた住民がどれほど存在するのか不明である[50]。このような異常な事態の改善・解消の見通しもないまま患者公式確認60年を迎えようとしている。

　このような状況をもたらした素因を突き止める事例として，5月1日，水俣市の水俣湾埋め立て地で開かれた「水俣病犠牲者慰霊式」，引続き6月30日，新潟で行われた「新潟水俣病公式確認から50年の式典」での望月義夫環境相の発言，そして慰霊式及び式典後に催された意見交換会における患者らの訴えと，その訴えに対する環境相の応対を観る。

　慰霊式に参列した望月環境相は，「政府を代表し，水俣病の拡大を防げなかったことを，あらためておわびします。かつてこの美しい海が汚され，甚大な健康被害と環境汚染が生じ，平穏な地域社会に不幸な亀裂がもたらされたことに深く思いを致さずにはいられません。国として責任を持って水俣病問題に取り組み，安心して暮らせる社会を実現するため全力を挙げます。公害のない，持続可能な社会の実現に向け，自然環境を保全し，将来に継承していくため全力で取り組むことを誓います」と述べた。慰霊式後の環境相と患者団体との意見交換の場において，水俣病被害者互助会の佐藤英樹会長は「認定申請から10年も待たされてい

る。なぜ，処分が決まらないままの申請者が1,000人以上もいるのか。よく考えてほしい」と，患者が救われない思いを訴えた。水俣病互助会の上村好男会長は，「複数症状の組み合わせを求める今の認定基準を改めてほしい」と求めた。また，水俣病不知火患者会の大石利生会長は，「被害の全容解明を全ての水俣病被害者が求めている。山間部を含めた広範な住民の健康調査をすべきだ」と強く求めた。患者らの切実な要望に対して環境相は，「申請者の増加を重く受け止め，公害健康被害補償法の適切な運用を積み重ね，丁寧に審査していく」と通り一遍の返答に終始した。環境相の発言に対して患者らから，認定基準を改めず，被害の全容調査もしない国の姿勢に怒りと失望の声が上がった。[46] 他方，新潟水俣病公式確認から50年の式典において，環境相は，「熊本に続き，新潟で第2の水俣病の発生を防ぐことができなかった歴史的事実を，環境大臣として重く受け止めている。今なお苦しみにある方がいる現実に向き合い，環境行政に全力で取り組みたい」と述べた。[232] 式典後の意見交換会では，新潟水俣病共闘会議の中村洋二郎議長からは，現行の認定基準は「重症者以外は救済されない仕組みだ。国は早急に解決策を示すべきだ。今の公害健康被害補償法に基づく認定制度は機能していない」と批判し全被害者の救済実現を求めた。また，患者らは，「被害者救済へ住民の健康調査や水俣病特別措置法の未認定患者救済策の再開」を訴えた。これに対し，環境相は，「公健法の丁寧な運用で対応し，これまで積み重ねた多くの補償・救済の枠組みを尊重したい」とだけ返答。熊本から参加した水俣病不知火患者会の大石利生会長は，「新潟も水俣も同じことの繰り返し。国は苦しんでいる人たちの対応を考えていない」。水俣病被害者互助会の谷洋一事務局長は「認定申請や裁判が続く中で，国は解決の道筋を示すべきだった」と述べた。[47]

　水俣病被害に対する補償・救済を妨げているのが，現行認定制度の運用にあることは患者らの共通認識である。これに対し，望月環境相は「丁寧な公健法の運用で対応したい」と従来の方針を維持すると表明し

た。被害を被った患者と国との亀裂が深いことを，改めて感じさせられた。この亀裂を埋めなければ，水俣病の解決は程遠い。

　この亀裂が生じた原因を，法による認定制度の成立から今日までの経緯をたどることによって検証する。

　まず，第1章で「公害健康被害補償法に基づく認定制度」について，そして第2章において「これまで積み重ねた多くの補償・救済の枠組み」について考察する。

第1章 「公害健康被害補償法に基づく認定制度」について

1 公害健康被害救済特別措置法における水俣病認定業務

[1] 公害健康被害救済特別措置法の制定

　1968年9月26日，政府は，「水俣病は，水俣産の魚介類を長期かつ大量に摂取したことによって起こった中毒性中枢神経系疾患である。その原因物質は，メチル水銀化合物であり，新日本窒素水俣工場のアセトアルデヒド酢酸設備内で生成されたメチル水銀化合物が工場廃水に含まれて排出され，水俣湾内の魚介類を汚染し，その体内で凝縮されたメチル水銀化合物を保有する魚介類を地域住民が摂食することによって生じたもの」との統一見解を公表した。この見解に基づき，厚生省としては今後，「速やかに公害に係る紛争の処理と被害の救済制度の確立をはかること」が明示された。[39]その後，1967年7月，公害対策基本法が成立し，同法条2項において，「政府は，公害に係る被害に関する救済の円滑な実施を図るための制度を確立するため，必要な措置を講じなければならない」と公害被害救済制度の確立の必要性が明文化された。[35]21条2項に基づいて，1969年12月15日，公害に係る健康被害の救済に関する特別措置法（法律第90号）（以下，救済法という）が成立した。

　救済法においては，認定を受けた者に対して，医療費，医療手当及び介護手当を支給することが規定された（1条，4条，7条，9条）。チッソ水俣病については，当該知事は，「熊本県の区域のうち，水俣市及び芦北郡の区域並びに鹿児島県の区域のうち，出水市の区域」における「水俣病」（救済法施行令1条別表6）にかかっている者について，その者の

申請に基づき，公害被害者認定審査会の意見をきいて，認定を行う（3条）と定められた．救済法施行令別表に「水俣病」が定められるようになったのは，昭和44年8月に財団法人日本公衆衛生協会が厚生省から研究の委託を受けて佐々貫之を委員長として設置した公害の影響による疾病の指定に関する検討委員会（以下，佐々委員会という）[37]によって，公害に係る健康被害の救済制度の確立と円滑な運用に資するため，制度の対象とする疾病の名称，続発症検査項目等の問題について検討が行われた結果，「有機水銀関係について，水俣病の定義は『魚貝類に蓄積された有機水銀を経口摂取することにより起こる神経系疾患』であり，政令に織り込む病名としては『水俣病』を採用するのが適当である」と示された，ことによるものであった．[243]

[2] 救済法による水俣病の認定

救済法の制定に伴い，熊本県，鹿児島県，新潟県の各県知事は，県の公害被害者認定審査会の意見を聞いて水俣病認定申請患者を認定患者として認定することとなった．各県審査会は，水俣病患者認定にあたっては，厚生省の佐々委員会が示した「診断上の留意事項」（別紙1）[37]を参考として判定基準を策定した．

熊本県では，1970年2月20日，第2回熊本県公害被害者認定審査会において，①「水俣病審査認定基準」（別紙2），そして，②病変があっても症状を顕さないものは水俣病患者とし取り扱わない．即ち臨床症状をあらわすものを水俣病患者とする，③神経生検末梢神経組織像は参考となる等を決定した．[196]同年6月19日，第3回審査会において，認定申請者32名のうち，5名認定，16名を保留とし11名を否定する答申を出した．[197]水俣病認定申請を否定された11名のうち9名が，厚生省に行政不服審査請求（同年8月17日）を提起した．[11][230]1971年7月1日に発足した環境庁は，8月7日，9名の不服審査請求に対して，熊本県知事の行った水俣病認定申請棄却処分を取り消す裁決をした．

裁決は，県知事の処分について，「審査会の第2回及び第3回議事要点

録，県知事より提出された水俣病の審査認定基準，参考人徳臣晴比古審査会会長等の陳述，審査請求人から提出された反論書等から判断してみると県知事は本件原処分を行うにあたって審査会に対し，①救済法は，「公害基本法の精神にのっとり，相当範囲にわたる著しい大気の汚染または水質の汚濁が生じた地域について，その影響による疾病にかかった者に対し，医療費等の支給の措置を講じ，もってその者の健康被害の救済を図ることを目的するものである」との趣旨，及び②法に基づく認定の要件——主要症状は求心性視野狭窄，運動失調（言語障害，歩行障害を含む），難聴，知覚障害であるので，特にこれに留意すること，胎児性または先天性水俣病については，臨床上は，いわゆる先天性脳性小児マヒの症状を呈すること。脳性小児マヒの症状は乳児時期に発症し，特に知能発育遅延，言語発育遅延，言語発音障害，咀嚼嚥下障碍，運動機能の発育遅延，協調運動障害，流涎などの症状を呈すること。水俣地区の脳性小児マヒの臨床症状と小児水俣病の臨床症状には類似性が極めて高いこと——を十分に説明した上で諮問を行う必要があるのにこれを行わないまま審査会に対して諮問を行ったものである。したがって，審査会の意見に基づき県知事が認定しない旨の処分を行った本件審査請求人に関しては，上記の認定の要件に該当する場合があることの可能性を否定できない。③以上の理由により，県知事は，本件審査請求人については，あらためて審査会に諮問した上ですみやかに法の趣旨に沿って処分を行うべきであり，したがって原処分の取り消しはまぬがれない，と指摘している。[241]

そして，環境庁は同日付で，「公害に係る健康被害の救済に関する特別措置法の認定について」と題する通知（以下，事務次官通知という）によって水俣病の認定要件を示した。これによれば，後天性水俣病については，症状として「四肢末端，口囲のしびれ感にはじまり，言語障害，歩行障害，求心性視野狭窄，難聴などをきたすこと。また，精神障害，振戦，痙攣その他の不随意運動，筋強直などをきたす例もあること。主要症状は求心性視野狭窄，運動失調（言語障害，歩行障害を含む），難

聴，知覚障害であること」とし，これらの症状のうちのいずれかの症状がある場合において，「当該症状のすべてが明らかに他の原因によるものであると水俣病の範囲に含まないが，当該症状の発現または経過に関し魚介類に蓄積された有機水銀の経口摂取の影響が認められる場合には，他の原因がある場合であっても，これを水俣病の範囲に含むものであること」とした。これに加えて，認定申請人の示す現在の臨床症状，既往症，その者の生活史および家族における同種疾患の有無から判断して，当該症状が経口摂取した有機水銀の影響によるものであることを否定し得ない場合においては，水俣病と認定すべきであるとした。[19]

　この事務次官通知に対して，熊本県公害被害者認定審査会の徳臣晴比古審査会会長らは，1971年9月3日の審査会の後，徳臣会長は辞意を表明した7委員を代表して「環境庁の新しい方針を示した長官裁定，次官通達は，医学的判断を使命とする審査会の存在を全く無視したものであり，これ以上，審査会委員として残る必要がなくなった」と辞任の理由を述べた。この日の審査会で，これら7委員が問題とした点は「有機水銀の経口摂取が認められる場合は，症状がほかの原因によるものであっても水俣病の範囲に含む」という次官通達の内容。これについて環境庁の山本公害保健課長は「公害被害者救済法の趣旨に沿ったものであり，この線に沿って審査してほしい」と要望した。これに対し徳臣会長らは，①これはしろうと的な認識によるもので専門的分野から見れば，はなはだおかしい，②この基準からいけば，水俣地区の神経疾患患者はすべて水俣病になりかねない，③他の原因があっても有機水銀の摂取を否定し得ない場合は水俣病とするとしているが，否定できるかどうかは医学的に不可能である──と述べた。一精熊本県知事は，徳臣会長らの辞任表明後，7委員と会い「環境庁と折衝したい。その結果が出るまで態度を保留してほしい」と説得，7委員も了承。[45] 徳臣晴比古熊本県公害被害者認定審査会長，原田義孝委員，沢田熊本県知事，滝川鹿児島県衛生部長らは8日午前，大石環境庁長官と会談した結果，環境庁の方針を全面的に了承，辞意を撤回する意向を明らかにした。徳臣会長は「環境庁の裁

決では，明らかに水俣病でない神経疾患も含まれる可能性がある。これでは審査会は必要なくなる」と主張した。これに対し大石長官は「厳密な意味の水俣病に限定しないで，チッソの排出した有機水銀の影響のある患者も認定するのが環境庁の方針だ」と説明したが，徳臣会長の「法律的に難解なのでわかりやすく説明する必要がある」との意見にしたがい，8月7日付の環境庁次官通達についてわかりやすい解説書を早急に出すことで意見が一致，現地側も環境庁方針を全面的に了承した。[44] 9月30日，環境庁は「解説書」[23]を発表した。この解説書に対して，徳臣会長ら7委員は，解説書は，①44年末当時の厚生省の委託で被害者救済法に基づき佐々委員会が「公害の影響による疾病指定に関する研究」をしたが，その中の水俣病研究の成果（水俣病を診断するに当たっての留意点を列挙している）が認定基準の基礎であること，②「いずれかの症状は，極端なケースとしてどれか1つの症状が出る場合を考慮したための表現で，普通はいくつかの症状が出ることを環境庁が認めている，③「有機水銀の影響を否定し得ない」の判断は，高度な医学的判断によるべきことが明らかにされ医学的疑問が解けたとして，同日，辞意を撤回し，10月2日に審査会を再開することに合意した。再開された審査会において，環境庁裁決で再審査者を含む23人（うち鹿児島3人）を審査し，知事に答申された。[211] 10月6日，熊本県知事は，行政不服審査請求をした7人を含む16人を認定した。10月8日，鹿児島県知事は，行政不服を申し立てていた2人のうち1人を保留とし，2人を認定した。[11]

　この決着が，認定業務運用の硬直化を招くことになった。

[3]　認定業務の遅延・遅滞

　救済法制定後，熊本県において認定申請数は，1970年は102人，71年は167人，72年は439人，と71年度以降急増し，特に1973年度は，1,901人，1977年度は1,378人，1978年度は1,017人といずれも1,000人を超えた。この申請者の急増は，1971年8月7日，知事の認定棄却処分

を取り消した環境庁裁決と事務次官通知が出されたこと，さらに1973（昭和48）年3月に熊本地裁においていわゆる第1次水俣病判決が下され，同年7月には水俣病患者東京本社交渉団がチッソとの間に補償協定を締結させたことにより，水俣病認定とその救済の門戸が解放されたかに見えたことによる。[40][205] 他方，水俣病認定申請して認定検診を終了したにもかかわらず，水俣病の判定をされず待たされている未審査の件数も年を追って増加した。1970年の未審査件数は0，1971年は0，1972年は1件であった。73年には一挙に1,124件と激増し，74年は789件，75年は512件であった。[40] ちなみに，1970年から1976年6月末までの認定申請件数とその処理状況は，申請件数4,252，審査件数1,937（申請件数の46％），認定件数839，棄却件数144（申請件数の23％）であり，認定申請の大部分が未処分状態にあった。[206]

（1）水俣病認定不作為違法確認訴訟提起

水俣病の判定をされず待たされている未審査件数急増の状況に対して，1972年3月から1974年8月にかけて，熊本県知事に対して水俣病認定申請をした410名は，1974年12月に至っても知事は何らの処分もしなかったため，申請後「相当な期間」を経過したとして，行訴法3条5項に基づき，知事の不作為の違法確認の訴えを1974年12月13日，熊本地方裁判所に提訴した。[12]

本件の争点は，どのくらいの期間の経過で不作為が違法となるか，即ち，原告らの申請後，行訴法3条5項に定める「相当期間」が経過したか否かである。

この点に関し，被告熊本県は，1.水俣病に関する医学的判断の困難なこと，2.認定申請者の激増及びこれに対し検診，審査を担当する専門医の不足，3.その他申請者側の受診拒否及び原告らの反対行動による検診，審査業務の停止等を理由として，いまだ「相当期間」は経過しておらず，不作為による違法はないと主張した。これに対し，原告側は，救済法が適用されている川崎市，四日市市，北九州市などの例を挙

げ，最長でも50日あれば認定は可能であり，認定業務の遅れは行政の怠慢と反論していた．

　1976年12月15日，原告の訴えを認める判決が下され，同判決は，12月30日，被告熊本県知事が控訴断念したことにより確定した．

　判決の大要は，次のとおりである．[206]

① 救済法の制定目的は公害被害者の迅速な救済にある．したがって，被告側に前記の主張1.及び2.の事情があったとしても，被告は自ら「相当期間」を明らかにして，これを主張立証すべき責務を負っている．
② しかるに被告は上記①の責務を果たしていない．しかし，認定に関する医学的判断の困難さや，申請者数の増加とこれに対する医師の不足という種々の隘路が存することは認められるが，このような事情を前提としても，被告がこれを理由として相当期間を特定し得ないとの見解をとることは救済法の趣旨・目的から到底許されない．被告には自ら相当期間を明らかにしてこれを主張立証すべき責務が存するのである．しかるに被告熊本県が責務を尽くさないので，考えるに，被告熊本県の水俣病認定業務の経緯をみると，1973年当初から処分の遅れが問題となっており，審査会の開催面等で促進の努力がなされたが，所期の効果はなく，その後さらに申請件数が大幅に増加して未済件数は急増し，これに対して健診センターを新設して，施設面での強化をはかったものの，その他には1974年2月に水俣病認定業務促進検討委員会を設置するまでほとんど実効的な対策を講じないままに推移し，同年12月には未処分件数が2,000件を超えるという異常な事態を迎えた．そのため被告熊本県は促進検討委員会を足がかりとして，いわゆる集中検診態勢を整えてその処理を図り，およそ2年間でこれを処理する見通しを立てた．被告熊本県が主張する医学的判断の困難さ，申請者の増加，検診・審査担当医師の確保の困難というような事情があるとしても，水俣病認定申請の処理については，純粋に検診及び審査のみに要する期間はわずか数カ月であって，その余の大半はいわゆる

順番待ちの時間であるという状態などを勘案すれば，本件処理につき通常必要とする期間を遅くとも2年以内と想定したことが窺える。

　　しかしながら現時点における被告の今後の処理の見通しについてみるに，今後毎月50人ずつ検診・審査がなされ，1回の審査で答申，処分がなされるものと仮定しても，昭和49年8月までになされた申請をすべて処理するのに昭和54年10月まで要することとなり，その上昭和49年9月以降の新たな申請者が1,000人を超えることを考慮に入れるときは，被告の前記見通しはほとんど画餅に帰し，全く処分の見通しを立て得ない状態にあるというべきである。

③不作為の違法確認の訴えは，申請者らの地位の不安定を早急に解消することを目的とするものであり，「相当期間」とは行政庁が処分をするにつき通常必要とする期間を基準とし，右期間を徒過した場合に特別の事情がない限り不作為を違法とするものであるが，いまだ必ずしも「相当期間」を徒過していない場合といえども，(a)申請後ある程度の期間を経過したにもかかわらず，将来いつ処分があるか不確定，不明であり，(b)処分に至るまでの期間が「相当期間」を経過することが確実であり，(c)以上の状態が解消される見込みがない場合には，申請者らの地位の不安定は，既に「相当期間」を徒過した場合と異ならず，このような場合には，行政庁の不作為を違法と解すべきである。本件においては，前記(2)で述べた事情に照らせば，右(a)ないし(c)に該当することは確実であり，特別の事情が認められない限り，本件被告の不作為は違法と認定せざるを得ない。

④被告が特別事情として主張する原告らの抗議行動が認定業務遅延の原因の一半をなすことは否定できないが，しかし，これを放置することなく早急な解決を図ることこそ行政の義務であり，被告熊本県の主張する事情をもって特別事情と認めることはできない。また，申請者側の個別の受診拒否によって認定業務が遅延しているとはいい難い。

⑤以上のとおりであるから原告らの本訴請求については，原告らの認定申請に対する被告熊本県の不作為は違法であるのでその請求を正当と

して容認することとする。

(2) 水俣病認定遅延損害賠償請求訴訟提起

　不作為違法確認判決が確定したことにより，国及び熊本県は，認定業務に関し抜本的対策を迫られることになった。県知事は，環境省に対し「認定業務は一県の能力を超える。直接国で処理するよう」との見解を示し，認定制度の抜本的な改正等を要望。県議会は「水俣病認定業務の返上決議」を可決した。これに答えるように国は「水俣病対策閣僚会議（官房長官，環境，大蔵，自治，厚生，通産，文部の7閣僚で構成）」を開催し，1977年6月28日，「水俣病対策の推進について」において，(a)水俣病の判断条件を明らかにする，(b)毎月150人検診・120人審査を行い1980年度中に滞留申請者の処分を終了することを取り決めた。そして環境庁は，1977年7月1日に「後天性水俣病の判断条件」を，翌78年7月3日には判断条件について留意すべき事項を事務次官通知によって示し，さらに79年12月20日には臨時水俣病認定審査会を設置するなど促進措置を講じた。しかし，ほとんど見るべき効果を挙げ得ず，滞留申請者数はその後も増加の一途をたどり，82年8月5日の未処分件数は4,606件に上った。[205]

　このような状況に対して，1972年12月から77年5月にかけて熊本県知事に対して水俣病認定申請をした24人（13人は不作為違法確認訴訟原告）は，77年12月に至っても知事が何ら処分をしなかったため，不作為の違法であり，国賠法1条，3条に基づき，認定業務遅延によって被った精神的苦痛に対する慰謝料等を請求する訴えを，1978年12月15日，熊本地方裁判所に提訴した。

　1983年7月20日，患者原告側の請求を認める一審判決がくだされた。[205]大要は次のとおりである。
①不作為違法判決の既判力について
　　知事の不作為の違法は本件国家賠償請求の先決問題であるから，そ

の違法の存否を判断するにあたっては，不作為判決の違法に関する判断と異なる判断をすることはできない。そうすれば，不作為違法判決の既判力は不作為判決原告らについてのみ及ぶが，その余の原告の未処分状態は，不作為判決原告らが置かれた未処分状態と何ら変わるところがないので，その余の原告らにおいても，知事の不作為の違法を認めるのが，均衡上相当である。

　不作為の違法とされるのは，申請時から遅くともほぼ2年を経過した時点で，知事の不作為の違法状態が生じると認めるのが相当である。

②知事の故意，過失について

　知事が，不作為判決によって違法と確認された事実を認識していれば，当然故意があると認めるのが相当である。知事が，原告らの申請に対し一定の期間内に何らの処分をせず，または未だに何らの処分をしていない不作為状態を作り出し，または作り出していることを認識していることは明らかである以上，知事に故意があるといわざるを得ない。

③認定検診と審査の遅延と検診拒否について

　過去における検診，審査業務の停止について，被告県は，1974年7，8月に集中検診を行い，その後2年程度で，その当時滞留していた未処分累計2,000件余の検診，審査を終える見込みを立てた。ところが水俣病認定申請患者協議会（以下，患者協議会という）らは集中検診が杜撰，乱暴であるとして被告県，知事，検診担当者に対し団交あるいは文書によって抗議したため，検診業務は1974年9月から1976年3月まで，審査業務は1974年11月から1975年4月まで停止した。この間新たな認定申請もあり，検診未了者は1974年8月末で1,706人であったのが検診再開時には2,595人になり，審査未了者は2,152人であったのが再開時には2,814人に達した。しかしながら集中検診は患者協議会らが抗議したように，担当検診医の能力及び検診態度並びに方法においては杜撰，乱暴といわれても仕方ないものであったこと

が認められ，検診，審査業務の停止をすべて原告ら申請者側の責に帰せしめることはできない．その上，不作為判決も指摘しているように，認定業務停止により認定業務が完全にその機能を失ったとは認め難く，業務停止から再開に至るまでの1年有余年業務を再開することなく推移させたことについては，知事の責任を否定し得ない．

　不作為判決後，国は，1977年6月に開催した水俣病に関する関係閣僚会議において，150人検診，120人審査体制を打ち出し，これを受けた環境庁は，「わからない」とされている判断困難な事例の取り扱いについて，同年7月3日には事務次官通知によって，認定判断にあたって留意すべき事項を示した．しかしながら，判断条件は，国の説明にもかかわらず，申請者はじめ水俣病関係者から1971年8月7日付の事務次官通知に示された判断条件よりも後退するものであるとの指摘がなされ，現に，1977年判断条件によって行われた認定業務は，77年度においてこそ認定196人，棄却108人であったが，78年度においては認定125人に対し棄却365人と逆転し，79年度においては認定116人に対し棄却657人，80年度においては実に認定48人に対し棄却890人に至った．しかし，この間における申請者の水俣病症候が従前のそれと比べ特に著しい変化をきたしているとは認めがたい．申請者が一度棄却の処分を受ければ，再申請等不服の申し立てをする途があるとはいえ，現行制度では何ら救済を受けられなくなる．しかも，一部学者から水俣病像が必ずしも明確に把握されていない現状からすると，水俣病患者が未申請者の中にも多数存在するとの指摘がなされている．したがって，棄却者の中にも当然水俣病である者が存在すると推測できる．被告らは，認定制度を維持することはさて措き，申請者，未申請者を含めた汚染地域住民に対する被害の実態を把握し，もし被害があれば，被害者の健康回復，健康管理に力を注ぐべきであるのに，未だにこれを行おうとしていないことが認められる．これら事実によれば，患者協議会が，検診を受ければ棄却処分につながるとして検診拒否運動に出，原告らがこれに同調して検診拒否に入ったとし

ても，これを一概に責めることはできない。
④原告らの損害について

　原告らが水俣病認定申請をしたにもかかわらず長期間処分がなされず，認定も棄却もされないという不安定な状態に置かれることは，それ自体で精神的に著しい焦慮の念にかられるであろうことは容易に認められる。それのみならず，それが直ちに経済的困窮につながる上，適切かつ十分な治療も受けられないことや，行政が認定制度は破綻していると言いながら何ら抜本的な救済対策を講じないことから，行政に対する不信感，怒りを抱かせることとなるとともに，果たして救済されるのかという不安感に苛まれ，その上，水俣病に対するいわれなき差別をも甘受しなければならないということになる。原告らが，かかる立場に相当期間を越えて置かれれば，多大の精神的苦痛を受けるであろうことは十分に推認し得る。原告らの精神的苦痛は受忍限度を越えるものであり，法的にも保護すべきである。

　認定業務の遅れの原因は認定申請数の急増だけではない。審査件数の7割が，判断困難な事例として答申を保留されていることも，未処分者の増大の要因である。このような事態を打開するためとして，1977年6月28日，水俣病に関する関係閣僚会議を開催し，水俣病の認定業務を促進し，熊本県においては1980年度中に現在の滞留申請者の処分を終了するものとする。これを達成するため次の措置を講ずるとして，(a)迅速かつ公正な認定業務に資するため水俣病の判断条件を明らかにする，(b)集中検診を併用して150人検診，120人審査を行う，等を取り決めた。環境庁は関係閣僚会議の取り決めを受けて，1977年7月1日，審査認定基準の明確化及び「わからない」とされている事例の取り扱いについて，「後天性水俣病の判断条件」を熊本県等に発した。[229]

　国は，1980年度中に滞留未処分者の処分を終了する，そして，判断困難な事例を明確化するために「後天性水俣病の判断条件」(以下，77年判断条件という)を示した。しかしながら，国の意図に反し，1991年3

月31日には，認定申請者は12,773人で未処分者は2,419人（うち未審査1,765人，答申保留651人）に達した[42][195]。他方，国家賠償請求訴訟が，東京，大阪，京都，福岡，新潟，熊本の各地裁と東京，福岡の各高裁に係属され，原告数が2,000人を超えた[51]。

事態はますます混乱・混迷の度合いを深めていた。

《水俣病認定遅延損害賠償請求訴訟は，一審熊本地裁判決（1983年7月20日）及び控訴審福岡高裁判決（1985年11月29日）のいずれも，原告患者らの訴えを認める勝訴判決であったが，福岡高裁判決を不服として被告国・熊本県が最高裁に上告した。最高裁は，福岡高裁判決の国・熊本県の敗訴部分を破棄し審理を福岡高裁に差し戻す判決を言い渡した（1991年4月26日）。審理を差し戻された福岡高裁は，一審判決の国・熊本県の敗訴部分を取り消し，患者らの勝訴部分を破棄する判決を出した（1996年9月27日）。これを不服として患者らが最高裁に上告した。最高裁は，差し戻し福岡高裁判決を維持し患者らの上告を棄却する判決を下した（2001年2月13日）。この判決により患者らの敗訴が確定した》

2　公害健康被害補償法における水俣病認定業務

[1]　公害健康被害補償法の制定

1973年10月5日，事業活動その他の人の活動に伴って生じる相当範囲にわたる著しい大気の汚染または水質の汚濁の影響による健康被害に係る損害を填補するための補償を行うとともに，被害者の福祉に必要な事業を行うことにより，健康被害に係る被害者の迅速かつ公正な保護を図ることを目的（1条）として，公害健康被害補償法（法律第111号）（以下，公健法という）が制定された。

救済法では指定地域は区分されていなかったが，公健法では第1種，第2種と区分されたほかは，ほぼ救済法の内容を引き継ぎ，認定の効力

についても，公健法による救済措置に連続性をもって切り替えられている。

公健法において，第1種地域とは，事業活動その他の人の活動に伴って相当範囲にわたる著しい大気の汚染が生じ，その影響による疾病が多発している地域として政令で定める地域(2条1項)を規定し，第2種地域とは，事業活動その他の人の活動に伴って相当範囲にわたる著しい大気の汚染または水質の汚濁の原因である物質との関係が一般的に明らかであり，かつ，当該物質によらなければかかることがない疾病が多発している地域として政令で定める地域(2条2項)を規定している。

まず，第1種地域というのは，事業活動等に伴って相当範囲にわたる大気の汚染が生じ，その影響による疾病つまり慢性気管支炎などの非特異的疾患が多発している地域をいう。

また，第2種地域というのは，著しい大気の汚染または水質の汚濁が生じ，その影響により大気の汚染等の原因物質(例えば有機水銀，カドミウム等)との関係が一般的に明らかであり，かつ，その原因物質によらなければかかることのない疾病つまり水俣病やイタイイタイ病などの特異的疾患が多発している地域をいう。

ここにいう「特異的疾患」「非特異的疾患」という用語は，昭和47年12月19日の中央公害対策審議会費用分担特別部会の医療分科会の中間報告の中で用いられているもので，それぞれ次のように説明されている。

特異的疾患とは，原因とされる汚染物質とその疾病との間に特異的な関係があり，その物質がなければその疾病が起こり得ないとされている疾病をいう。例えばアルキル水銀化合物が原因物質となって水俣病になるという場合，アルキル水銀化合物と水俣病は特異的関係にあるという。

非特異的疾患とは，その疾病の発病の原因となる特定の汚染物質が証明されていない疾病をいう。例えば慢性気管支炎の発病の原因となる汚染物質を科学的に厳密に特定することは現段階では困難であるが，大気汚染の指標として従来から測定されてきた硫黄酸化物，浮遊ばいじんの

疫学的な相関関係があるものとして扱っているものである。[15]

　チッソ水俣病は第2種地域で公健法における地域指定は，公害健康被害補償法施行令（昭和49年8月20日政令第295号）別表第2の4，において，熊本県の区域のうち，水俣市及び葦北郡の区域並びに鹿児島県の区域のうち，出水市の区域を定め，規定する疾病として「水俣病」を定めている。

　そして，公健法4条2項において，第2種地域の全部または一部を管轄する都道府県知事は，当該第2種地域につき同法2条3項の規定により定められた疾病にかかっていると認められる者の申請に基づき，当該疾病が当該第2種地域に係る大気の汚染または水質の汚濁によるものである旨認定を行い，この場合においては，当該疾病にかかっていると認められるかどうかについては，公害健康被害認定審査会（以下，審査会という）の意見を聴かなければならない旨規定している。[243]

[2]　公健法による水俣病の認定

　審査件数の7割を判断の困難な事例が占めるという状況の中，1975年5月31日，環境庁は，「有機水銀の影響が否定し得ない場合」とは具体的にいってどういう場合であるかについて医学的に検討するためとして，水俣病認定検討会（座長・椿忠雄，委員は熊本，鹿児島，新潟の各審査会委員16人）を設置した。[20]その検討結果を，「77年判断条件」[17]として示した。

　77年判断条件に基づいて，公健法における審査会の審査が行われている。77年判断条件は，以下のとおりである。

「1　水俣病は，魚介類に蓄積された有機水銀を経口摂取することにより起こる神経系疾患であって，次のような症状を呈するものであること。

　　　四肢末端の感覚障害に始まり，運動失調，平衡機能障害，求心性視野狭窄，歩行障害，構音障害，筋力低下，振戦，眼球運動異常，

聴力障害などをきたすこと。また，味覚障害，臭覚障害，精神症状などをきたす例もあること。
　これらの症候と水俣病との関連を検討するに当たって考慮すべき事項は次のとおりであること。
（1）水俣病にみられる症候の組合せの中に共通して見られる症候は，四肢末端ほど強い両側性感覚障害であり，時に口のまわりでも出現するものであること。
（2）（1）の感覚障害に合わせてよくみられる症候は主として小脳性と考えられる運動失調であること。また，小脳，脳幹障害によると考えられる平衡機能障害も多く見られる障害であること。
（3）両側性の求心性視野狭窄は，比較的重要な症候と考えられること。
（4）歩行障害及び構音障害は，水俣病による場合には小脳障害を示す他の症候を伴うものであること。
（5）筋力低下，振戦，眼球の滑動性追従運動異常，中枢性聴力障害，精神症状などの症候は，（1）の症候及び（2）または（3）の症候が見られる場合にはそれらの症候と合わせて考慮される症候であること。

2　1に掲げた症候は，それぞれ単独では一般に非特異的であると考えられるので，水俣病であることを判断するに当たっては，高度の学識と豊富な経験に基づき総合的に検討する必要があるが，次の（1）に掲げる曝露歴を有するものであって，次の（2）に掲げる症候の組合せのあるものについては，通常，その者の症候は，水俣病の範囲に含めて考えられるものであること。
（1）魚介類に蓄積された有機水銀に対する曝露歴
　なお，認定申請者の有機水銀に対する曝露状況を判断するに当たっては，次のアからエまでの事項に留意すること。
　　ア　体内の有機水銀濃度（汚染当時の頭髪，血液，尿，臍帯など

における濃度）
　　イ　有機水銀に汚染された魚介類の摂取状況（魚介類の種類，量，摂取時期など）
　　ウ　居住歴，家族歴及び職業歴
　　エ　発病の時期及び経過
（2）次のいずれかに該当する症候の組合せ
　　ア　感覚障害があり，かつ，運動失調が認められること。
　　イ　感覚障害があり，運動失調が疑われ，かつ，平衡機能障害あるいは両側性の求心性視野狭窄が認められること。
　　ウ　感覚障害があり，両側性の求心性視野狭窄が認められ，かつ，中枢性障害を示す他の眼科又は耳鼻科の症候が認められること。
　　エ　感覚障害があり，運動失調が疑われ，かつ，その他の症候の組合せがあることから，有機水銀の影響によるものと判断される場合であること」

[3]　水俣病像・水俣病認定基準に対する司法判断及びそれに対する国・熊本県の対応

（1）熊本第二次訴訟判決[207]
①一審（1973年1月20日熊本地方裁判所に提訴，原告は未認定患者14人で原告総数は89人，被告はチッソ株式会社）
　　判決は1979年3月28日。賠償認容は12人，請求棄却は2人。
　　「水俣病の病理的所見及び水俣病の病像について」の判示は，次のとおりである。

〈水俣病の病理的所見〉
　水俣病の本態は中毒性神経疾患で，主として中毒性脳症である。その原因物質は，主として大脳皮質及び小脳皮質を障害する。末梢神経の病変があるが，脳神経にしても脊髄神経にしても一般的に脳中枢における

変化に比べればその病変ははるかに軽度である。

〈水俣病の病像について〉
　有機水銀中毒の症状の出現にも多様性があることを考慮すると，水俣病を単にハンター・ラッセルの主症状を具備したもの，もしくはこれに準ずるものといった狭い範囲に限ることは相当といえず，原告らあるいは患者らがどの程度有機水銀に曝露されてきたのかを出生地，生育歴，食生活の内容等により考察し，さらに各人に有機水銀中毒にみられる症状がどのような組合せで，如何なる程度ででているかを検討し，その結果各人の症状につき有機水銀摂取の影響によるものであることが否定できない場合には，水俣病と捉える。
　合併症が存する場合にも，当該症状のすべてが他の疾患を原因とするものであることが認められる場合を除き，当該症状について前記同様に有機水銀摂取の影響の有無を判断する。
　②控訴審（審理は福岡高等裁判所，判決は1985年8月16日）
　　「水俣病の病像について」及び「77年判断条件について」の判示は，以下のとおりである。[8]

〈水俣病の病像とその認定〉
　メチル水銀中毒の典型的な症状としての四肢の知覚障害，求心性視野狭窄，構音障害，運動失調，難聴はハンター・ラッセル症候群として高率に認められる典型的症状であるから，メチル水銀で汚染された水俣湾産の魚介類を摂取したものが，ハンター・ラッセル症候群の典型的症状のほとんどを具備している場合は水俣病であると認定しうることは言うまでもないが，ハンター・ラッセル症候群ないし水俣病に通常みられる臨床症状も，これを個々的にみればメチル水銀中毒の症状として特異的なものではなく，四肢の知覚障害，求心性視野狭窄，構音障害などにそれなりの特徴的な点がみられるものの，他の疾患によっても生じうる症状であるから，疫学的条件があってハンター・ラッセル症候群といわれ

る症状の1つがあるからと言って水俣病であると一概に断ずることはできない。しかし，メチル水銀中毒症状としての知覚障害は極めて高頻度で発症をみるものであるから，これに他のハンター・ラッセル症候群の症状が組み合わさっている場合は事実上水俣病と推定するのが相当であるだけでなく，四肢の知覚障害は，頸椎変形症による場合との判別困難な例がないではないが，極めて特徴的な症状であるので，このような知覚障害の診断所見しか得られない場合も，当該患者の家族に水俣病症状が集積し疫学条件が極めて高度と認められれば，右症状が他の疾患に基づくことの反証がない限り水俣病と事実上推定するのが相当であり，高度の蓋然性をもって水俣病と認定できたものというべきである。もちろん，四肢の知覚障害がなければ，水俣病と認定できないものではないし，メチル水銀による障害部位の選択的好発局在性から，四肢の知覚障害に他の症状が組み合わさることが多いことはいうまでもない。そして他の疾患に基づくことの反証の程度としては，当該患者のすべての症状が，専ら，他の疾患によるものと疑わしめるに足りるものであればよいものと考える。

〈水俣病認定制度と1977年の環境庁の判断条件〉

77年の判断条件は，1971年事務次官通知に示された水俣病認定の認定要件を踏まえ，水俣病認定業務に資するための条件を示したまでのことであるとの行政当局の説明であるが，昭和46年認定要件の是非はともかくとして，77年の判断条件は，感覚障害に他の症状が複数組み合わさっていることを水俣病の症状として要求する内容のもので，審査の運用上水俣病の認定要件を厳しくしたものということができる。

補償協定による協定は，その成立の時期，補償金額からして極めて軽微で不全型の水俣病症状を有するものが，審査会において水俣病として認定されることを予測していなかったものと思料される。しかるに水俣病の病像は典型的なハンター・ラッセル症候群ないしこれに準ずる症候を備えたものだけにとどまらず，極めて軽微で症状の把握も困難な慢性

不全型にまで及んでいることが次第に明らかになり，水俣病の病像は極めて広範囲のものとなった。しかし審査会における水俣病の認定と補償協定による補償金の支払いが直結していて，軽微な水俣病症状のものが，水俣病と認定されると補償金の受給の点で必ずしも妥当でない面があるのは否めないのであって，77年の判断条件は，いわば補償協定に定められた補償金を受給するに適する水俣病患者を選別するための判断条件となっているものと評せざるを得ない。したがって，昭和52年の判断条件は広範囲の水俣病像の水俣病患者を認定するための要件としてはいささか厳格に失しているというべきである。

原告13人のうち，熊本，鹿児島両県知事により認定処分を受けた8人中6人について裁判上の和解が成立し（2人取り下げ），残り5人について判決が言い渡された（認容4人，棄却1人）。

1985年8月16日，判決。

1985年8月29日午後，福岡高裁の水俣病2次訴訟控訴審判決を受け，被告チッソの久我正一副社長は，水俣市公民館で開かれた原告・弁護団らとの話し合いに出席，「上告を断念する」と表明した。しかし，久我副社長は，原告・弁護団が求めていた終身年金，医療費などを支給する「恒久対策」については，「判決の損害額に含まれている」と突っぱねた。久我副社長はこの後，チッソ水俣工場で記者会見し，「原告4人が認定された点は納得できないが，損害額は減っている。今後4人が行政認定されても，確定判決を尊重し，額の積み上げには応じない」と述べた。[57]

③控訴審判決に対する国・熊本県の対応

熊本県の中川公道公害部長は，判決後記者会見で，「個々の原告について裁判所の判断が示されただけで，直ちに行政の対応を迫られるものではない。環境庁の方でも検討が考えられているので，直ちに判断条件を見直すことは考えていない」と述べた。[52]

熊本県水俣病認定審査会三嶋功会長は，「判断条件は，当時の水俣病

研究の専門家が集まり，知見を出し合い，コンセンサスを得た上で環境庁がとりまとめた。医学的には妥当な判断条件だと思う。知覚障害と汚染された魚を食べた疫学条件だけで水俣病と医学的には診断できないと思う。相当軽い人でも医学的の症状が組み合わさっていれば，認定される。外見的には健康な人と変わらなくても積極的に拾い上げている。合併症があっても詳しく検査すれば大体見当がつく。審査に誤りはないと思う。そういう意味でも症状の組み合わせは必要だ」と語った。[53]

　環境庁は，水俣病の判断条件（基準）に対する専門家の意見を聴取するため熊本，鹿児島，新潟三県の認定審査会長らを集めた会合を11日にも開く。メンバーは，熊本県認定審査会長の三嶋功水俣市立明水園長，鹿児島県認定審査会長の井形昭弘鹿児島大医学部教授，新潟県認定審査会長の椿忠雄東京都立神経病院長らで，1977年7月に判断条件をまとめた水俣病認定検討会（企画調整局長の私的諮問機関）の神経症状小委員会の委員を中心に10人前後となるもよう。[54]

④水俣病の判断条件に関する医学専門家会議の意見　　1985年10月15日 [228]

　　座長：祖父江逸郎

　　委員：荒木淑郎，井形昭弘，岡嶋透，里吉栄二郎，

　　　　　椿忠雄，豊倉康夫，三嶋功

Ⅰ　水俣病とは

　水俣病は魚貝類に蓄積された有機水銀を経口摂取することにより起こる神経系疾患である。病理学的には，ヒトにおいては，中枢神経障害が著しく，末梢神経障害は軽い。中枢神経系では，大脳鳥距野，小脳顆粒層に著しい傷害がある。神経系以外には，現在明らかな病変をみない。このような病変に対応して臨床症候にも特徴を有する。即ち，後天性水俣病の典型例は，臨床的には感覚障害，運動失調（構音障害，歩行障害を含む），求心性視野狭窄，中枢性聴力障害などを呈する症候群である。一方，水俣病の非典型例では，上記の症候がすべてそろっているとは限

らず，通常，そのいくつかの組合せが出現する。また，水俣病の経過はさまざまで，意識消失，錯乱状態，痙攣発作が発現し死に至るものもあるが，四肢の感覚障害に始まり，運動失調，平衡機能障害，求心性視野狭窄，歩行障害，構音障害をきたす例もある。

II 水俣病の感覚障害の解釈について

水俣病においてはほとんどの症例で四肢の感覚障害が他の症状と併存しつつ出現するが，感覚障害のみが単独で出現することは現時点では医学的に実証されていない。他方，単独で起こる四肢の感覚障害は，きわめて多くの原因で生じる多発神経炎の症状であり，臨床医学的に特異性がないし，また，四肢の感覚障害は，現時点で可能な種々の検査を行っても，その原因を特定できない特発性のものも少なくない。したがって，四肢の感覚障害のみでは水俣病である蓋然性が低く，その症状が水俣病であると判断するには医学的には無理がある。

III 判断条件について

臨床医学的診断は，疾患特異性のある症候や特異的な検査方法がない疾患の場合には，症候の現れ方，その経過，いくつかの症候の組合せ等により判断の蓋然性を高めるという方法がとられるのが一般的である。水俣病では，各個の症候については特異性がみられないので，その診断に当たってもこの原則によらなければならない。したがって，現行判断条件は，水俣病の医学的判断に当たっては，曝露歴を前提とし，症候の組合せを高度の学識と豊富な経験に基づき総合的に検討する必要があるとしている。

現行判断条件は，一症候のみのもので，医学的に水俣病の蓋然性が高いものを水俣病と判断することを全く否定しているわけではないが，一症候のみの例があり得るとしても，このような例の存在は臨床病理学的には実証されておらず，現在得られている医学的知見を踏まえると，一症候のみの場合は水俣病としての蓋然性は低く，現時点では現行の判断条件により判断するのが妥当である。なお，水俣病と診断するには至らないが，医学的に判断困難な事例があることについて留意する必要があ

るとの意見であった。

〈専門家会議で検討された資料リスト〉[24]
1．71年通知，77年判断条件，78年通知．
2．水俣病――有機水銀に関する研究――第3章水俣病の臨床
  成人（徳臣）p.48――p.81
3．長期経過した水俣病の臨床的研究 （原田），精神神経誌 1972
4．新潟水俣病の疫学と臨床（白川，椿ほか），――とくに第2回一斉検
  診と臨床症状の推移について――，神経進歩，72年10月
5．水俣病の臨床（徳臣，岡嶋）神経進歩，69年4月
6．多変量解析による水俣病の診断（井形，浜田，柳井），神経進歩，
  74年10月
7．水俣病の診断に対する最近の問題点（椿），神経進歩，74年10月
8．有機水銀中毒後遺症動物の末梢神経（宮川ら）
9．人水俣病腓腹神経生検の電子顕微鏡的変化（武内，衛藤ら），細胞8
  (7)，1976年
10．最近の水俣病認定患者の臨床像について――感覚障害パターンを
  中に――（荒木ら）
11．水俣病の感覚障害――体位感覚誘発電位による検討――（出田ら）
12．水俣病における末梢神経障害の客観的評価――腓腹神経病理所見
  の検討――（井形ら）
13．ハンター・ラッセルの英文
14．イラクのバキルらの英文

〈専門家会議の結論に対する評価〉
　会議後，記者会見した祖父江座長は「2人の参考人（武内忠男，原田正純）を含め全会一致で判断条件は妥当との結論に至った」と発表。判決が水俣病の遠位部優位の手袋・たび様の知覚障害は極めて特徴的とした部分を例示しながら，「判決は医学的常識では理解しがたい」と真向か

ら否定する見解を示した。

この結論に対し，水俣病被害者・弁護団全国連絡会議の豊田誠事務局長は「判決は水俣病の現在の医師たちの新しい知見に基づくものであって，これを無視する結論を急がせた環境庁の姿勢は厳しく批判されなければならない」と強く反発。

川本輝夫チッソ水俣病患者連盟委員長は，「予想された結果だ。自ら決めた判断条件を自ら否定するようなことはしないと思っていた。私たちが求めているのは医学の尺度などではなく，いかに救済していくかという行政の尺度で，水俣病被害を考えてほしいということだ」と述べ[1][55]た。

環境庁の目黒克己環境保健部長は「水俣病の認定業務は医学を基礎にしているため医学専門家会議の意見を尊重する」として，現行の判断条件を維持する考えを表明。「判決を下した裁判官は医者ではないが，専門家会議は神経内科学の世界的権威を集めたもの。双方の見解にズレがあるなら，医者の考えを採る」と語った。

一方，細川熊本県知事は同日「認定業務は国からの機関委任事務であり，今後も現行の判断条件にのっとり，この業務をすすめていくことになろう」との談話を発表した。[56]

(2) 水俣病認定申請棄却処分取消請求事件

原告患者4人（うち1人は鹿児島県知事に対し認定申請）は，1972年2月，1973年1月，2月に熊本県知事に対し認定申請。いずれも両県知事に申請を棄却され，環境庁長官に対し，棄却処分の取り消しを求めて行政不服審査請求の申し立てをしたが，1978年8月10日，4人とも裁決で棄却され，行政事件訴訟法に基づき棄却処分の取り消しを提起し，1978年11月8日に提訴。

①第一審判決　1986年3月27日[208]

被告熊本県知事が，原告A，F，Yに対してした各水俣病認定申請棄

却処分を取り消す。被告鹿児島県知事が，Mに対してした各水俣病認定申請棄却処分を取り消す。

〈水俣病の病像〉
　人体内に侵入したメチル水銀は，肝臓，腎臓等の臓器に凝集し，血液に混入して脳に至り，脳の各所の細胞や末梢神経細胞等を破壊する。まず，大脳皮質では，両側性に大脳半球の広範囲の領域にある神経細胞が破壊され，最も障害の強いのは大脳後頭葉で，しかも鳥距野領域，中心前回，後回，横側頭回などである。小脳では，両側性に新旧小脳の別なく皮質の顆粒細胞層が障害され，顆粒細胞の融解，崩壊を招来してその脱落を来たす。プルキニエ細胞は保存されやすいが，後に破壊されて脱落を招来し，ベルグマン・グリア細胞の増殖を伴う。このような神経障害は，小葉中心性に現われやすく，後になると，いわゆる中心性顆粒小脳萎縮病像を招来する。末梢神経は，一般に脳中枢の病変に較べて軽度である。しかしながら，神経系統における病変は，広範囲にわたって惹起され，中枢全般はもちろんのこと末梢にも出現する。一般臓器の病変は，急性期に消化管の糜爛を呈するものがあり，肝臓及び腎臓の脂肪病変がみられるほか，骨髄低形成がみられ，慢性に経過すると，全身の栄養障害と諸臓器の萎縮がみられる。
　メチル水銀による人体に対する影響は，人体の全体との関連において考察すべきであって，脳，末梢神経等の神経系にのみ限局して論ずべきものではない。
　脾臓のランゲルハンス島への有機水銀の侵入は，活性インシュリンの生産量を低下させ，血糖値の上昇を来たして糖尿病の症状を示す代謝異常を惹起することが考えられ，かつまた，血管壁自体にも有機水銀が直接侵入する事実と相まって，脳その他の全身の血管系の動脈硬化症を促進し，動脈，静脈両血管に長期間の損傷を与え，脳，臓器，組織等の病変や脳動脈硬化症を次第に助長させ重篤度を増加させていく可能性が存在することは否めない。

したがって，メチル水銀によって罹患する水俣病は，その病像が病理学的に未だ十分に解明されている段階にあるものとはいえないが，現段階においては，人体各所に諸症状を発現する中枢性神経系疾患としての面のあることは明らかであるが，それのみならず，血管，臓器，その他組織等にも作用してその機能を弱体劣化させ，これに起因して人体各所に病変を発生あるいは既発生の病変を重篤化する可能性のあることを否定し得ない中毒性疾患である。

　また，メチル水銀の侵入量，侵入期間，人体内における蓄積量，残留期間，人体側のメチル水銀に対する反応の強弱等によって様々であり，その発現する症状も多様である。

　水俣病に罹患した場合には，主に，中枢性神経系の各障害がみられる。四肢末端の感覚障害，運動失調，求心性視野狭窄，平衡機能障害，構音（言語）障害，聴力障害，歩行障害等が症状として多く発現するが，他に口周囲，舌尖のしびれ，筋力低下，振戦，眼球運動障害，味覚障害，嗅覚障害，精神症状，痙攣その他の不随意運動，筋強直等様々な症状を示す。その他，味覚鈍麻，嗅覚鈍麻，流涎，精神的異常性等々の多様な症状がみられる。脳卒中，高血圧，動脈硬化症等もメチル水銀に起因するものではないとにわかに否定することができない症状である。

〈水俣病罹患の有無の判断について〉

　汚染海域沿岸の住民の疾病が，水俣病に発現する多様な症状のいずれかの症状と同一症状を示している場合，その疾病が水俣病か否かを判断するのに最も重要かつ決定的な要素は，メチル水銀曝露の事実の存否であり，メチル水銀曝露の事実は，毛髪水銀を測定すれば端的にその根拠となり得るが，その測定結果を得ていない場合は，居住歴，生活歴，職歴及び家族，同僚，知人，付近住民等の水俣病罹患の有無などの事実調査による疫学的見地からメチル水銀曝露の事実の疫学的因果関係の存否を明らかにし，メチル水銀曝露の事実の疫学的因果関係が肯定されれば，次に，メチル水銀の汚染海域の沿岸に居住する住民の発現する症状

が，水俣病に発現する症状と同一症状であるか否かを判断し，同一症状である場合，専ら水俣病以外の疾病に基づくものであることが明らかである場合を除いて，水俣病に起因するものであることは否定できない。

そうすると，水俣病か否かの判断には，1977年7月1日付環境庁企画調整局環境保健部長通知のような各種症候の組合せを必要とする見解は狭きに失するものというべく，各種症候の組み合わせを要件とすれば，単に神経精神科，内科，眼科，耳鼻咽喉科等の各専門分野において，疫学的因果を軽視若しくは無視した各単科的医学判断が示される傾向を招来し，さらに，組み合わせに含まれる特徴的症状を示さない慢性型若しくは不全型の水俣病に罹患しているか否かの判断をするのは，極めて困難とならざるを得ない。

〈原告患者の個別判断〉

各原告患者は，指定地域において，メチル水銀の長期かつ多量の曝露を受けた事実があり，かつ，健康障害の大部分の症状が，その地域の疾病である水俣病の症状に一致しており，水俣病に罹患して諸症状が発現し，漸次症状が拡大して悪化していったこと，そして，2名の原告患者は重篤状態に陥って死亡したことも明らかである。

(a) 一審判決に対する国・熊本県の反応

判決後，記者会見した目黒克己環境保健部長は，判決が指摘した現行の判断条件（認定基準）を含めた水俣病像の見直しには「昨年10月の水俣病に関する医学専門家会議で1つの判断が出ており，これを尊重しながら認定業務を進める姿勢に変わりなく，判断条件も見直す気はない」と語った。熊本県の荒竜夫公害対策課長は「判決が水俣病は"全身性疾患"としたことに一番驚いた。水俣病は1次訴訟で中毒性中枢神経疾患，2次訴訟1審で症状の組み合わせ，同控訴審でも疫学条件と感覚障害と，内容は異なってもいずれも神経性疾患としてきた。2次訴訟控訴審でも全身病という白木説は退けられているのに今更なぜ…」と述べた。佐藤

次長は「今後については環境庁とも協議する」と述べた。[58]

　三嶋功認定審査会長は，「判決では水俣病像を全身病であるとしているが，今までの知見を総合して水俣病は神経系統の疾患であると専門家会議でも確認しており，我々もそう思っている」，「判断条件は専門家会議でも認められ，環境庁も妥当と判断しており，症状の組み合わせも，狭いとは考えていない」と語った。[59]

(b)　熊本，鹿児島両県控訴

　1986年3月29日，熊本県は，鹿児島県とともに福岡法務局を通して控訴の手続きをとった。佐藤幸一熊本県公害部次長は記者会見で「判決は，水俣病像，判断条件等について県の主張を全く認めておらず，到底承服できない」との知事談話を発表し，控訴を表明した。控訴の具体的な理由は，①水俣病像は全身疾患としているが，これは医学界のコンセンサスを得られていない，②判断条件は症状の組み合わせがぜひ必要である，③判断資料が原告側の所見のみ採用され，審査資料が採用されていない，④認定手続きを違法かつ不当としている，等である。

　環境庁は「1審判決後，両県と協議してきたが，環境庁として，判決内容は受け入れられないとする両県の言い分に異議はない」との環境保健部長談話を発表した。[60]

②控訴審判決 [9]

被控訴人：M，他3人は訴訟取り下げ。

　控訴人：鹿児島県知事

　　判決　1997年3月11日

　　本件控訴を棄却する。（鹿児島県知事は上告断念し判決は確定した）

〈全身病について〉

　全身病説は，病理学，臨床医学及び疫学の各側面からみて医学的に説明し難い疑問が存するとされるのみならず，実験的検討結果とも整合しないというのであるから，この見解は，現段階においては，未だ一仮説にとどまるとみるほかない。

〈審査会の認定基準の検討〉

　71年事務次官通知，77年判断条件は，医学的知見に合致しており，それ自体不合理であるとは到底いえない。また，71年事務次官通知，77年判断条件は，疫学条件の存在を前提として，一症状のみのものでも，医学的に水俣病の蓋然性が高いものを水俣病と判断することを全く否定しているわけではないから，熊本第二次訴訟福岡高裁判決は，審査会の運用に疑問を呈したものと読むのが相当である。

〈救済法による水俣病の認定〉

　救済法による水俣病の認定の目的は，同法の定める受給資格の有無を判定することにあるのであるから，認定申請者が水俣病に罹患しているか否かの判断においては，臨床医学上の知見に照らして，認定申請者が水俣病に罹患していると明確に診断し得る場合はもちろん，そのような明確な診断に至らない場合でも，相応の医学的知見に照らし，水俣病の疑いがあるとされる事例については，これを水俣病と認定するのがその立法趣旨に適合するものといえる。

　水俣病の疑いとはどの程度のものをいうのかに関して，1972年3月10日，当時の大石武一環境庁長官は，衆議院公害対策並びに環境保全特別委員会において，「疑わしいというのは，50％，60％，70％ぐらい」（乙154）と答弁している。また，椿忠雄教授は，新潟県及び新潟市審査会では，患者を，①水俣病である，②有機水銀の影響が認められる，③有機水銀の影響を否定できない，④わからない，⑤水俣病ではない，⑥再検査，のいずれかのランクに分類し，現実には③ランク以上の者が認定されていることを紹介した上で，この大石環境庁長官の発言に触れ，「大石環境庁長官は，50％，60％，70％ぐらい疑われる時には認定するというニュアンスの発言をしている。この数は，『水俣病がもっとも可能性がある場合に診断する』という自分の立場と同じになるので，医学的にも診断する根拠と一致するわけである。③ランクを，水俣病が50％以上考えられる疾患に合わせておけば合理的である」と述べてい

る。さらに，鹿児島県審査会においても，概ね50％以上の可能性で水俣病と判断できる場合に，認定相当の，③「有機水銀の影響を否定できない」のランクに該当する旨の答申をする運用になっている。

上記のことから，「疑いのあるとされる」事例について，これを認定するその限界としては，水俣病に罹患している可能性とそうでない可能性とが同程度であると判断されるのが妥当であるといえる。

以上のとおり，救済法，公健法の水俣病認定基準としては，水俣病の可能性がそうでない可能性と同程度のものまで網羅的に捉えることのできるものが妥当であると考えられるから，71年事務次官通知，77年判断条件自体の法的評価は，救済法，公健法の立法趣旨からの要請を満たすものであるかという観点からなされるべきである。そうすると，鹿児島県審査会において，有機水銀が50％以上とされているのであるから，基本的に妥当であるといえる。

〈被控訴人が水俣病に罹患していない旨の審査会の答申の検討〉

審査会資料に現れた被控訴人に関する検診，審査の結果によれば，被控訴人には，神経内科学的に，筋萎縮による左半身の感覚障害と四肢末梢の感覚障害が重なって存在すると認められ，眼科学的には，求心性視野狭窄が認められ，網膜辺縁の軽度の変性も網膜電位図は正常であり，視野の狭窄及び沈下は網膜の変化を上回っていて，水銀の影響を否定できないとされていること，上肢の運動失調は否定されているが，下肢の運動失調は検診不能であって，ないとは断定できないこと等の事実が明らかであったと認められる。これに反し，本件答申においては，四肢の感覚障害は，部位が短期間に移動し，分布にも左右差があり，水俣病における四肢末端型の感覚障害とは異なっており，協調運動障害も認められず，それら症状は，肩胛腓腹筋型筋萎縮の症状に一致し，有機水銀中毒症の症状ではない，2歳当時に罹患したポリオ脳炎あるいは昭和41年に発生した意識障害発作に起因する心因性の可能性が大きい，したがって，有機水銀の影響を否定できるとしている。

そこで，まず，視野狭窄について検討するに，視野狭窄は，心因性狭窄を除き極めて稀であること，その心因性狭窄自体も，管状視野，螺旋状視野の存在によって明らかになること，また，心因性による場合には，視野狭窄にとどまらず，ほかにも精神不安定等の精神症状が重なっているはずであるから区別できること，したがって，心因性によらない視野狭窄があれば，水俣病を疑う大きな根拠となること等の事実が認められる。そうすると，被控訴人の視野狭窄は，審査会資料により再三にわたり確認されているばかりでなく，管状視野，螺旋状視野の存在を証明する資料もないこと，また，精神科的に特に異常所見も認められていないこと等の事実に照らすと，神経疾患によるものとみるのが相当であり，心因性視野狭窄とみるのは相当でない。

次に，感覚障害について検討するに，被控訴人の感覚障害は非定型的ではあるが，これを大きく観察すると，左半身に強くて四肢末端にあるという点では一致していること，被控訴人の感覚障害が不規則，非対称的，非定型的なのは，筋萎縮による左半身の感覚障害と四肢末梢の感覚障害が重なって存在するためにそのようにみえるとみることもでき，また，筋萎縮による左半身の感覚障害が加齢とともに悪化しているとみて不自然ではない。

以上の認定判断を総合すれば，被控訴人は，審査資料に基づき，概ね50％以上の可能性をもって，水俣病に罹患していると判断できたのであって，③「有機水銀の影響を否定できない」のランクに該当するとみるべきである。これと異なる本件答申は，救済法の趣旨を離れ，審査資料の評価を誤っているというほかない。

そうすると，本件処分は，誤った答申に基づいてされたものであり，違法であって，取り消しを免れない。

(3) 水俣病京都訴訟第一審判決[210]

提訴　1981年7月30日

原告　140人（うち46人分離判決）

被告　チッソ，チッソの子会社3社，国，熊本県
判決　1993年11月26日
　チッソ（チッソの子会社に対する損害賠償請求は棄却），国，熊本県の賠償責任を認める。

　① 　水俣病の病像
　水俣病の病像は多種多様であることが認められるのであるが，今日までの医学的研究によると水俣病の一般的特徴については以下のように概括することができる。
　水俣病は，ハンター・ラッセル症候群にみられる神経症状を主要症状とする専ら神経系疾患であるが，症状の発現経過については急性型から慢性型まで存すること，初期の水俣病患者に多くみられた急性劇症例または急性例の水俣病にあってはハンター・ラッセルがそろってみられていたが，近時の水俣病患者においては他の疾患との鑑別が困難な例が多いこと，主要神経症状の出現頻度としては四肢における末梢優位の感覚障害が最も多く，また，初発症状として四肢のしびれ感等の異常感覚を訴える者が多いこと，不全例においても経年的経過によって症状が増悪し徐々にハンター・ラッセル症候群がそろってくる例があること，他方，当初主要神経症状を備えていた者であっても経年的経過によって右症状のいくつかは快癒不全型となる例も存すること等の一般的特徴がある。

〈水俣病における感覚障害の特徴〉
•臨床的特徴
　水俣病の感覚障害は，一般に表在感覚，深部感覚及び複合感覚の鈍麻が両側の四肢において末梢優位に現れることを特徴とする。このような特徴から，水俣病における感覚障害は，手袋靴下型の感覚障害，四肢遠位部優位の感覚障害または四肢末梢性の感覚障害と呼ばれている。口周囲または舌尖部においても表在感覚の鈍麻が認められることも水俣病

特徴的な感覚障害である。
- 病理学的特徴

　水俣病の感覚障害の責任病巣は，その病理学的所見によれば，大脳では感覚の高次中枢である頭頂葉の中心後回（体性知覚野）の病変が顕著であるが，小脳皮質障害が強いことから振動覚や識別覚の伝導路の障害も2次的に考慮され，さらに末梢神経障害の関与も認められている。ただし，病理学的研究によれば水俣病の感覚障害は中枢優位であるとされている。

- 感覚障害パターンの特異性について

　四肢末梢優位のいわゆる手袋靴下型感覚障害は，水俣病罹患者において最も出現頻度が高いものであるが，水俣病においてのみ出現する特異なパターンではなく，様々な原因疾患から出現する多発性神経炎において一般に出現する感覚障害である。

〈感覚障害の診断〉
- 診断方法

　表在感覚については，触覚では筆等を，痛覚では針等を，温度覚では温湯や冷水をいれた試験管等を使用し，被検者の応答をもとにして他覚的所見をとる。

　深部感覚については，振動覚では音叉を足首や手首等の骨に近い皮膚の上に当て振動を感じるかどうかを応答させたり，関節位置覚では閉眼させ被検者に指の向きや関節の位置を言わせたり，圧痛覚では筋や腱等に強い圧迫を加えて被検者から痛みを感じるかを応答させたりして，その障害の有無を診査する。

　複合感覚については皮膚の2点を同時に触れたり，閉眼した状態で使い慣れた物体を被検者に触れさせてその物品を当てさせたり，皮膚書字試験で皮膚に書いた数字を当てさせたりして，その障害の有無を診察する。

〈感覚障害の臨床症状における問題〉
- 全身性の感覚障害について

　水俣病にみられる感覚障害は，四肢における手袋靴下型のパターンを

典型とするものである。しかし，感覚障害の部位が四肢末梢に限らず，全身に及ぶ場合がある。

　この点，椿，白川らによる新潟水俣病患者の追跡調査の結果によれば，四肢末梢の知覚障害が次第に増悪して全身性の感覚障害を示す例が認められており，また，荒木らの近時における水俣病患者の臨床症状の調査によれば，全身の痛覚脱失ないし鈍麻等を示す例も報告されている。そして，水俣病の病理学的研究によれば，水俣病の感覚障害の責任病巣は主に大脳知覚野であることからすると，感覚障害が四肢に限らず全身に及ぶ場合があっても理論的に想定し難いものであるとまではいえない。

〈障害される感覚の乖離について〉

　被告らは，水俣病では四肢末梢における表在感覚，深部感覚及び複合感覚のすべてに低下がみられるものであるから，表在感覚中の触覚，痛覚及び温度覚の一部についてのみ異常が存するに過ぎない場合等，障害される感覚に乖離が存する場合は水俣病による感覚障害とは考え難いものであるという。

　確かに，水俣病の感覚障害の責任病巣として大脳知覚野の障害が認められていることからすると，表在感覚及び深部感覚のすべてに障害がもたらされるであろうことは理論的に想定されるものであり，また，典型的水俣病患者においては一般的に全感覚の低下がみられたとの調査結果も報告されている。しかし，水俣病の感覚障害は大脳知覚野の障害のみに起因するものではなく，末梢神経障害等他の神経系障害の関与も認められているものではあるが，本件各証拠を精査するも，現在の医学的知見によれば，水俣病の感覚障害の責任病巣におけるメチル水銀の作用の仕方，その発生機序，症状の経過等についてすべて明らかにされているものではなく，メチル水銀中毒症における感覚障害では障害される感覚に乖離が発生することはないとまで認めるに足りる医学的な実証的研究成果を見出し得ないこと，却って，有馬澄雄編集「水俣病」によると水俣病の感覚障害の責任病巣の1つである末梢神経では運動神経よりも知

覚神経がより強く障害されることが認められること等からすると，現時点において水俣病では障害される感覚に乖離がみられることはないという被告らの主張は1つの仮定に過ぎず，直ちに採用し難いものであるといわなければならない。

〈運動失調〉
• 水俣病にみられる運動失調の特徴
　責任病巣による分類と特徴

小脳性失調
　　小脳虫部（新小脳）型運動失調
　小脳虫部は，原始的な自動運動の平衡に関与し，起立，歩行等の姿勢をとる機能と関係するので，その部位に病変を生じると，姿勢性の小脳運動失調，即ち，主として歩行，起立，起座における平衡機能障害が特徴的で，躯幹部の運動失調が強く現れる。しかし，四肢の協調運動障害はほとんどみられない。
　　小脳半球（古小脳）型運動失調
　四肢の随意運動の協調性に関係する小脳半球または脳幹にある小脳に関係した神経路の障害によって起こり，四肢の協調運動障害を主要な特徴とする。運動のリズムがとれないという症状が特徴的である。
　　全小脳型運動失調
　小脳虫部及び小脳半球がともに侵された全小脳の障害によるもので，起立，歩行などの姿勢をとる機能及び四肢の随意運動の協調性に関する機能の両者が侵されるため，平衡機能障害と四肢の協調運動障害とが双方相伴ってみられる。
　　大脳性失調（前頭葉性失調）
　前頭葉等の障害により起こる運動失調で，身体がふらふらする症状を示す。病巣が片側の場合には，多くの場合失調の左右差が起こってくる。病巣の反対側の身体に出現するが，小脳性のものと似ており，鑑別

が困難なことがある。ロンベルグ試験において陽性を示すことが多く（時に陰性である），錐体路障害を伴うことがある。

〈水俣病における運動失調の特徴〉

疫学的研究によると，水俣病患者において最も発症頻度の高い運動失調は平衡機能障害と四肢の協調運動障害である。また，病理学的研究によると，典型的水俣病患者の場合，一般に新旧小脳の区別なく，小脳半球及び虫部の比較的深部に中心性の障害が現れるという特徴がある。したがって，水俣病の典型的な運動失調は，全小脳型の運動失調であって平衡機能障害と協調運動障害の双方が出現するものである。

•動作の緩慢

原告らは，水俣病軽症例における運動失調（協調運動障害）の特徴は，臨床的には動作の拙劣さや遅さとして発現するといい，あくまで日常生活における種々の支障と関連付けて意味付けることが必要との留保を付するものの，臨床所見として動作の緩徐がみられた場合は，それ自体，軽度の運動失調と捉えるべきである旨主張するので，この点について検討する。

まず，水俣病患者の現在までの臨床症状の変化に関する調査によると，「交互変換運動障害（アジアドコキネーシス）が37.9％で正常化して協調運動障害は認められなくなった」「小脳症状は比較的軽く，改善の傾向を認め，交互反復運動テストで運動の不規則性より遅れが目立つ」「かつての典型的な運動失調は不明確となっている」「軽症例では四肢の運動失調は認めにくいが動作は緩慢で単純な反復運動でも一定以上のスピードで行うことができず，運動の開始の遅れ，変換の遅れなどから一定以上のリズムでの運動が行いにくいなどの特徴がある」等と報告されており，これらの研究成績からすると小脳性運動失調は比較的軽快しやすく，典型的水俣病患者においても経年的経過によって明らかな協調運動障害の症状を呈するものが減少しており，近時の軽症水俣病患者では運動障害については動作の緩徐が臨床上認められるに止まる者が少なからず存することが認められる。

しかし，このような研究成績が認められるからといって，現に水俣病に罹患しているか否か不明な者において動作の緩徐が認められた場合に，その者をして直ちに経年的経過によって協調運動障害が快癒傾向を示している水俣病罹患者であると認めることはできない。また，臨床的に動作の緩徐がみられる者をして協調運動障害を推認し得るかについては，本件の関係各証拠を精査するも，動作の緩徐それ自体が小脳性運動失調の特徴的所見であるとする医学的知見を見出すことは困難である。却って，現在の一般的な医学的知見によると，協調運動障害が存する場合に動作の緩徐が付随的に出現する可能性があることから，臨床的に動作の緩徐がみられた場合には協調運動障害を疑う契機になり得るに過ぎず，さらに運動失調の存否を明確に診断するには，諸検査においてジスメトリア，アジアドコキネーシス，デコンポジション等が認められることが必要であるとされているのである。

そうすると，水俣病であるか否か不明である者において臨床上動作の緩徐が認められた場合，そのことから直ちに協調運動障害を推認することは困難であるというべきであって，さらに協調運動障害に関する検査所見を考察して協調運動障害の有無を判断する必要があるというべきである。

〈ロンベルグ試験またはマン試験における陽性所見について〉

小脳性(小脳虫部)運動失調の場合，開眼時及び閉眼時のいずれにおいても同程度の動揺がみられるものであるから，ロンベルグ試験またはマン試験において陰性となるのが特徴である。一般に，ロンベルグ試験またはマン試験において陽性所見が認められた場合は運動失調としては脊椎後索性または前庭迷路性が推認される。ところで，水俣病の判断においてロンベルグ試験またはマン試験陽性との所見が得られた場合，被検者に疑われる運動失調をして積極的に小脳性運動失調ではないと推認すべきであろうか。

この点，水俣病患者における臨床的調査によると，水俣病患者においてロンベルグ徴候がみられる例が少なくないこと（徳臣「成人の水俣病」

42％，荒木「慢性水俣病の臨床像について」31％），病理学的研究によると，水俣病患者では随意運動の中枢である大脳の中心前回領域の障害が否定できず，さらに錐体路の系統的障害が招来されることも認められていることからすると，水俣病罹患者において小脳性運動失調とは別に深部感覚伝達路等の障害によってロンベルグ徴候等が出現する可能性があることが認められるものである。

　そうすると，メチル水銀の曝露経験がある者において，ロンベルグ試験またはマン試験において陽性所見がみられた場合，それゆえに小脳性運動失調が否定されるものでもないというべきである。

〈水俣病における小脳性運動失調の出現パターン〉

　被告らは，水俣病ではメチル水銀が血行を介して小脳虫部及び小脳半球に等しく浸潤し，かつ，等しく障害するとして，水俣病における小脳性運動失調は必ず小脳虫部の障害に起因する平衡機能障害と小脳半球の障害に起因する協調運動障害を相伴って発症させるものであり，いずれか一方の異常所見しか得られない場合，特に，協調運動障害の異常所見（企図振戦，ジスメトリア，デコンポジション等）が乏しく平衡機能障害にのみ顕著な異常を示している場合，または運動失調について左右差が存する場合は，水俣病による運動失調ではないと主張する。

　しかし，水俣病においては，経口摂取されたメチル水銀が血行を介して小脳虫部及び小脳半球に必ず均一に分布・沈着するかについては，本件各証拠を精査するも，そのような医学的知見が現在確立されていると認めることは困難である。この点，武内忠男の論文「水俣病，とくに慢性水俣病について」によれば，小脳では中心性に顆粒細胞優位の脱落があり新旧脳回ともに侵すことが特徴であるが，軽いものは虫部垂，片葉，虫部小節などに限られる場合があると報告されていることからすると，軽症例におけるメチル水銀の沈着部位については一様に確定し得ないものであると認められ，現に，武内らの軽症水俣病患者の剖検結果において小脳の部分的障害の例がみられたこと，新潟水俣病患者の中の不全片麻痺様の症状を呈していた患者に対して，椿らが脳血管障害等の不

全片麻痺を一般に発症させる疾患との鑑別を高度の神経学的知識と他疾患との慎重な鑑別を行うことによってメチル水銀中毒症罹患者であると認めることができたこと，仮に経口摂取されたメチル水銀が小脳虫部及び小脳半球に均等に分布，沈着するとしても，生体の複雑なメカニズムからすると臨床症状が必ずメチル水銀沈着部位または障害部位に応じて出現すると断定することはできないこと等に鑑みると，被告らの右主張は直ちに採用するに至らないものである。

したがって，メチル水銀の曝露経験者において小脳性運動失調の発現パターンにおいて協調運動障害と平衡機能障害に乖離がみられたり，または運動失調における半身性，左右差がみられたとしても，そのことから直ちにメチル水銀の影響による小脳性運動失調ではないとまで断ずることはできないものと解すべきである。

〈平衡機能障害の診断方法〉

- ロンベルグ試験

両足をそろえてまず，開眼して立たせ，次いで閉眼させて身体の動揺が著明となり，倒れれば陽性と判断する（ロンベルグ徴候）。深部感覚障害による感覚性の運動失調を診る検査である。

- マン試験

両足を前後に一直線上にそろえ，足先と踵を接して，まず開眼して立たせ次に閉眼させて身体の動揺をみる試験。

ロンベルグ試験と同じく，深部感覚障害による感覚性の運動失調を診る検査であり，閉眼により身体の動揺が著明となり倒れれば陽性と判断する。

- 診　断

平衡機能障害は，小脳半球型運動失調を除くすべての運動失調にみられるものであるが，小脳虫部型運動失調では開眼時と閉眼時いずれにおいても身体の動揺がみられ，かつ，動揺の程度に差がないことから，ロンベルグ試験及びマン試験において陽性とならず，この点において脊椎後索性失調や前庭迷路性失調と区別される。

〈小脳障害と眼球運動異常〉

　小脳半球及び虫部に障害が存する場合には眼球運動異常が出現し，両側性の衝動性眼球運動異常（ジスメトリア），視運動性眼振（OKN）の異常（視運動性眼振パターン検査《OKPテスト》で主に眼振頻度の減少，緩徐相の抑制等のパターンがみられる）である。

　② 遅発性水俣病及び長期微量汚染型水俣病の検討

　水俣病患者におけるメチル水銀の長期遺残性に関する研究報告にみたとおり，水俣病の場合，ハンター・ラッセル症候群のそろう典型的水俣病のメチル水銀の発症閾値は約100mgであり，知覚症状が出現する発症閾値は約25mgである。そして，経口摂取による吸収率はほぼ100％で，人におけるメチル水銀の生物学的半減期については，健康な成人についての全身測定では約70日である。

　しかしながら，臓器官でその減衰速度に差が存し，特に脳における速度は遅くなること，また，一旦障害を受けた細胞の排泄速度は遅くなることから，発症後10数年を経過してもなお遺残する水銀が発見されており，水俣病患者の体内，特に脳におけるメチル水銀の生物学的半減期は未だ解明されるに至っておらず，かなり長期化すると考えられる。

　白川らは，新潟水俣病患者の追跡調査から，一旦メチル水銀の高濃度汚染を受け（頭髪水銀値200ppm以上），その当時特段の症状がみられなかったものの，その後新たなメチル水銀の侵入がなかったにもかかわらず，6ないし8年の経過で水俣病の主要症状が明らかになってきた例が存することを報告している。このようなメチル水銀曝露後相当な年月を経て症状が出現する症例をして白川らは遅発性水俣病と呼んでいるが，メチル水銀中毒症の発症機序に関する考察からすると，このような遅発性水俣病が，メチル水銀中毒症の一態様として存在することは否定できないというべきである。

　また，長期微量汚染型水俣病についても，a.後発した神経症状は，かつて水俣の発症閾値を超える高濃度汚染を受けたことによって発生する

遅発性水俣病としての症状であり，その後の長期微量汚染の影響との因果関係を問う必要がないといえること，b.一旦障害を受けた脳細胞におけるメチル水銀の生物学的半減期がいくらであるか明らかでなく，相当な年月を要することが分かっているだけであるから，かつてメチル水銀の濃厚汚染を受け，当時，メチル水銀によって脳細胞に障害を来したことが否定できない者においては，その後，1日当たりのメチル水銀の摂取が微量であったとしても長期にわたって被曝することによって，十分，発症閾値を超えて蓄積する可能性が存するのであって，長期汚染型水俣病の存在を否定することはできないというべきである。

③　感覚障害のみを呈する水俣病罹患者
〈問題の所在〉
　被告らは水俣病において感覚障害のみが出現するということは医学的に実証されていないと主張する。他方，原告らは，1.有機水銀曝露量が比較的少ない場合，感覚障害という初発症状段階で症状の進行が止まっている可能性があること，2.感覚障害は他の症状と比べて軽快しにくい症状であることから，一旦他の症状も出現していたが経時的経過によって感覚障害以外の症状が軽快し感覚障害のみが現在残存している可能性があることを根拠として，水俣病において感覚障害のみが出現する場合があると主張している。そこで，以下，感覚障害のみを呈する水俣病罹患者が存在する可能性を検討する。
　〈感覚障害という初発症状段階で症状の進行が止まっている可能性の
　　検討〉
　我が国における疫学調査によると，水俣病患者の多くが，四肢末梢の知覚異常（ビリビリする感じ，しびれ感）を自覚したこと，知覚異常とともに感覚の低下，鈍麻等の感覚障害も出現することが認められること，イラクのバキルらの研究によるとメチル水銀摂取量が少ない場合には感覚障害を呈するのみの症例が存在しうること，宮川太平のラットの実験によると有機水銀によって先行的に末梢神経の知覚線維，脊髄後

根，後索，脳神経の三叉神経などが選択的に傷害され，有機水銀投与量がある一定量以下の場合（総摂取量7ないし8mg）は長期間（600日）経過後における神経系の変化が末梢神経のみに限局されていたこと，新潟大学の生田，佐藤らによると人と類似する細胞組織構造を有するサルを使用した実験によると，臨床症状を示さなかったサルにおいても電子顕微鏡での観察を行ったところ，末梢神経に病変が確認されたことの各事実が認められ，これらの事実を総合して判断すると，水俣病における初発症状は感覚障害であり，感覚障害の発症閾値は他の症状の発症閾値より低く，また，初発症状としての感覚障害は先行的に末梢神経が傷害されることに起因すると考えられる。

　ところで，水俣病患者の病理学的所見によると，一般に人の場合は神経中枢病変が主要で多彩であり，末梢神経病変は著しく軽いのが特徴であると言われていること，黒岩義五郎によると，1983年ころに水俣病患者らの腓腹神経について電気生理学的検査等を行ったが明らかな病変が見出し得なかったこと，徳臣らによると1981年ころに発病して20年を経過する水俣病患者に対して電気刺激による短潜時SEPを記録した結果からは末梢神経における顕著な病変を見出し得なかったことも認められるものであり，この点，先の末梢神経が先行的に傷害されるという動物実験結果との整合性が問題となる。

　しかし，病理学的所見によると，一般に末梢神経の障害については神経線維の再生が多くみられ，水俣病罹患者においても末梢神経障害について経年的経過によって機能回復が図られる場合が多いと推認される。そして，黒岩や徳臣の実験をみるに，いずれも水俣病罹患後相当な年月を経過した者を対象とするものであるから，その検査成績から末梢神経障害が顕著に認められなかったからといって，メチル水銀が先行的に末梢神経を傷害することを否定するもとにはならないと考えられる。また，水俣病患者の剖検例から末梢神経よりも中枢優位の障害所見が一般に見られるものであるとしても，剖検時における末梢神経の神経線維の再生を考えると，人における感覚障害が末梢神経を先行的に傷害された

ために初発したものではないと断定することはできない。そうすると，初発症状としての感覚障害の発症機序として，末梢神経が先行的に傷害されることによると考えることも医学的に十分あり得ることであるというべきである。

したがって，水俣病における初発症状が感覚障害であって，メチル水銀の曝露量が比較的少ない場合は，感覚障害という初発症状段階で症状の進行が止まっている可能性を医学的に否定することはできない。

〈臨床上，感覚障害のみが残存している可能性の検討〉

メチル水銀曝露後，一旦，主要症状がそろってみられた患者における各症状の軽快の程度に差異が存するか否かに関しては，急性または亜急性の典型的な水俣病患者においても10年以上経過すると症状の程度にいくつかの変化がみられ，失調，振戦，自律神経症状等は改善が著明で，構音障害なども程度が軽くなるが，他方，筋緊張亢進，筋萎縮等が増悪し，知覚障害や精神症状は不変であること，新潟水俣病において初期に水俣病と認定した患者のうち1年以上外来で経過観察した19例についての神経症状では知覚障害と小脳症状が多く残っていたこと，過去に診察した典型的水俣病患者らを数10年後にあらためて診察したところ，典型的水俣病患者では所要症状の出現頻度に大差はなかったが，個々の症例でみると表在知覚障害を除き改善を示す者が多く，軽症者では表在知覚の障害は過去及び現在とも全例で存在したものの，その他の症状は典型例に比して頻度が少なく，さらに改善傾向が強かったこと，新潟水俣病患者を5年間追跡調査した結果，四肢末梢の感覚障害の改善が最も少なかったことが認められる。

以上の調査結果からすると，水俣病の主要症状のうち，感覚障害を除く他の症状は比較的快癒しにくく長期にわたって残存することが認められる。しかし，本件各証拠を精査するも，感覚障害以外の主要症状が経年的経過によって全く快癒するものであると認めるに足りる証拠はなく，この点はさらに今後の水俣病に関する諸研究に委ねざるを得ないものである。ただし，軽快傾向にある各症状を臨床的に把握し得るか否か

については，臨床検査における技術的問題が存することからすると，臨床的には感覚障害のみしか把握できない水俣病罹患者が存在することは否定できないというべきである。

〈まとめ〉

以上の検討からすると，有機水銀の曝露量が比較的軽度の者にあっては，感覚障害という初発症状の発現段階で症状の進行が止まっていること，または，一旦他の症状も出現していたが経時的経過によって感覚障害以外の症状は臨床上把握することが困難な状況となり，臨床上感覚障害しか捉えられなくなることは，いずれも医学的に想定することが可能であると判断できる。したがって，水俣病において，臨床症状として感覚障害のみを呈する症例が出現する可能性は否定できないと解するのが相当である。

④　水俣病の行政認定の判断基準について

被告らは，77年判断条件で示されている水俣病判断基準をもって水俣病の判断の医学的最低基準とすべしと主張し，臨床上77年判断条件で示されている組合せが認められない原告ら，特に臨床上，感覚障害しか呈していない例は水俣病の罹患の可能性が医学的にも極めて低く，水俣病の判断を下すに十分でないと主張している。

しかしながら，前記のとおり，水俣病においては感覚障害しか呈さない症例も存することが認められること，77年判断条件は，認定申請者が語る魚介類の喫食状況からは個々人のメチル水銀の曝露量を推し量ることができないとの前提の下で，専ら臨床症状をもとに水俣病の判断を医学的に行おうとする意図に基づくものであると認められるところ，原告らのメチル水銀汚染に関する事実からも推認することが可能であり，水俣病の判断を専ら臨床症状のみに依拠して行うことは相当でないことからすると，77年判断条件をして水俣病の判断における医学的最低基準であるということは相当ではなく，被告らの主張は採用することはできない。

以上からすると，原告らの水俣病罹患の有無の判断は，個々における有機水銀の曝露経験及び曝露の程度並びに臨床症状の内容，経過，程度等を総合的に検討し，メチル水銀の曝露経験を有し，その曝露の程度が高度であると認められる者であって，少なくとも四肢に末梢優位の感覚障害が認められ，その症状が他の疾患に起因すると考えるのが合理的であるとまでに認められない場合は，その者は水俣病に罹患していると判断するのが相当である。

(4) 水俣病東京訴訟第一審判決[247]

提訴　1984年5月2日
原告　原告本人416人（うち原告本人64人分離判決）
被告　チッソ，チッソの子会社3社，国，熊本県
判決　1992年2月7日
　チッソの賠償責任を認める（チッソの子会社に対する損害賠償請求は棄却），国，熊本県の賠償責任は棄却。

①水俣病認定制度と77年判断条件

　水俣病の認定審査とそれに基づく認定は，1960年に発足した水俣病患者診査協議会から補償法に基づく現在の審査会に至るまで，それぞれの制度上の建前とは別に，現実には被告チッソとの見舞金契約あるいは補償協定に基づいて，被告チッソから見舞金，補償金を受けることのできる者とそうでない者を選別する機能を営んできたものといえる。しかしながら，補償協定についていうならば，被告チッソが水俣病被害者団体との間において，救済法，補償法によって認定された者という第三者のためにする契約たる性質を有する補償協定を締結した結果に過ぎず，そのことによって救済法，補償法に基づく認定のあり方が何らの影響も受けるべきでないことは当然である。
　救済法は，71年事務次官通知の第4項に述べられているように，因果関係の立証や故意過失の有無の判定等の点で複雑困難な問題が多いとい

う公害問題の特殊性に鑑み，緊急に救済を要する健康被害に対し，民事責任とは切り離した行政上の救済措置を施すことを目的として制定されたものであり，補償法は，救済法による給付内容の拡大を図ることを目的として制定されたものである。同法の定める受給資格の有無を判定することにあるのであるから，申請人が水俣病に罹患しているか否かの判断においては，臨床医学上の知見に照らし申請人が水俣病に罹患している明確な診断し得る場合はもちろん，そのような明確な診断に至らない場合でも，相応の医学的知見に照らし水俣病の疑いがあるとされる事例については，これを水俣病と認定するのがその立法趣旨に適合するものといえる。

　水俣病の疑いとはどの程度のものをいうのかに関して，1972年3月10日，当時の大石武一環境庁長官は，衆議院公害対策並びに環境保全特別委員会において，「疑わしいというのは，50％，60％，70％ぐらい」と答弁している。また，椿忠雄は，1974年に発表した「水俣病の診断に対する最近の問題点」（「神経進歩」18巻5号，1974年10月）の中で，新潟県及び新潟市審査会では，患者を，①水俣病である，②有機水銀の影響が認められる，③有機水銀の影響を否定できない，④わからない，⑤水俣病ではない，⑥再検査，のいずれかのランクに分類し，現実には③ランク以上の者が認定されていることを紹介した上で，この大石環境庁長官の発言に触れ，「大石環境庁長官は，50％，60％，70％ぐらい疑われる時には認定するというニュアンスの発言をしている。この数は，『③ランクを，水俣病が50％以上考えられる疾患に合わせておけば合理的である』」と述べている。

　検討するに，当該疾病に罹患しているどの程度の可能性（なお，「可能性」という言葉は，「蓋然性」という言葉に対して，より度合いが低いものを意味することもあるが，ここでは単に「確率」という意味合いで用いることとする）がある者に対してどのような救済措置を講じるかということは立法政策の問題であるから，救済法，補償法がどの程度の水俣病罹患の可能性がある者を適用の対象としているかは，救済法，補償

法の解釈によって定まることとなる。救済法及びその施行令，補償法及びその施行令は，その対象とすべき疾患について「水俣病」とのみ規定しており，「水俣病」とはいかなる疾患であるかということについて何ら規定していないことからすれば，同法は医学的にみて水俣病と診断し得る者を救済の対象とするとともに，どのような者を水俣病と医学的に診断し得るかということは，その時々の医学的知見に委ねているものと解される。したがって，救済法，補償法による救済，補償の対象とされるべき者は，医学的にみて水俣病に罹患していると判断される者でなければならないと解されるのであるが，他方，救済法，補償法は，因果関係の立証等の点で困難な問題が多い公害病について，健康被害の早期救済を目的として制定されたものであるから，医学的にみて当該公害病に罹患していると診断し得る限りは，これを広く救済すべきであるとの立場にたっているものと解されるのであって，このような法の趣旨に照らせば，対象者の健康被害が水俣病によるものであるか（他疾患と合併している場合を含む）の判断において，医学的知見に照らして，水俣病よりも他の原因（原因不明を含む）によるものと考える方が合理性があるとはいえない症例，つまり，その限界としては，水俣病に罹患している可能性とそうでない可能性とが同程度であると判断されるような症例までは広く水俣病と認定するのが妥当であるといえる。しかし，同法がさらに医学的にみて水俣病の可能性よりもそうでない可能性の方が高いと判断されるような症例についてまでも，水俣病の可能性がわずかでもある限りは水俣病と認定すべきであるとの立場に立っていると解することはできないであろう。

　以上のとおり，救済法，補償法の水俣病認定基準としては，水俣病の可能性がそうでない可能性と同程度のものまで網羅的にとらえることのできるものが妥当であると考えられるから，77年判断条件自体の法的評価は，補償法の立法趣旨からの要請を満たすものであるかどうかという観点からなされるべきである。そうすると，椿忠雄が，審査会において有機水銀の影響を否定できないと答申する場合を，水俣病の可能性が

50％以上と判断される場合としておけば合理的であるとしているのは，基本的に妥当なものといえよう。

　71年事務次官通知は，救済法の趣旨が審査会において必ずしも徹底していなかった状況において，その時点における行政庁の判断として，救済法の下における認定業務のあるべき運用の方向を示したものとしては適切であると評価することができる。しかし，そこに示された水俣病の認定の要件では，「当該症状のうちのいずれかの症状がある場合において」「当該症状のすべてが明らかに他の原因によるものであると水俣病の範囲に含まないが，当該症状の発現または経過に関し魚介類に蓄積された有機水銀の経口摂取の影響が認められる場合には，他の原因がある場合であっても，これを水俣病の範囲に含むものであ」り，「認定申請人の示す現在の臨床症状，既往症，その者の生活史及び家族における同種疾患の有無から判断して，当該症状が経口摂取した有機水銀の影響によるものであることを否定し得ない場合においては，法の趣旨に照らし，これを当該影響が認められる場合に含むものであること」というのであるが，「当該症状が経口摂取した有機水銀の影響によるものであることを否定し得ない」場合をどのように判断するかについては，単に考慮するべき要素があげられているだけで，その基準が全く述べられていないのだから，認定基準としてこれを受け止めることに無理があるといわざるを得ない。また，水俣病の疑いとはどの程度の可能性があり，医学的に水俣病と診断し得る限界的な場合であることを要するものと解するのが相当であるが，この表現が「極めてわずかではあってもその可能性を完全に否定しきれない場合」との意味に理解される余地があるとすれば，そのような表現自体が適切ではなかったというべきであろう。

　原告らは，71年事務次官通知を評価し，77年判断条件は71年事務次官通知と対比すると明らかに改悪であり，水俣病の認定の門を狭める目的と機能を有するものであったと主張する。しかしながら，71年事務次官通知が認定基準として機能し得るものであったとは考えられず，現実にも機能していなかったことは，その後1971年9月29日に環境庁公

害保健課長の発した通知の存在やその当時熊本県審査会の副会長であった証人武内忠男の証言によっても明らかであり，77年判断条件によって認定要件が厳しくなったということはできない。いわゆる第3水俣病問題の発生や，その後の審査会委員の大幅な交替といった経過の中で環境庁が77年判断条件を示したことが，審査会における認定審査の運用に影響をもたらし，認定率の低下となって現れたのではないかという見方にも相応の根拠が認められる余地があるけれども，他方において認定申請者の症状の質が変わったという反論もある中で，裁判所が申請者の症状を十分に分析することなくして軽々にその点についての判断をすることは相当ではない。

　したがって，77年判断条件及び審査会の認定業務の現状を評価検討し，その判断にあたっては，まず水俣病の病像，診断についての医学的知見の現状をできるだけ正確にとらえることが必要となる。

②水俣病の病理
〈水俣病の病理学的診断基準〉
　武内・衛藤らの剖検例の検討によれば，水俣病軽症例であっても，病変好発部位のパターンは定形例と同様であり，大脳では後頭葉の鳥距野，中心後回，中心前回，上側頭葉に障害があり，小脳では中心型の顆粒細胞萎縮がみられ，末梢神経では知覚神経優位の障害がみられる。こうしたことから，武内らは，これらのパターンを水俣病の病理学的診断基準としている。衛藤は，末梢神経障害のみで水俣病と診断できるかという問題については，メチル水銀は容易に脳血管関門を通過するので，中枢神経が障害されずに末梢神経だけが障害されるということは非常に考えにくく，末梢神経障害だけで病理学的に水俣病と診断することはできない。水俣病における感覚障害の原因としては，水俣病では末梢の知覚神経にも障害があり，感覚中枢である後頭葉の中心後回にも障害がみられることから，その両者が同時にかかわっていると考えられる，との見解を示している。武内も，末梢神経障害のみでは病理学的に水俣病と

判断することは困難であるとの見解を示している。

　生田らも，大脳皮質の好発部位の所見，小脳の所見，末梢神経の知覚神経優位の所見を新潟水俣病の病理学的診断の基準としている。生田は，末梢神経障害のみで病理学的に水俣病と診断できるか，という問題について，次のような見解を示している。即ち，生田らの病理解剖では，末梢神経の知覚神経に水俣病の特徴のある病変があるときは中枢神経にも病変があり，末梢神経にほとんどみるべき変化がないような例でも，大脳に細胞レベルでの変化がみられる。そうしたことから，メチル水銀中毒において，動物の場合はともかく人間の場合には，中枢神経に特徴的な病変がないにもかかわらず末梢神経だけに病変があるということは病理学的に水俣病と診断できない。水俣病における感覚障害の原因としては，末梢の知覚神経の障害，後頭葉の中心後回の障害のいずれであるかを特定することはできず，その両者を原因として考える必要がある。

　原告らは，武内・衛藤，生田らが病理判断にあたって採用している基準そのものが妥当であるかに疑問があるという趣旨の主張をしており，「病理解剖による水俣病の認定基準は，①大脳皮質（後頭葉，中心前回，中心後回，前頭葉，側頭葉）の所見，②小脳の顆粒細胞優位の所見，③末梢神経の感覚優位の所見の3つがそろって，かつそれを裏付ける臨床症状が確認できることとなっている。即ち，病理の基準が臨床と同様に典型例のみを水俣病とする立場に立っていることを示す。これら病理の3所見中1所見でも満たすものは80％に及ぶ（衛藤の報告例中の原田正純自験91例の検討から）といわれており，基準をゆるくすれば80％の人は水俣病であるとの根拠を与えられたことになる」という，原告らの主張と同旨の見解もある。（藤野糺「1人でも多くの被害者を救済するために」，月刊保団連第281号，1988年）

　この点について検討するに，前記3つの所見はそれぞれ特徴的なものではあっても，水俣病に特異的なものではないから，1つの所見のみでは水俣病と診断することはできないとして，所見の組合せによる総合判

断をしているわけであるから，こうした病理的診断も臨床診断と同様蓋然性（確率）の問題を含んでいるということは確かである。しかしながら，武内・衛藤，生田らの病理診断基準は，熊本，新潟水俣病の病理解剖の実践の中で多くの病理解剖の所見から得られた前記のような知見の集積によって形成されてきたものであって，「典型例のみを水俣病とする立場」に立っているものと評価するのは妥当ではない。それを「典型例のみを水俣病とする立場」に立っているものと評価することは，結局病理診断自体を否定することにほかならないであろう。生田らが水俣病と診断しなかった症例についてみると，それらは前記のとおり，例えば末梢神経に障害があっても知覚神経優位の病変ではなかったりするなど，水俣病と診断された症例と異なるものもあり，一般に末梢神経障害の原因としてはさまざまなものが考えられ，病理学的に水俣病と診断されなかった症例では，原因として考えられるものが他に存在することも具体的に指摘されていることなどからすると，これらの症例は水俣病の蓋然性（確率）は低いものと考えざるを得ないと思われるのであって，これらの症例について水俣病の可能性を全く否定することはできないとしても，生田らの診断の過程に疑問点を見出すことはできない。

原告らは，武内・衛藤，生田らの病理診断基準や診断結果に疑問があり，その報告を鵜呑みにしても意味がないなどと主張しているが，以上検討したとおり，原告らの右主張を採用することはできない。

〈水俣病の発生機序と慢性水俣病について〉

• メチル水銀の生物学的半減期

生体内に取り入れられた化学物質は体内に吸収される一方で分離排泄もされる。排泄の速度は化学物質や生物の種差によって異なる。生体内に取り入れられた化学物質が排泄されて半分まで減衰する期間は，生物学的半減期とよばれる。

1日平均として一定量の化学物質の摂取がある場合，生物学的半減期をもとにして体内蓄積推移曲線を描くことができる。体内蓄積は当初急激に増加し，半減期を経過すれば蓄積限界量の50％にまで達するが，

次第に増加速度は鈍化し，半減期の4倍を経過した時点では93％，半減期の5倍を経過した時点では96.9％とほぼ限界量に達し，以後100％に近づいていく。そして，半減期の5倍の日数を経過すれば体内蓄積量はほぼ頭打ちになり，それ以後は吸収と排泄のバランスがとれるため，摂取吸収がどれだけ続いても体内蓄積量はほとんど増大することなく，摂取量あるいは吸収量の累積和直線との差はますます大きくなる。蓄積限界量の値は1日平均吸収量×半減期×1.44の数式によって理論的に求められる。

　メチル水銀の生物学的半減期は，平均値として70日前後であるが，個体差がある。

　武内忠男教授は，脳における生物学的半減期が最も重要であるとして，初期の水俣病剖検例のうちから適当例を選んで発症から死亡するまでの期間と各剖検例の脳水銀量から脳水銀値の半減する減衰状況を類推する方法により，脳における生物学的半減期を算出している。（武内ら「水銀の人体蓄積とその推移」熊本大学医学部水俣病研究班・10年後の水俣病に関する疫学的，臨床医学的ならびに病理学的研究．武内「慢性水俣病と第三水俣病」科学，43巻1号．武内の当裁判所宛の書簡）これによると，脳における生物学的半減期は，約230日とされている。

　しかしながら，証人藤木素士も指摘するように，武内の算出方法では分析に用いられた各症例がどれだけメチル水銀を摂取したかが全く不明であるので，これらから生物学的半減期を算出することには無理があり，武内の方法によって得られた数値を「脳における生物学的半減期」と呼んだことは必ずしも適切ではなかったと思われる。

　旭川医科大学教授の土井睦雄は，「有機水銀中毒の研究状況とその社会医学的検討」（有馬澄雄編・水俣病──20年の研究と今日の課題）の中で，「Abergらの生物学的半減期＝70日という値は健康な成人男子に放射性水銀で標識したごく微量の硝酸メチル水銀を1回だけ投与して得られたものであり，水俣病患者のごとく多量のメチル水銀を連続して長時

間摂取した場合とは区別して考えるのが当然である。1回微量投与では生体機能の障害は計測不能であるが，連続摂取によって神経症状をきたした症例の臓器，とくに中枢神経系での水銀の代謝をこれと全く同じと考えることはできない」と述べており，原告らもこの記述を引用しつつ，Abergらの実験は連続投与には妥当しないなどと主張している。

しかしながら，正常な脳がどの程度のメチル水銀の連続投与によって障害されるのかという問題を検討するときに，1回の摂取の場合に得られたパラメータに基づいて連続摂取の場合のメチル水銀の挙動を推定することになるのであって，その際の重要なパラメータが生物学的半減期であるといえる。土井らが述べているような，連続摂取によって神経症状を来たし，代謝機能そのものが障害された場合に，生物学的半減期論をあてはめることができないことは，その限りにおいては当然とも考えられるのであって，議論としては，生物学的半減期をもとにメチル水銀の連続摂取の場合の人体への影響を考えるときに，連続摂取に伴う問題としてどのような点に留意しなければならないか，そういった留意点はどうような事実によって導き出されるのかというような方向に発展すべきものと思われる。

- メチル水銀の人体における発症閾値

メチル水銀中毒症状の発現には，総摂取量よりも1日平均の摂取量が問題であること，人体におけるメチル水銀中毒においても臨床症状が発現していない段階で神経細胞レベルにおいて病理学的所見の生じていることがあり得るであろうということ，神経細胞の障害にも閾値があるであろうということ，工場排水中のメチル水銀に起因する水俣病を除いては，自然界の魚介類の摂取によるメチル水銀の長期微量摂取では中毒症状の発現は起こりにくいと思われること，以上の程度の認識は相当の合理的根拠に基づくものといえよう。

〈慢性水俣病〉

原告らは，準備書面において，「急性水俣病の慢性期」と「慢性水俣病」とを区別して論じ，共同意見書及び原田正純意見書は，慢性水俣病の特

徴として，症状の発現と進行が非常に穏やかなことを指摘している。問題は，原告らの主張や共同意見書における「慢性水俣病」の症例群が存在するかどうかである。

武内忠男は，慢性水俣病を，1.急性及び亜急性水俣病が後遺症を残して長期にわたり経過したもの，2.遅発性水俣病，3.加齢性遅発性水俣病，4.狭義の慢性水俣病に分類している。

遅発性水俣病は，椿忠雄や白川健一らによって提唱された概念である。白川は，「遅発性水俣病」(有馬澄雄編・水俣病——20年の研究と今日の課題)において，1965年6月の一斉検診時に測定された頭髪水銀量と発症時期の関係から，頭髪水銀量の多いものほど早期に発症し，症状がそろって早期に認定され，頭髪水銀量の少ないものでは発症が遅れるという傾向があること，組織内に長期残留する水銀が遅発性水俣病発症の重要な因子で，これによる緩徐な発症形式をとったと考えられること，一斉検診の当時，頭髪水銀量が200ppm以上と異常高値を示したものは無症状でも水銀保有者として患者と同様に経過を観察したところ，感覚障害，協調運動障害，視野狭窄といった症状がみられ，そのうちでは四肢遠位部の感覚障害が比較的早期に発見され，視野狭窄は遅れる傾向にあること，以上のような知見が述べられている。

• 発症因子として

一旦汚染を受けた生体内に有機水銀が長く残留し，障害が進行してそれがある程度に達し，障害が遅れて発症するとの仮説がある。この発症メカニズムを支持する所見としては，有機水銀の生物学的半減期が長いこと，過去において濃厚な汚染を受けた者は，現在毛髪水銀値が正常範囲内にあっても多少高めで，過去の毛髪水銀値と相関関係を示し，またチオプロニンを投与すると現在なお正常者より多量の水銀が排出されること，最近の剖検例においても，脳内の水銀値が1ppmを越える例があることなど，があげられる。急性中毒であっても，発症のピークまでにはしばらく時間が必要であると同時に，長期間の曝露で発症が遅れることは十分あり得ることであるが，その水銀量から推定しても，この因子

のみによるならば，数年以内にその影響のピークは去るはずである。

長期微量汚染による発症の可能性も問題となる。チッソによる有機水銀排出が終焉したのは1968年5月とされており，患者発症が激減した1961年以降も微量ながら生体内水銀蓄積は続いていた。また，魚介類における水銀量も現在でこそ暫定基準値0.4ppm（総水銀）をこえるものはないが，過去の濃厚汚染から連続的に減少してきており，どの時点から汚染がなくなったとはっきり断定できない。また，当地区住民とくに漁民の魚介類摂取量は極めて多く，不知火海の島々においては蛋白源に乏しく，魚介類摂取は1日1kgをこえる場合があるとすれば，ごく最近まで微量の水銀が摂取されていたこととなろう。

いずれにしても，生体内残留水銀と長期微量汚染という両因子が発症に関与しているものと推定されるが，この両因子とも今後の経過とともに消失していくはずであり，その意味では遅発性水俣病はほぼ峠を越していると考えるのが妥当である。

• 加齢因子について

加齢因子については，否定的であり，加齢が水俣病像を直接増強するとは考え難い。ただ，加齢は一応全患者が一様に受ける障害因子であり，今後年が経過するにつれて多彩な症状を呈するので，これらの汚染地区全員の精密な観察がこの問題に最終的な結論を導いてくれるであろう。

• 心因因子について

心因因子があり得ることはいうまでもない。心因因子があるからといって有機水銀の影響をもとから否定することはできない。この点，今後剖検との対比，神経伝導速度，その他の方法で心理的バイアスを明らかにすることが必要であり，症状の変動ということもこの検討によって初めてより正確な結論に達しうるものである。ただ，井形らが心理的因子はそれほど大きくないと推定する根拠は，症状の悪化が自覚症状のみでないこと，悪化のパターンが水俣病像からあまりはみ出ていないこと，心理的に発症しやすい動悸，過呼吸，などの症状がそれほど多くな

いことである。
　〈水俣病の発症機序をめぐる議論について〉
　慢性水俣病の発生機序について整理すると，次のような3つの仮説があるとされている（原田意見書及び原田「慢性水俣病の臨床症状」，有馬澄雄編・水俣病――20年の研究と今日の課題）。

　　(a)　かつて濃厚に汚染された水銀が残留していて，それが後になって症状の発現ないし増悪をもたらすという仮説。
　　(b)　汚染によって一定のダメージを受けたものの，症状発現に至らなかったが，老化現象やその他の合併症によって症状が表面化するとする仮説。
　　(c)　たとえ少量であっても，それが超長期に汚染が続く場合，症状が発現ないし増悪するとする仮説。

　これらの仮説について，一応検討すると，(a)の仮説は，新潟における遅発性水俣病についての白川らの見方であるが，武内らの剖検所見で，重症例では脳内水銀値が高い例がみられるものの，軽症長期経過例ないし慢性長期経過例の脳内水銀値は，総水銀値は正常範囲よりも高い値を示しているが，メチル水銀値はほぼ正常化している点（対照地区住民よりは上回っているが，水俣病の発症のない水俣地区住民とは変わらない）をどうみるか，メチル水銀値が正常化するまでの残留期間中の発症，増悪ということを考えるとしても，濃厚汚染時期から相当期間が経過した後の発症，増悪は考え難いのではないか，といった問題点があるものと思われる。(c)の仮説については，毛髪水銀値がほぼ正常化している状況にあってもなお微量汚染による発症，増悪ということがあり得るのか，その程度の汚染であっても神経細胞レベルでの障害による病変の累積ということが考えられるのかといった問題点があるものと思われる。仮説として比較的受け入れやすいのは，武内，G.Loefrothが述べているように，過去に神経細胞の障害閾値を超えたかなり濃厚なメチル水

銀の曝露を受け，臨床症状としては現れない程度の神経細胞の障害を生じていた者に，ある時期まではメチル水銀の継続的微量摂取あるいは残留メチル水銀の影響による病変の累積が加わり，さらに老化現象との重なりもあって，潜在性の障害が表面化するというような仮説であろうかと思われる。こうした仮説は，あくまでも仮説の段階のものである上に，それ自体現在の知見からみて問題点があるものもあり，今後の研究に負うところが大きいといえよう。

　いわゆる発症閾値論は，これら仮説やそれ以外の機序による慢性発症の可能性を完全に否定し，それによって説明できない現象は事実ではないとすることができるほど精緻な理論とはいえないように思われるし，遅発性水俣病というものが存在することも事実であると思われるのである。しかしまた，慢性水俣病についての共同意見書や原田意見書の見解には，議論の展開に納得し得ない点が多々みられ，医学的知見の現状からすると直ちには受け入れにくいと思われる面があるとも考えざるを得ないのである。

　〈いわゆる心因性の問題〉

　原田は，「慢性水俣病の臨床症状」（有馬澄雄編・水俣病——20年の研究と今日の課題）において，症状の変動という問題について，「多くの症例が症状の動揺性をもつ。また，筋力が低下していないのに歩けなかったり，注意力を集中するとますます運動が拙劣になったり，不自然な不規則な知覚障害がみられたり，話し声は理解できるが高度の聴力障害があったり，緊張すると言葉が出なかったりする。このような症状は多くのものが心理的なものとされる可能性がある。しかし，これらの症状の動揺と不合理さは大脳皮質の障害の1つと考えたほうが理屈に合うし，それを裏付ける大脳皮質障害所見がみられている」と述べている。

　荒木淑郎ら「慢性水俣病の臨床像について」（臨床神経学24巻3号，1984年3月）の近時の認定患者の神経症候の分析によると，「調査対象100例中77例は1972年から1982年にかけて2ないし5回（平均2.55回）の神経内科的診察を受けているが，診察のたびごとに感覚障害の分布

や程度が変動するもの(不安定型)が,63例あることが認められ,認定患者にも感覚障害の不安定型動揺があることが認められる」と報告している。

　症状の動揺と不合理さについて検討するに,原田は,症状の動揺と不合理さは大脳皮質の障害の1つと考えたほうが理屈に合うし,またそれを裏付ける大脳皮質障害所見がみられている,と述べているが,なぜそう考えるほうが理屈に合うのか,また,症状の動揺と不合理さを裏付ける大脳皮質障害所見とは何かということについては,これを一応にせよ納得させるだけのものは現時点では提示されていないと思われる。例えば,「話し声は理解できるが高度の聴力障害がある」といった症例の場合,一般的にはこうした純音聴力検査成績と日常生活における音に対する感受性の食い違いといったことや反復検査における検査成績の動揺といったことは,器質的難聴ではあまり遭遇しないことであるから,心因性難聴や詐病を疑わせる1つの現象と考えられているのであって(鈴木篤郎,難聴,p.163),水俣病の診断が問題となっている場合に限ってはこのような見方を排除すべきだという合理的理由は存在しないと思われる。したがって,水俣病に罹患しているか否かの診断において,症状の動揺と不合理さといったことから1つの原因として心因性を疑うこと自体は格別不合理なことではなく,短絡的として非難されるべき筋合いのものではないと思われる。

　しかしまた,荒木らの分析でも近時の認定患者においても感覚障害の動揺という事実が見られること,審査会で感覚障害なしと判断されながら死後剖検により認定された症例が少なからず存在すること,一旦棄却処分を受けながら,再申請で認定された例が少なからず存在することなどからすれば,再現性のない障害は器質的な病気では起こり得ないと断定して水俣病を否定してしまうことにも疑問があると思われるのであって,結局は総合的な判断によるということになろう。

③ 水俣病の主要症候とその診断
〈感覚障害〉
• 水俣病にみられる感覚障害の態様

　熊本大学2次研究班の調査，近時における認定患者の神経症状の分析，その他多くのこれまでの研究から窺われるところでは，水俣病にみられる感覚障害には，四肢末梢の手袋靴下型のものが最も多いが，それ以外のパターンのものも少なくないということができる。荒木らの報告によれば，近時の認定患者では手袋靴下型の感覚障害が最も多いが，全身の痛覚脱失ないし痛覚鈍麻といった多発神経障害のパターンと合致しないものも稀ではないことが認められ，また，剖検認定例でみると，19例中5例が一枝あるいは二枝に節性あるいは不規則な感覚障害を示すという従前考えられていた水俣病の感覚障害のパターンとしてはかなり考えにくい型となっていることも注目されるところである。

　なお，手袋靴下型という表現については，上肢の軸に対してほぼ直角の明瞭な境界線を有し，それより末梢部の知覚障害を示すものを手袋靴下型知覚障害ということがあり，下肢においても同じ趣旨で手袋靴下型知覚障害ということがあるが，我が国において慣用的に手袋靴下型と呼ばれているものは，知覚障害が末梢に強く，近位部に向かうにしたがって漸次減少し，自然に正常部に移行するものを指しており，水俣病にみられる手袋靴下型の感覚障害というものも，このような障害パターンのものである。(平山恵造・神経症候学，共同意見書p.35)

〈水俣病にみられる感覚障害の原因(責任病変)〉

　衛藤光明は，水俣病における感覚障害の原因として，水俣病では末梢の知覚神経にも障害があり，感覚中枢にも障害がみられることから，その両者が同時にかかわっていると考えられる，との見解を示している。新潟大学教授の生田房弘も，新潟水俣病における感覚障害の原因としては，末梢の知覚神経の障害，後頭葉の中心後回の障害のいずれであるかを特定することはできず，その両者を原因として考える必要があるとの見解を示している。

・藤野糺「ある島における住民の有機水銀汚染の影響に関する臨床疫学的研究（第3報）」（「熊本医学会雑誌」54巻3号，昭和55年8月）

　藤野は，論文の中で，藤野らが行った検査の結果を報告し，水俣病の感覚障害の原因についての従来の医学的知見を整理しつつ，次のとおり述べている。

　「従来から水俣病の感覚障害は末梢性といわれ，その根拠として，ラットの有機水銀投与の実験で末梢感覚神経に障害が証明されること，及びヒト水俣病の病理解剖と腓腹神経の生検で末梢神経に障害がみられるとの報告があることがいわれている。しかし，これらの報告のうち村井らのものを除けば，末梢神経の障害といっても，大径有髄神経の減少を指摘しているにとどまる。神経生理学的には，触覚は大径有髄神経が，温・冷覚及び痛覚は小径有髄神経と無髄神経が関与していると考えられている。したがって，今回の研究で明らかにされたように，有機水銀汚染地区の多数の住民に高度の痛覚障害が存する（しかも末梢型に）ことから，もしこれが末梢性とするならば，小径有髄神経と無髄神経の減少が高度でなければならない。現在のところヒト水俣病については，そのような報告はみられていない。ラットの実験で，村井らは大径と小径有髄神経が平等に減少しているが，無髄神経にはほとんど異常がなかったと報告しており，これらの今後の研究が待たれる。

　感覚神経伝導速度は，最大伝導速度であるから直径の最も大きい成分の速度を示している。したがって，その遅延は最も大きい成分の消失を意味する。今回の研究で，感覚神経伝導速度の異常出現頻度は神経部位により5.1％～39.6％みられたが，感覚障害の出現頻度に比して小さく，高度の障害はほとんどみられなかった。このことは，病理組織学的報告の大径有髄神経の減少を反映したものかもしれないが，電気検査閾値やペインメーター検査での異常者あるいは高度異常者の頻度と比較するとはるかに低く，水俣病の感覚障害を単純に末梢性といい切ることはできないことを示唆する。

重野は，認定水俣病患者25名の電気生理学的研究から，水俣病の感覚障害については末梢神経障害のほか，中枢神経（脊髄，視床，大脳皮質）障害などが考えられるが，現在のところいずれが主な病巣部位か判然としないと報告している。

　Le Quesne らは，イラクのメチル水銀中毒患者19例の電気生理学的研究で，感覚障害が存在するにもかかわらず電気生理学的に異常がなかったことから，これらの感覚障害は中枢性であろうと述べている。

　徳臣らは，急性劇症水俣病患者の20年後の追跡調査の中で，13例の電気生理学的検査を行い，全例のMCV（運動神経伝導速度），SCV（感覚神経伝導速度）が正常範囲であり，CTで大脳萎縮の著明な1例でSEP（大脳誘発電位）が不明確であったことなどから，視床〜感覚受容帯の器質的傷害を予想し，水俣病の感覚障害に関し，先に述べたLeQuesneの考えも一応念頭に置くべきであろうと述べている。

　水俣病の感覚障害の本態については今後とも神経生理学的な，あるいは病理組織学的な研究が続けられるであろうが，それに対して著者らの検査結果は1つの貴重な資料を与えたものと思われる。」

- 徳臣晴比古ら「水俣病の感覚障害—水俣病における短潜時SEPについて—」（水俣病に関する総合的研究〈昭和56年度環境庁公害防止等調査研究委託費による報告書〉昭和57年3月）

　徳臣らは，四肢末梢の感覚障害を呈する典型的な水俣病患者8名について，電気刺激による短潜時SEP（皮質下で生じる潜時の短い電位）を記録して検索した結果，全例に認められたN9の正常は末梢神経に著明な変化のないことを示唆し，全例につきみられたN20の欠如は大脳半球病変の結果に由来すると考えられるとして，水俣病の感覚障害の発生起源として中枢性要因が示唆される，としている。

- 黒岩義五郎ら「水俣病患者の感覚障害の研究—腓腹神経の電気生理学的並びに組織定量的研究—」（水俣病に関する総合的研究〈昭和58

年度環境庁公害防止等調査研究委託費による報告書〉昭和59年3月）

　九州大学医学部神経内科の黒岩義五郎らは，水俣病患者の感覚障害の責任病変の解明に役立てることを目的として，水俣病認定患者8例について腓腹神経の生検を行ったところ，「その大部分で四肢末梢の感覚障害が認められたにもかかわらず，腓腹神経に明らかな組織病理学的な異常所見は認められないと判断された」として，「本研究において，invivoでその神経活動と電位が実際的に記録不可能な小径有髄線維と無髄線維が組織学的に正常であることが明らかにされた意義は大きい。即ち，本研究から，患者の下肢遠位部の触-圧覚だけでなく痛覚の鈍麻についてもその責任病変が腓腹神経などの末梢神経に存在しない可能性が強く示唆される」としている。また同時に施行された水俣病認定患者91例の腓腹神経の伝導検査においては，81.9％の神経が正常範囲の値を示したとしている。

• 井形昭弘「水俣病の医学」（日本医事新報3352号，昭和63年7月）

　井形は，「水俣病の病像が末梢神経障害を底辺として，重症になれば小脳失調や視野狭窄が加わるというかつての説には批判が大きくなってきている。その理由は四肢の感覚障害を訴える患者に末梢神経障害の客観的徴候とされる腱反射の減弱ないし消失，伝導速度の延長などの異常を伴わないことが多く，また四肢の感覚障害のある患者の末梢神経生検でも必ず形態学的異常が証明できないことなどによる。また，水俣病の剖検所見では，末梢神経より中枢神経に異常所見が高度にみられ，中枢神経の所見がある程度以上の例に末梢神経異常が証明される。さらに大脳誘発電位の所見でも末梢神経より中枢の方に障害が高度であるとの成績もある」として，「これらの所見から考え，水俣病はまず中枢神経障害で発症し，それが高度になると末梢神経が侵されると考えるのが妥当であろう。つまり手袋・靴下状の感覚障害は必ずしも末梢神経の障害でなく，中枢神経障害の所見である可能性が高い」としている。

なお，皆内康広・井形昭弘「重金属中毒によるニューロパチー」（上田英雄ら編・しびれ）では，「末梢神経伝導速度は，多くの報告では，あまり低下しないとするもの，あるいは低下するとするものなど一定しないが，我々は，鹿児島県出水地区の被汚染者のmassstudyで対照群との間に差があり，また有機水銀中毒によると思えるニューロパチー陽性群と陰性群の間にも有意差をみた」と記述されている。

● 原田意見書，共同意見書

　原田は，原田意見書において，水俣病に因る感覚障害について，「多くの場合筋力低下をも伴うが，腱（固有）反射は多くの場合亢進しており，これは急性例でも，外国の報告でも同様である。そういうことから，厳密にいえば教科書的な多発神経炎とは異なる特徴を示しているのである。しかし，そのことが糖尿病やその他の中毒による多発神経炎，頸椎症との鑑別に役立つ」「神経伝導速度などはほとんど正常であり，末梢神経に病変が確認できないとした報告（ハンター・ラッセル）もあり，この症状は末梢神経障害のみではないようである」としている。また，「感覚障害は客観的に証明することが難しいし，変動するから，症例によっては証明することが難しい症例もある。しかし，我々にはその動揺性も水俣病の1つの特徴と思われる。なぜなら，その感覚障害には中枢性障害の可能性が加味されていると考えられるからである」とも述べている。

　共同意見書も，「ニューロパチーは原因別に見ても多種にわたり，またその臨床症状も一様ではない。しかし，これらのニューロパチーと水俣病を鑑別することは容易である。なぜなら，ニューロパチーでは原則として，深部腱反射が低下もしくは消失し，また神経伝導速度（運動，知覚）の低下を来すからである。原告らを含む水俣病患者において深部腱反射が低下せず，正常もしくは亢進を示す者の方が多数であり，かつ神経伝導速度もほとんどの例で正常である。このことは，水俣病の感覚障害がニューロパチー，即ち末梢神経障害によるものでなく，中枢神経

障害によるとする一方の考え方の臨床的根拠になっていることでも理解できよう。とはいえ、腱反射の低下を示す例も存在するから、一通りの鑑別が必要である」と述べている。

　このようにみてくると、水俣病における感覚障害の原因（責任病変）という問題は未解決であるが、末梢神経の障害、中枢神経の障害の双方が関与している可能性が強く、近時の研究では中枢の関与のほうが大きいことを示唆するものが多いと一応いえるものと考えられる。

〈運動失調〉
•水俣病にみられる運動失調
　どのような症状があれば水俣病と診断できるかについて争いが大きいので、まず水俣病と診断することに争いの少ない患者にどのような形で運動失調の症状が発現しているかについてみる。

1　徳臣の「成人の水俣病」報告では、34例において、アジアドコキネーシス、書字障害、ボタン止め障害が各93.5％、指指、指鼻試験拙劣が80.6％、ロンベルグ徴候陽性が42.9％、言語障害が88.2％、歩行障害が82.4％などとこれらの症状が高頻度で発現している。
　これに対し、近時の認定患者の所見では、1981年5月から1986年12月までに熊本県で認定された患者171例について神経症候の分析検討を行った荒木淑郎らの報告によると、各症状出現頻度は別紙33の表のとおりであって、協調運動障害では、後天性水俣病で、アジアドコキネーシスが132例中49例（37％）、指鼻試験障害が132例中36例（27％）、膝踵試験障害が129例中90例（70％）、脛叩き試験障害が129例中97例（75％）となっている。また、起立歩行障害では、片足起立障害が119例中99例（83％）、つぎ足歩行障害が117例中97例（83％）と、両足起立障害（19％）、普通歩行障害（26％）に比して高率となっている。このように最近の認定例では、協調運動障害は上肢よりも下

肢で障害が目立ち，平衡機能障害（軀幹失調）を反映する起立歩行障害の中では片足歩行障害やつぎ足歩行障害を呈するものが多い。

　また，荒木らは，水俣病発生当初の1957年から1960年に発症したclassicaltypeの症例で，約10年後に追跡調査が行われたもの（30例のうち，10年後には22例が，20年後には13例が追跡調査されている）との比較も行っているが，これによると，アジアドコキネーシス，指鼻試験などではclassicaltypeでは極めて高率であるのに対して，近時の認定群においては30％前後とかなり低くなっていることが窺われる。荒木らは，「起立歩行障害はclassicaltypeでは普通歩行障害が約80％から10年後及び20年後には約50％程度に減少し，片足起立障害，つぎ足歩行障害は逆に障害が表面化し，90〜100％と増加しているが，新認定群でも片足起立やつぎ足歩行障害を中心とする起立歩行障害が60％程度認められた」とも述べているが，classicaltypeで片足起立障害などが増加しているとする点は，増加といっても10％程度であり，症例が13例と少ないことからほとんど意味を持たないように思われる。

　なお，荒木らは，非水銀汚染地区在住高齢者の神経学的所見を検討し，片足起立障害が20.5％，つぎ足歩行障害が17.9％にみられたことから，水俣病患者にみられるこれらの症状の中に加齢による影響もある可能性が示唆された，と述べている。

2　白川健一は，「水俣病の診断学的追究と治療法の検討」の中で，新潟水俣病について「軽症例では四肢の運動失調は認めにくいが，動作は緩慢で単純な反復運動でも一定以上のスピードで行うことが出来ず，運動の開始の遅れ，変換の遅れ等から一定のリズムでのくり返し運動が行いにくい等の特徴がある」とし，ジアドコメーターと心電計を組み合わせて記録した分析や言語分析の結果から，「水俣病の協同運動の緩徐化と障害が症度とも平行することが客観的に示されたが，このほか速度を加えた軌跡撮影法による運動の記録，分析でも，やは

り緩徐化のほか速度の不規則化などがみられている。したがって，軽症例では教科書的な小脳性失調症状はないが，このような異常が認められる」としている。そして，「水俣病の診断に四肢の協調運動障害は必須であろうか」として，眼科学的に求心性視野狭窄を認めた例のうち昭和47年から49年に数回以上神経学的診察を行った128例について小脳症状を検討した成績では，小脳症状のうち交互反復運動異常が50.4％に認められるが，膝踵試験，指鼻試験での異常はそれぞれ30.4％，26.9％と少なく，ロンベルグ徴候陽性も24.7％と少なく，明らかな筋緊張異常も稀であり，視野狭窄を認めるような症例でも明らかな小脳症状を認めないもかなり多い点を指摘している。

3 　三嶋功（水俣市立病院外科）は，水俣病認定患者25名と一般健康者を対象に手の回内回外，足叩き，拇指屈伸などの交互反復運動の検査を行い，その結果を「水俣病の症候に関する研究第2報――特に運動の緩慢について」（水俣病に関する総合的研究中間報告集第4集，昭和53年）に報告している。これによると25名の患者のうち一般健康者の基準に達したものはわずか1名にすぎず，残りの24名のうち20名は3運動とも基準値以下であり，他の4名も一部のテストでは正常値に達することができなかった。三嶋は，「これによって私は，水俣病ではこの運動緩慢を見逃すことのできないひとつの大切な特徴であると考える。またテストの成績は，中等症ないし重症者に運動のかなり緩慢ないし著しく緩慢の例の多いことを示しているので，水俣病患者の症度とも運動緩慢はよく一致するということができる」と述べている。

〈運動失調と水俣病の診断〉
1 　大勝洋佑・井形昭弘は，「水俣病における失調症」（最新医学31巻2号，昭和51年2月）の中で，水俣病の失調症を判断する場合にいろいろな困難が伴う理由として，以下の4点を指摘している。

a　水俣病患者については純粋に小脳症状のみが抽出されることは少なく，多彩な症状が付け加わっているので，病像が複雑になっている。

b　水俣病に限らないが，小脳失調あり，小脳症状なしと区別することは困難であり，誤りを生じやすい。小脳症状ありと小脳症状なしとの間には，小脳症状があるようでもあり，ないようでもあるようないわゆるボーダーライン層があるからである。

c　現在の小脳症状の検査法は若干の特異な動作によって判断されるので，その検査法に慣れている人と慣れていない人では小脳症状の有無について判断する上で誤差を生じやすい。例えばラ音を言い慣れている人は失調症が軽度ならばあまり目立たず，逆に全く言い慣れていない人では小脳症状の評価は日常生活における動作の障害度，即ち，し慣れた動作がいかに障害されたかで判断されるべきであるが，実際にはこれを実施することは容易ではない。

d　心理的要因が加わっている可能性がある。この因子を考慮に入れると神経診断学の体系が瓦解するので，この因子を客観的に冷静に究明する必要がある。この因子については水俣病の認定患者と非認定患者の失調症のパターンの相違，地域全体での傾向，被験者における各症状の程度の食い違い等からあるバイアスをもって修正することは可能であると考える。大勝らは，心因性の問題に関し，指鼻試験をミスダイレクション，ジスメトリア（測定障害），デコンポジション（運動分解），ターミナル・トレモール（終末振戦），スローに分け，さらにその他にも小脳症状の検査をいくつか組み合わせて行ったときに，多くの水俣病患者ではおのおのの関連の上で一定のパターンを示すはずであり，これらの間に著しい差のあるような例は水俣病のパターンからはずれるので心因性と判断せざるを得ないと述べ，また，大勝は証人として，小脳性の協調運動障害において，かなり明瞭な異常が1つの試験だけに出て，他の試験では出ないということも考えにくく，ある程

度の症状がある試験で出れば他の試験でも同様に出現するのが通常であると証言する。もっとも，各試験結果の異常が必ずしも同程度に（パラレルに）発現するわけでないことは，大勝も右報告に対する質疑の中で肯定しているところである。

〈運動の緩慢について〉
1　大勝見解
　運動，動作がのろいということだけをもって小脳症状であると判断してはならない。不規則性が小脳症状の中心的な徴候であり，のろいというのは動作の不規則性の1つの表現である。のろいには心因性もあり得るし，パーキンソン病等他の疾患が示唆される。
2　原告側医師団見解（共同意見書）
　四肢の協調運動障害を診察するにあたって，のろいということは小脳症状の一要素であり，さらに典型的運動失調症では動作が不規則となり，ハイパーメトリー（測定過大症）やデコンポジション（運動解体）を呈するのである。のろい（動作緩慢）という所見は，平衡障害の存在とも合わせ，今日の慢性水俣病患者に比較的多く認められる軽度の運動失調（小脳症状）と判定せざるを得ない。のろいばかりでなく，不規則で，軽度のデコンポジション（運動解体）を呈する例もかなり存在する。なお，水俣病発見当初の重症水俣病患者及び胎児性水俣病患者に錐体外路症状が認められることや，錐体外路症状を伴う小脳変性症の存在は，水俣病における錐体外路系の障害を完全に否定できず，今後の詳細な臨床病理的研究に委ねられなければならない。
3　原田意見書
　水俣病の臨床症状の1つの小脳性の失調であることは間違いないが，慢性水俣病と呼ばれる患者たちの中で，教科書的な小脳性の運動失調を証明することは難しいことが多い。小脳性の運動失調は，診察の場で確認することが難しい場合，むしろ2つ3つの運動を組み合わせた日常生活の場で見たほうが明らかになる場合が多い。そのことが

むしろ，慢性水俣病における小脳失調の特徴といえる。最近は，小脳失調は，むしろ他の小脳変性症によることのほうが多い。運動の緩慢さ，ぎこちなさという形で症状がみられる者があり，これは一部の小脳性の運動失調が関与しているということもできるが，教科書的にはこれを小脳症状とみることには多少の無理がある。一方水俣病の中枢性の運動障害として，大脳皮質性の錐体路，錐体外路，感覚性等の存在が考えられることから，これらの症状は総合的にとらえる必要があると思われる。

4　検　討

　まず，運動動作がのろい（運動緩慢）ということのみで小脳失調症と診断することができるかについてみると，共同意見書が自らの主張に沿うものとしてその記載を引用した「ベッドサイドの神経の診かた」の著者である田崎義昭は，環境庁環境保健部特殊疾病対策室からの問い合わせに対して，運動動作がのろいということだけをもって小脳失調と診断するのは誤りであり，運動緩慢は種々の原因で起こり得るので，それのみで小脳障害と診断することはできないと回答している。次に，運動緩慢が小脳症状の1つの現象といえるかということについては，これまでみてきたところによれば肯定されるものと思われる。

　本件において問題なのは，水俣病罹患の有無が問題となる患者に，運動失調（協調運動障害）の検査において運動動作の緩慢という形でのみ所見が得られた場合に，これをどのようにみるべきかである。検討するに，三嶋や白川の報告からも窺われるように，水俣病患者に運動緩慢の例が多いとの事実が見られるとすれば，このような所見を教科書的な小脳症状とみることはできないにしても，それは1つの事実として，水俣病罹患の有無を判断する上で検討に値するものというべきであろう。もっとも，運動の不規則性が小脳症状の中心的徴候であることは確かなのであるから，軽度であっても不規則性がないかということに十分な関心が注がれるべきであるといえよう。そして，運動の不規則性が認められない場合は，運動緩慢が水俣病に起因するもの

である可能性は相対的に低いと考えられ、その場合には運動失調があるということはできないであろうが、水俣病の可能性を判断する上で全く考慮しないことにも問題があろうかと思われる。

〈平衡機能障害の所見のとり方〉

片足立ち、つま先立ち、マン試験、つぎ足歩行、閉眼直線歩行等の負荷をかけて行う検査において異常所見がみられたとしても、そうした異常所見は、平衡機能障害以外の他の原因によっても容易に現れるものであるから、そうした原因との鑑別が重要であり、異常所見がみられた各原告について、平衡機能障害によるものとする判断と他の原因によるものとする判断のいずれが妥当であるかが重要な問題となってくるのである。

〈平衡機能障害と水俣病の診断〉

77年判断条件の症候の組合わせは、運動失調については、「感覚障害があり、かつ、運動失調が認められること」のほか、「感覚障害があり、運動失調が疑われ、かつ、平衡機能障害あるいは両側性の視野狭窄が認められること」「感覚障害があり、運動失調が疑われ、かつ、その他の症候の組合わせがあることから、有機水銀の影響によるものであると判断される場合であること」をあげており、77年判断条件では、協調運動障害という意味における運動失調が疑われる程度であっても、平衡機能障害や両側性の求心視野狭窄あるいはその他の症候の組合せがあれば水俣病と判断することにしているが、運動失調が疑われるともいえない場合には、原則としては水俣病と判断されないことになる。軽症例においては協調運動障害の所見を把握しにくくなっているとの検討結果からすれば、運動失調（協調運動障害）についてこれが「疑われる」程度であっても有意のものとしていることは妥当といえようが、どの程度の症状をもって運動失調が「疑わしい」とみるべきか、運動の緩慢といったかたちで症状がみられる場合についても「疑わしい」とみるべきかが問題である。また、運動失調が「疑わしい」といえない場合は、平衡機能障害

があっても原則として水俣病と判断されないことが妥当かどうかも問題となる。病理学的所見からすれば，平衡機能障害のみが認められ，協調運動障害が認められない場合と，両方が認められる場合とでは，水俣病の可能性の程度に違いがあるとはいえようが，協調運動障害が認められないということから水俣病と診断し得ないといえるかが問題となる。

椿忠雄は，「新潟水俣病の症候と診断」は，77年判断条件が，運動失調が疑わしいともいえない場合には平衡機能障害があっても原則的には水俣病と判断されないこととしていることには，検討すべき余地があると，指摘している。また椿は，初期の段階では運動失調と平衡機能障害には，ある程度相関があったし，これが認められないことは器質的神経疾患としては説明が困難である，とも述べている。

椿が，器質的神経疾患という趣旨は，心因的な要因の関与を示唆するものと受け取られ，確かにそうした観点からの検討も必要となってくると思われるが，水俣病が前例のない環境汚染による集団中毒であることからすれば，既存の論理では説明のつきにくい事実が生じているのではないかとの観点もまた必要であり，さらに事実を積み重ねることによって器質的神経疾患として説明がつかないものなのかどうかを慎重に検証することが必要であろう。

〈ロンベルグ徴候について〉

被検者を両足つま先の間を閉じて起立させ，閉眼させたときの身体の動揺をみるロンベルグ徴候についても，議論の応酬がされているが，その議論自体は，本訴において原告らの水俣病罹患を判断する上で必ずしも重要ではないと思われるので，特に検討結果をここに示すことはしない。ところで，被告らは，ロンベルグ徴候陽性という所見は水俣病にみられる小脳病変を窺わせるものではないと主張している。一般に，小脳性の運動失調では，閉眼しても著明な小脳性の運動失調はなく，ロンベルグ徴候は陰性となるとされており，ロンベルグ徴候陽性は脊髄後索型，前庭迷路型の運動失調でみられることが多いとされているが，ロン

ベルグ徴候の所見は水俣病患者にかなりの頻度でみられており（徳臣の初期の34例の症状発現頻度の調査では42.9％，荒木らの近時の認定例の調査では後天性水俣病125例中39例で31％となっている等）．武内らは，病理学的見地から，ロンベルグ徴候陽性の失調は知覚系脊髄小脳路の2次的障害に由来するであろうと述べている。そうすると，ロンベルグ徴候陽性の所見が水俣病にみられる小脳病変を窺わせるものではないとは必ずしもいえないのではないかと思われるが，問題は特に軽症例で他に小脳障害を示唆するような所見がない場合に，ロンベルグ徴候陽性の所見を積極的に水俣病を示唆する所見と見ることができるかどうかということであろうと思われる。

(5) 水俣病関西訴訟控訴審判決

一審判決（1994年7月27日）は，原告患者59人のうち42人について，いわゆる確率因果関係論に依拠して水俣病の可能性を算定した上，その可能性の程度（確率）に応じた賠償額を算出し，チッソに支払いを命じた。国・熊本県に対する賠償責任は，すべて棄却した。

控訴審判決（2001年4月27日）は，チッソの賠償責任は維持され，国・熊本県に対する賠償責任は，国については「水質二法（旧水質保全法及び旧工場排水規制法）」，熊本県に関しては「熊本県漁業調整規則」に基づく規制権限不行使で認定した。そして，原告患者58人のうち51人に対して，メチル水銀中毒症の罹患を認めた。

① メチル水銀中毒症の病像[242]
〈総　論〉
1　本件で問題となっているメチル水銀中毒症（いわゆる水俣病）は，相当程度の蓋然性さえ立証すれば足りるとすることはできず，原告の病状がメチル水銀の影響によるものであることを，通常人が疑いを差し挟まない程度に真実性の確信を持ち得る高度の蓋然性を証明する必要がある。

2 メチル水銀中毒症は，チッソ水俣工場排水に含まれるメチル水銀化合物が，食物連鎖により魚介類が汚染され，その魚介類を多食することにより惹起された中毒性神経系疾患である。
3 メチル水銀中毒症に特徴的な症状があり，その症状に関連した検査項目の結果には充分留意する必要がある。数多くの検査項目のすべてに異常が出ていないとか，検査結果に変動があるという理由のみで，直ちに中毒症状を否定するのは相当ではない。
4 救済法・補償法の立法目的，その運用がメチル水銀中毒患者を早期に広く救済しようとしているかどうかはともかくとして，71年事務次官通知あるいは77年判断条件は，端的に言って，救済法・補償法の認定要件を設定したものと理解すべきである。即ち，77年判断条件は，患者群のうち補償金額を受領するに適する症状のボーダーラインを定めたものと考えるべきであろう。
5 そうすると，本件で問題となっている病像は，77年判断条件とは別個に，メチル水銀中毒症により，どの程度の症状について，賠償請求が認められるべきかという問題ということになる。

〈前提事実〉
1 証拠（当審証人浴野成生，甲B307：メチル水銀中毒症に関する意見書（浴野成生），甲B329：IPCS（国際化学物質安全計画）環境保健クライテリア101「メチル水銀」，甲B353：霊長目の実験的メチル水銀脳障害における神経病理学的変化の多様性，甲B356：Methylmercury Poisoning: Long-term Clinical, Radiological, and Pathological Studies of an Affected Family, 甲B384：Methylmercury poisoning Clinical follow-up and sensory nerve conduction studies, 甲B385：Evidence for Delayed Neurotoxicity Produced by Methylmercury, 甲B386：阪南中央病院水俣病研究会編：水俣病神経症候参考文献図表，甲B409：Hand book of Clinical Neurology, Vol.7(51): Chapter 16 Peripheral neuropathy due to chemical and industrial Exposure）によれば，メチル水銀による末梢神経の損傷は少なく，メチル水銀中毒

を原因とする感覚障害の原因は，主として，大脳皮質が損傷されることにあると推認される。
2 　初期に急性劇症で死亡した患者の解剖結果も，末梢神経に目立った病変は見つからなかった（甲B354：Minamata disease.Pathology of the nervous system）。そして，1971年発行の英文の教科書（甲B354）には，初期の水俣病患者の全ての剖検例おいて，大脳皮質の中心後回にさまざまな程度の病理学的変化が認められ，病理解剖の結果と臨床所見を分析すれば，水俣病の重要な臨床像は大脳皮質，小脳皮質の病巣によるものであろうと思われる，と記載されており，ハンター・ラッセルの報告（甲B21），いわゆるスウェーデン・レポート（甲B326），WHO環境保健クライテリア（甲B329：1976年発行，甲B330：1990年発行），臨床神経ハンドブック（甲B414）等によれば，諸外国のメチル水銀中毒の感覚障害は末梢神経障害に起因するというよりも，大脳皮質障害で説明できると解されていることは，原告らが主張するとおりである。
3 　ところで，四肢末梢に感覚障害がある場合に，その原因としては，①末梢神経に異常がある，②末梢神経から脳（中枢）までの情報伝達過程に異常がある，③情報を受けとる脳に異常がある，の3つの場合が考えられる。末梢神経に異常があるかどうかは，腱反射をみれば判るが，水俣湾沿岸の患者には，腱反射の消失あるいは減弱は少なく，腱反射は正常または亢進が多い（甲A173：熊大研究班水俣病，成人の水俣病，p.71）。これは，メチル水銀中毒による末梢神経の損傷はほとんどないか，損傷されてもその程度は少なく，末梢神経の異常が感覚障害の原因でないこと，したがって，腱反射は正常である，あるいは亢進しているからといって，そのこと自体から，当該患者がメチル水銀中毒症でないと判断するのは相当でないことを示している。また，情報伝達過程に異常があるかどうかは，筋電計による検査や頸椎狭窄の有無等で調べるが，メチル水銀中毒の場合，伝導速度に異常はなかったのである（甲B384：Methylmercury poisoning-clinical follow

up and sensory nerve conduction studies)。

4 したがって，本件患者らの感覚障害は，もっぱら，大脳皮質が障害されたことによると推認される。感覚障害は，大きく分けて，表在感覚，深部感覚，複合感覚と3つに分けられるのであるが，大脳皮質(頭頂葉中心後回の体性感覚野)に障害があると，大きな特徴として，複合感覚(識別感覚)の障害が表われる(甲B305：荒木淑郎「神経内科学」，甲318：ハリソン内科書第10版上巻)。

　この点について，阪南中央病院の舌先の2点識別覚の検査結果を示す別表「二点識別覚閾値の散布図(舌先)」(甲B387の2)及び「二点識別覚閾値の度数分布比較(舌先)」(甲B387の3)によれば，メチル水銀の曝露を受けたグループと，そうではない対照群との識別感覚の異常の差異は，一目瞭然といっても差しつかえないほどである。(甲B307：メチル水銀中毒症に関する浴野意見書の検査も同様の結果を示している)

5 したがって，複合感覚に障害を受けていれば，それだけで大脳皮質に障害を受けたことに起因する感覚障害で，メチル水銀中毒の影響によるものと推認してさしつかえないであろう。ただ，舌を含む顔面は脳と直結しており，これらの部位に異常があれば，脳の異変と関連していると推認して誤りはない。しかし，指先や手足等の部位の神経は頸椎や腰椎等を経由しているから，それらの箇所で狭窄等の影響を受けた結果の障害であるかを吟味する必要がある。また，老齢からくる頸椎狭窄によって，感覚障害が出現することにも留意する必要がある。

〈判断の準拠〉

メチル水銀中毒に起因する感覚障害に照らし，本件患者らが訴えている症状がメチル水銀中毒に起因すると推認できる準拠を次のとおりと考える。

1　水俣湾周辺地域において汚染された魚介類を多量に摂取していた証明がなされる必要がある。

2　次の3要件のいずれかに該当する者は，メチル水銀に起因する障害が生じている患者と認定して差し支えない。
　　a　舌先の2点識別覚に異常のある者及び指先の2点識別覚に異常があって，頸椎狭窄等の影響がないと認められる者。
　　b　家族内に認定患者がいて，四肢末梢優位の感覚障害がある者。
　　c　死亡等の理由により2点識別覚の検査を受けていないときは，口周辺の感覚障害あるいは求心性視野狭窄があった者。

〈判定方法〉
1　まず，曝露を受けた水銀量については，曝露直後の毛髪等が採取されていないから毛髪水銀量の検査によることはできない。そのことについては原告らには何の責任もない。したがって，今となっては，居住時期，魚介類の摂取量等については原告らの陳述によるしかない。
2　複合感覚障害
　　複合感覚障害の有無を調べるには，舌先及び指先の2点識別覚の検査が有用であるから，阪南中央病院の検査を受けた患者については，阪南中央病院の検査結果によって異常の有無を判別することとする。ただ，舌先の場合は脳から直接神経が出ているから合併症の問題はまず考慮しなくてよいが，親指の場合は途中で頸椎を通っているから，頸椎狭窄等の影響がないかを検討する必要がある。
3　それ以外の障害
　　四肢末梢優位の感覚障害，口周囲の感覚障害及び視野狭窄，運動失調，構音障害，難聴等については，審査会の検診結果，阪南中央病院の検査及びその他の検査の結果を総合して検討する。

〈阪南中央病院の検査の一般的証明力について〉
　三浦医師たちの採った検査方法や検査項目は妥当なものと考えられ，また，得られた測定結果を基にした総合判定については，他原因や症状の組み合わせをどうするかといった見方の相違から，審査会の結論と違いはあるが，症状の有無や測定結果そのものについていえば，審査会の検診結果と阪南中央病院の検査結果とはさほど大きな差はない。

そうだとすると，阪南中央病院の検査結果は審査会の検診と同様の証拠価値があると認めるのが相当である，(三浦医師らが，国らの認定制度の運用に対し批判的立場をとっているのは，各人の医師としての信念に従って行動している結果と考えられ，そのことから，直ちに阪南中央病院の検査における数値や所見のとり方一般についての信用性が害されるとはいえない)

②控訴審判決に対する国・熊本県の対応
◇上告に向けて
〈水俣病関西訴訟について　官邸説明　平成13年5月〉[33]
1　水俣病問題への対応経過
　　1）法による「水俣病」の認定
　　　　旧救済法・公健法により行政が「水俣病」の患者を認定，原因企業が補償。
　　　　⇨　約3,000人が認定の対象
　　2）平成7年の政治解決
　　　　長年の行政認定と訴訟をめぐる混乱の中で，政治(与党三党)が最終的解決策を提示，多くの関係者がこれを受け入れ。
　　　　⇨　約1万1,000人が救済の対象　(訴訟取り下げ約2,000人を含む)
〈政治解決の概要〉
・チッソは，認定患者以外の一定症候者に一時金260万円を支払う。
・国・県は，遺憾の意等責任ある態度を表明する。
・救済を受ける者は，訴訟等の紛争を終結させる。
　注)関西訴訟(原告本人58人)は，この政治解決に応じず，唯一係争中の訴訟として残ったもの。
2　関西訴訟の大阪高裁判決について
　　1）4月27日の判決概要
　　○国及び熊本県の責任について

国は水質二法，熊本県は県漁業調整規則に定められた規制権限をそれぞれ昭和34年末には行使すべき義務が発生しており，これを行使しなかった違法があり，国賠責任を負う。
○メチル水銀中毒の病像について
　　複合感覚に障害を受けている場合（具体的には，舌先の2点識別覚に異常のある者など），家族内に認定患者がいて四肢末梢優位の感覚障害がある者等は，メチル水銀中毒に起因する症状と認定できる。
　　⇨　原告患者58人中51人については，メチル水銀中毒症に罹患していると認定。
2）対応方針
　　高裁判決では，国は昭和34年末には（旧）水質二法に定められた規制権限を行使すべき義務が発生しており，これを行使しなかったことにつき賠償責任を負うとしている。
　　その当時においては現実に（旧）水質二法の規制権限を行使し得る前提条件が存しなかったものであり，権限行使義務が発生しているとする判決は，「法律による行政」の立場から各般の行政に及ぼす影響も大きい。
　　また，高裁判決では，舌先の感覚異常があればメチル水銀中毒症と認定できる等としているが，これはこれまでの水俣病研究に基づく定説と全く異なる考え方であり，現行の水俣病に関する施策とは相容れないものである。
　　したがって，これらの点について，最高裁の判断を仰ぐ必要がある。
◇上告に際しての環境相及び熊本県知事の発言[61]
川口順子環境相
　水質二法に基づく権限を行使しなかったことについて賠償責任があるとの判決は，法律の解釈，適用に関し納得できない。メチル水銀中毒症の認定に関しても，これまでの水俣病対策が依拠してきた医学界の定説

とは全く異なる判断が示されている。判決の内容とその意味，行政への影響等を勘案した結果，上告し最高裁の判断を仰ぐ必要があるとの結論に至った。

潮谷義子熊本県知事

　相当慎重に論議，検討してきたが，水俣病の発生，拡大にかかる県の行政責任と水俣病の病像判断について，控訴審判決を受け入れるのは難しく，上告はやむを得ないとの判断に至った。原告には高齢の人も多く，上告は胸の痛む思いがある。心情的には大変つらいが，熟慮に熟慮を重ねた結果，国と一緒になって最高裁の判断を仰ぐこととした。

　◇水俣病認定事務についての対応
　〈水俣病認定事務について〉　2002年1月28日　水俣病対策課[199]
1　認定検診における複合感覚検査（二点識別覚検査）について
　①水俣病の感覚障害について，複合感覚障害（二点識別覚検査）に関する研究報告が先の水銀国際会議や環境省の委託研究等で報告されたり，また，関西訴訟控訴審判決で複合感覚のみで判断される等，専門家の関心が寄せられている。
　②そのため，去る1月22日に環境省特殊疾病対策室長の出席を得て，審査会の主な委員に集まってもらい事前の検討を行ったが，次回の認定審査会（2月22日）で，決定の予定。
　③1月22日の検討状況では，「研究症例が少ない等の理由で，現時点での変更は時期尚早であり，今後の研究状況を眺めていく」ことになると思われる。
2　処分困難者として長年着手が見送られてきた未処分者のうち，民事賠償が判決で確定した者（二次訴訟，関西訴訟原告）及び検診拒否者に係る処分方針について
　①民事賠償が判決で確定した者等については，これまで公健法等の解釈等について環境省と協議してきたが，今回環境省は，内閣法制局

とも協議が済み最終的な処分方針をまとめる段階に来ている。
②今後，認定審査会への報告等必要な準備を進め，適切に対応する必要がある。
　ア　民事賠償確定者民事賠償と認定制度は別個の制度であるので，審査を進め実体的に認定棄却等の処分を行う必要があるとの方向で，最終判断をとりまとめ中である。

第2次訴訟　　3名　昭和60年8月　確定　（被告はチッソのみ）
関西訴訟　　10名　平成13年4月　確定　（チッソに対して確定）
　イ　検診拒否者
県からの検診受診勧告に応じない認定申請者5名（うち関西訴訟原告4名）について，公健法第137条の適用により，次のような処理方針をとりまとめ中である。
　●県からの受診命令（公健法137条）による検診を受けなかった場合，認定審査会の意見を聞かずに却下するのは不可能。
　●受診命令に正当な理由なく従わないため認定処分に必要な資料が整わない場合は，認定審査会に諮問のうえ資料不足として処分（棄却）できる。その場合，手続きには慎重を期する必要がある。

<u>なお，本件については，おって環境省環境保健部岩尾部長から知事訪問のうえ伝えたいとの意向である。</u>

◇「2点識別覚閾値検査」の有効性を認めず，認定検診項目に不採用を決定
〈不採用を決定した「審査会」〉

新法第204回熊本県公害健康被害認定審査会[202]
1　日　時　2002年2月22日（金）　午後2時00分〜午後6時00分
2　場　所　水前寺共済会館　1階　芙蓉の間

3　出席者　伊津野良治委員　　三嶋功委員　　加藤元博専門委員
　　　　　　岡嶋透委員　　　　村井由之委員　山鹿眞紀夫専門委員
　　　　　　永田雅秀委員　　　森山浩之委員　高橋潔専門委員
　　　　　　土生健二郎委員　　向野和雄委員　熊本俊秀専門委員
　　　　　　宮川洸平委員　　　内野誠委員
　　　　　　環境省特殊疾病対策室　原室長
4　会議内容
　(1) 認定審査会長挨拶
　(2) 環境生活部長挨拶
　(3) 環境省特殊疾病対策室長挨拶
　(4) 議　事
　　①個別審査（略）
　　　結果は別紙1のとおり
　　②審議事項（下記に詳述）
　　　複合感覚検査について
　　③報告事項等
　　　処分困難者対策　（上記〈水俣病認定事務について〉参照）
　　　取消訴訟（略）
　　　情報公開条例（略）
　　　次回の認定審査会の日程について
2002年8月30日（金）に開催することで出席委員の了解が得られた。

◇審議事項「複合感覚検査について」
　　【審　議】[201]
岡嶋副会長——
　それでは複合感覚検査の審議に入ります。事務局から，概要について説明をお願いします。
水俣病対策課長——
　それでは複合感覚検査について説明をさせていただきます。

● 資料2の1月22日の検討会資料について概要説明

［資料2］複合感覚について　　2002年1月22日　　水俣病対策課[200]
1　本会議の経緯・目的
　重金属の健康影響に関する総合研究の中で認定患者のフォローアップが行われたが，その際，認定患者で表在感覚が正常の者がみられた。また，これらの者の中で指尖，手の掌2点識別覚の異常がみられたとの研究報告が出ている。同様の研究報告が2000年度熊本県委託研究報告にもみられる。
　また，2001年4月の関西訴訟大阪高裁判決において，複合感覚があれば，メチル水銀の影響によるものと認定して相当であるとしている。（現在国，県とも上告している）
　このようなことから，複合感覚検査について対応を検討する必要がある。

　①　重金属研究での結果
　　　表在感覚障害を認めない者の割合
　　　施設入所　認定患者：60.0％（27／45）（1999年）
　　　地域在住　認定患者：18.7％（6／32）（2000年）

　②　水俣病の病像に関する研究　――感覚障害を中心に――
　　　2000年度　熊本県委託研究報告　（抜粋）

　水俣病の感覚障害の責任病巣については中枢（感覚野）が主体であるのか，末梢神経も関与するのか今日まで明確な結論は得られていない。これらの未解決の問題に検討を加えるため，classical typeの水俣病症例4例，慢性軽症例17例に対して，複合感覚（二点識別覚），深部感覚，表在感覚の障害パターンについて調査を行い，末梢神経病変あるいは中枢神経病変による感覚障害を有し病態の明らかな疾患対照患者28名と比

較検討した。(途中略＝末梢神経障害患者では表在感覚に異常がみられても鈍麻の程度が軽度の11例中7例で複合感覚には異常がみられず，表在覚の鈍麻の程度が中等度ないし高度の4例で複合覚の障害を認めた。中枢病変が明らかな症例においては、延髄外側梗塞では2例とも痛覚脱失側の複合覚には異常がみられなかった。Corticobasaldegeneration〈大脳皮質基底核変性症〉の1例では表在覚には異常がみられなかったが，運動失行が強い側で深部感覚，複合覚の低下を認めた。
　classicaltypeの水俣病症例では，四肢の表在感覚は障害が軽度であるのに対して，深部感覚，複合感覚〈二点識別覚〉は比較的高度に障害され，感覚障害のパターンは，複合感覚障害≧深部感覚障害＞表在感覚障害の順番で強く障害されていた。表在感覚障害を認めない慢性軽症例でもほ殆どの例で二点識別覚は軽度〜中等度の低下が認められた)。これらの感覚障害のパターンは皮質性病変の関与をより疑わせるが，末梢神経の病変も関与するのか否かについては，今後もclassicaltypeの症例を中心に神経所見の集積が必要と思われる。

　(途中略)の下線の文節は，筆者が対応する研究報告[248](別紙3)の下線部分を挿入した。

③　2001年4月　大阪高裁判決　(判決骨子　抜粋)
　メチル水銀中毒を原因とする感覚障害の原因は，メチル水銀による末梢神経の損傷によるものではなく，主としてメチル水銀により大脳皮質が損傷されることによるものであり，(途中略)大脳皮質に障害がある場合の大きな特徴として，複合感覚に障害が現れる。(途中略)
　複合感覚に障害を受けていれば(指先や手足等の部位の神経は頚椎等を経由しているから，その点に留意しなければならないが)，メチル水銀中毒の影響によるものと認定して相当である。

2　対　応

現時点では，
(1) 表在感覚障害を認めない者の割合が不定であること
(2) 研究対象の例数が少ないこと
(3) 2点識別覚と他の複合覚（皮膚書字覚，立体覚）との乖離の説明が十分でないこと等から，直ちに判断条件を見直す必然性はないと考えられているが，
(1) 論理的には考え得る症候であること
(2) 曝露後相当な期間が経過し，病態の変化も考え得ること
(3) 鹿児島県では複合覚も検査していること等から，感覚障害の検査において，より慎重を期するため，複合感覚検査も行ったらどうかとの意見も出ており，対応を検討する必要がある。

以上でございます。

岡嶋副会長──

ただ今事務局から経緯等について説明がありましたが，何かご質問・ご意見等はございませんか。
　（審　議）
それでは，1月22日の検討会での各委員さんのご意見をまとめた形で（資料1）にまとめておりますので，読み上げたいと思います。[203]
事務局の方でお願いします。

対策課長──

資料1の認定審査会としての複合感覚検査に関する考え方（案）を読み上げ

　［資料1］熊本県公害健康被害認定審査会としての複合感覚検査に関する考え方（案）

（検討するに至った経緯）

　水俣病は公式発見から半世紀近くが経過し，水俣病の研究も各方面から進められている。特に，水俣病の感覚障害にみられる複合感覚障害については，先に開催された水銀国際会議において研究発表がなされる等，専門家等で関心をもたれているところである。

　このような状況の中で，当審査会としても複合感覚検査に関しての考え方を整理，集約する必要性があると考え，今回の認定審査会において検討を行った。

（考え方）

　従来，認定審査における検診所見及び所見を得るための検査法については，あらかじめ審査会で十分検討した上で出された結論であり，これらは水俣病の判断に必要かつ十分な検査を網羅していると考える。

　しかしながら，技術の進歩や研究の進展に伴い，新しい知見が得られ，現在実施されている検査に，加えるべき検査や検査法が出てきた場合には，それについて審査会で検討することも必要と考える。

　以上のような考えに基づき，今回は複合感覚障害，特に二点識別覚障害とその検査法についての検討を行った。

（検討の結果）

　審査会としては，二点識別覚検査を認定審査に係る検診に導入するか否かということについて，現段階において結論を出すに足りる十分な知見が得られているとは認め難く，神経学的な検査については従来どおりとすることと決定した。

　具体的には，

①研究対象の症例がまだ少ないこと

②複合感覚障害やその検査の意義付けが必ずしも明確でないこと（他の検査結果との乖離等）

等が理由として挙げられる。

　なお，今後も引き続き，国や大学の研究者等による知見の集積と研究

の進展を注意深くみる必要があると考えているところであり，水俣病に関する研究を引き続き促進していただくよう国に対して要望する。

岡嶋副会長――
　委員の皆様，何かご意見等をお願いします。
（審　議）
　案のとおりとしてよろしいでしょうか。

岡嶋副会長――
　この複合感覚検査については，当審査会での審議結果を何らかの形で公にする必要があると思います。
　先生方，何かご意見等をお願いします。
（審　議）
　それでは本日の記者会見については，（行う，行わない），ものとします。

　◇水俣病対策課がまとめた「記者会見」の内容

　　複合感覚検査に関する認定審査会の記者発表について[204]
　　　　　　　　　　　　　　　　　　　　平成14年2月25日
　　　　　　　　　　　　　　　　　　熊本県環境生活部水俣病対策課
　1　日時場所
　　2002年2月22日（金）午後6時から6時45分
　　水前寺共済会館　6階　スカイルーム
　2　発表事項
　　熊本県公害健康被害認定審査会としての複合感覚検査に関する考え方
　　（別紙　参考資料）
　3　発表者
　　会長　三嶋　功，副会長　岡嶋　透

4　報道機関　新聞，テレビ　8社
5　質疑応答の概要
　問）今回検討したのは，関西訴訟控訴審判決で二点識別覚検査が採用されたからか。
　答）判決があったからではない。昨年の水銀国際会議で発表があり，専門家の関心が寄せられているので，審査会としての考え方をまとめた。
　問）鹿児島県では複合感覚の検査をしているとのことだが，熊本県ではどうなのか。
　答）鹿児島県では複合感覚検査をしていると聞いているが，判断の資料としているかどうかはわからない。熊本県では，表在感覚（触覚，痛覚），深部感覚（振動覚，関節位置覚）の検査を行い，複合感覚の検査は行っていない。
　問）研究の症例が少ないとあるが，症例の数と時期は。
　答）国の研究で，1999年の45例と2000年の32例です。
　問）二点識別覚検査と他の複合感覚検査の結果に乖離があるというのは何か。
　答）国の研究の中で，二点識別覚検査の結果と他の複合感覚検査（立体覚検査，皮膚書字検査）の結果に差があり，二点識別覚検査の意義付けが必ずしも明確でない。
　問）二点識別覚検査で中枢の障害があれば，水俣病と判断できるのではないか。
　答）中枢でも視野等の他の症候が出るので二点識別覚検査だけでは判断できない。

◇新聞記事
　毎日新聞，2002年2月23日[212]
　「2点識別覚」導入見送る／水俣病認定で熊本県

熊本県公害健康被害審査会（三嶋功会長）は22日，水俣病の症状である感覚障害の有無を調べる方法として「2点識別覚検査」の導入を検討したが，見送った。
　2点識別覚は体に触れた2点を区別する触覚。近い2点を区別できるほど鋭敏とみなされる。水俣病関西訴訟控訴審判決（昨年4月）や水銀国際会議（同年10月）の研究は発表では「2点識別覚に異常があれば，中枢が障害を受けており，水俣病と認められる」とされた。
　審査会ではこれらを受けて2点識別覚検査導入を検討した。しかし「まだ十分な症例について研究されていない」等の理由で見送った。
　審査会では，感覚障害の主因特定には踏み込まず，岡嶋透副会長が「（これまで）感覚障害の有無でやってきた。臨床家としては（関西訴訟判決を）重視していない」と述べた。
　現在の水俣病認定は，感覚障害と視野狭窄等の症状の組み合わせで判断している。

(6) 水俣病関西訴訟最高裁判決[244]

　控訴審判決に対して，国・熊本県のみが上告した。2004年10月15日，最高裁第二小法廷は，国・熊本県の上告受理申立て理由について，「原審の事実認定は，原判決挙示の証拠関係に照らして首肯するに足り，上記事実関係の下においては，原審の判断は是認することができる。原判決に所論の違法はなく，論旨は採用することができない」として採用せず，原告患者58人のうち45人に対して，国・熊本県の賠償責任を認めた。

〈最高裁判決が判示した「国の責任」〉
1　1956（昭和31）年5月1日の水俣病患者公式確認から3年半にわたって水俣湾周辺住民の生命，健康に対する深刻かつ重大な被害が生じる状況が継続し，現に多数の水俣病患者が発生し，死亡者も相当数上っていること。

2 水俣病の原因物質が「ある種の有機水銀化合物」であり，その排出源がチッソ水俣工場のアセトアルデヒド製造設備であることを高度の蓋然性を持ち認識し得たこと。
3 チッソ水俣工場の排水に微量の水銀が含まれることの定量分析も可能であったこと。
4 チッソが整備した排水浄化装置（サイクレーター1959年12月24日竣工）が水銀除去を目的するものでなかったこと。
5 以上のことから，国は，1959（昭和34）年11月末，水俣病による健康被害の深刻さを容易に知り得る状況にあった。その時点において，水質保全法に基づき水俣湾及びその周辺海域を水質保全海域に指定し，チッソ水俣工場から水銀またはその化合物が検出されないという水質基準を定めることができた。そして，工場排水規制法に基づきチッソ水俣工場のアセトアルデヒド製造施設からの排水の処理方法の改善，同施設の一時停止その他必要な措置をとることを命じることが可能であった。

しかし，実際には，水質二法（水質保全法・工場排水規制法）が行使されなかったために，被害が拡大する結果となったことも明らかである。
6 よって，国には，水質二法に基づく規制権限を行使しなかった責任がある。

〈最高裁判決が判示した「熊本県の責任」〉
1 熊本県知事は，国と同様の認識を有し，または有し得る状況にあった。
2 県知事は，1959年12月末までに熊本県漁業調整規則32条に基づく規制権限の行使をする積極的な義務があった。
3 1960（昭和35）年1月以降，この権限を行使しなかったことは著しく合理性に欠くものであり，熊本県に責任がある。

〈因果関係〉
本件において規制権限の不行使が違法となるのは昭和35年1月以降で

あるから，国・熊本県が損害賠償責任を負うのは，それ以降に水俣湾周辺の魚介類を摂取して水俣病に罹患しまたは症状が悪化した者に限られる。それより前に水俣周辺地域から転居した者については，水俣病に罹患しているとしても，その被害と違法な不作為との間に因果関係を認めることはできない。控訴審は，そのような患者8名についても損害賠償を認めたので，本判決は，高裁判決のこの部分を破棄し，請求を棄却した。

〈最高裁判決が判示した「水俣病の定義」〉

1　水俣病は，水俣湾またはその周辺海域の魚介類を多量に摂取したことによって起こる中毒性中枢疾患である。その主要な症状としては，感覚障害，運動失調，求心性視野狭窄，聴力障害，言語障害等がある。個々の患者には重症例から軽症例まで多様な形態がみられ，症状が重篤なときは，死亡するに至る。
2　水俣病の原因物質は，有機水銀化合物の一種であるメチル水銀化合物であり，これは，チッソ水俣工場のアセトアルデヒド製造施設内で生成され，同工場の排水に含まれて工場外に流出したものであった。
3　水俣病は，このメチル水銀化合物が，魚介類の体内に蓄積され，その魚介類を多量に摂取した者の体内に取り込まれ，大脳，小脳等に蓄積し，神経細胞に障害を与えることによって引き起こされた疾病である。

〈国及び熊本県の上告受理申立て理由について〉

所論の点に関する原審の事実認定は，原判決挙示の証拠関係に照らして首肯するに足り，上記事実関係の下においては，原審の判断は是認することができる。原判決に所論の違法はなく，論旨は採用することができない。

◇水俣病控訴審判決及び最高裁判決における「水俣病の病像」についての最高裁調査官の解説[13]

本件（水俣病関西訴訟）の「患者」がそもそも水俣病の患者であるのか，

その前提として，いかなる症状があれば水俣病と認められるのかという「病像論」も，原審（水俣病関西訴訟控訴審）での主要な争点であった。その背景には，重度の水俣病においては，感覚障害，運動失調，視野狭窄，聴力障害，言語障害等の諸症状（いわゆるハンター・ラッセル症候群）が現れるが，患者であると主張する者の中には，その一部の症状（四肢末梢優位の感覚障害等）だけを呈するものもあること，補償法等の下で水俣病と認定されれば，所定の給付を受けることができること，本件の患者らは補償法等に基づく認定を受けられなかったことといった事情がある。

原審は，「①本件は不法行為に基づく損害賠償請求事件であるから，補償法等の下での認定要件を定めた77年判断条件とは別個の基準によるべきであるとした上で，②水俣湾またはその周辺海域の魚介類を多量に摂取したことに加え，(a)舌先の2点識別覚に異常のある者，(b)四肢末梢優位の感覚障害があり，家族内に水俣病であると認定された患者がいる者，(c)口周囲の感覚障害または求心性視野狭窄のある者のいずれかであれば，その症状はチッソが排出したメチル水銀化合物に起因すると認められる旨の判断基準を示して，個々の患者につき判断を加えた」「最高裁判決は，原審認定の事実関係の下では原審の判断は是認することができると判示するにとどまり，病像論につき踏み込んだ判断を示さなかった」と述べ，「本件は，国及び県の規制権限の不行使が違法であるとして国賠法1条1項に基づく損害賠償が求められた訴訟であるから，違法な不作為と損害との間に相当因果関係があると認められれば，損害賠償責任が肯定される。そして，訴訟上の因果関係の立証は，一点の疑義も許されない自然科学的証明ではなく，経験則に照らして全証拠を総合的に検討し，事実と結果との間に高度の蓋然性を証明することであり，その判定は通常人が疑いを挟まない程度に真実性の確信を持ち得るものであることを必要とし，かつ，それで足りる」「そうすると，水俣病関西訴訟最高裁判決おいては77年判断条件とは別個の基準によるべきであるものとした原審の①の判断は，いわば自明のことと思われ

る（また，補償法上の下での認定基準として77年判断条件が合理的であるかどうかにつき，控訴審判決及び本判決が判断を何ら加えていないことも明らかであろう）」

(7) 平成24年（行ヒ）第202号水俣病認定申請棄却処分取消，水俣病認定義務付け請求最高裁判決

水俣病関西訴訟控訴審判決及び最高裁判決においては，上記最高裁調査官解説の記述にあるように，「補償法上の下での認定基準として77年判断条件が合理的であるかどうかにつき，判断を何ら加えていない」。

本件最高裁判決[243]及び控訴審判決[10]では，「補償法上の下での認定基準として77年判断条件が合理的であるかどうかにつき，具体的に判断を示した」ので，以下詳述する。

① 水俣病認定申請棄却処分取り消し，
　　水俣病認定義務付け請求最高裁判決本件訴訟に至る経緯等

本件申請者は，1899（明治32）年の出生以来水俣湾周辺に居住して日常的に魚介類を摂食していたところ，1972年ころから味覚鈍麻や手足のしびれ等を訴え，1974年8月1日，上告人熊本県知事に対し，救済法3条1項の認定を申請したが，1977年7月1日，死亡した。その死因は，死亡診断書上，腸閉塞，腹膜炎，腎不全と記載されていた。

1995年7月15日，熊本県公害被害者認定審査会は，本件申請者について判断できる資料がそろっていない場合に当たる旨の答申を行った。

知事は，上記答申を受けて，1995年8月18日，有機水銀に対する曝露は認められるが，水俣病と判断できる資料は得られなかったとして，本件認定申請を棄却する処分をした。

本件申請者の子である被上告人は，1995年10月13日，環境庁長官に対し，本件処分の取消しを求めて審査請求をしたが，環境大臣は，2001年10月29日，同審査請求を棄却する裁決をした。

被上告人は，2001年12月19日，水俣病認定申請棄却処分取消しの訴

えを提起し，2005年10月28日，水俣病認定義務付けの訴えを提訴した。1審（熊本地方裁判所）は，2008年1月25日，棄却処分取り消しの訴えを棄却し，認定義務付けの訴えを却下した。被上告人は，2008年2月6日，福岡高等裁判所に控訴した。

原審（福岡高等裁判所）は，救済法及び救済法施行令にいう水俣病に罹患しているか否かの判断は，事実認定に属するものであり，医学的知見を含む経験則に照らして全証拠を総合的に検討して行うものであると判断した上，本件申請者は77年判断条件には適合しないものの全証拠のを総合検討によれば救済法及び救済法施行令にいう水俣病に罹患していたものと認められ，本件認定申請棄却処分は違法であるとして，被上告人の認定申請棄却処分取消しを求める請求及び救済法3条1項の認定をすることの義務付けを求める請求をいずれも容認すべきものとした。

これに対し，上告人熊本県知事らの上告受理申立て理由の論旨は，①救済法等にいう水俣病は，一般的定説的な医学的知見からしてメチル水銀がなければそれにかかることはないものとして他の疾病と鑑別診断することができるような病像を有する疾病をいい，救済法等は，ある者が水俣病にかかっているか否かの判断を，一般的定説的な知見に基づく医学的診断に委ねているのであって，このような一般的定説的な医学的知見に基づいて水俣病にかかっていると医学的に診断することの可否が専ら処分庁の審査の対象となり，そのような医学的な診断が得られない場合における個々の具体的な症候と原因物質との個別的な因果関係の有無の詳細な検討まではその審査の対象となるものではない旨，また，②本件処分が適法か否かの判断は，処分行政庁の判断の基準とされた77年判断条件に水俣病に関する医学的研究の状況や医学界における一般的定説的な医学的知見に照らして不合理な点があるか否か，熊本県公害被害者認定審査会の調査審議・判断に過誤・欠落があってこれに依拠してされた処分行政庁の判断に不合理な点があるか否かという観点からされるべきである旨をいうものである。

以下，救済法のいう水俣病の意義並びにその罹患の有無に係る処分行政庁の審査及びその判断に関する裁判所の審査のあり方について検討する。

1　救済法等にいう水俣病の認定自体は，チッソ水俣工場から水俣湾や水俣川河口付近に排出されて魚介類に蓄積されたメチル水銀が，その魚介類を多量に摂取した者の体内に取り込まれて大脳，小脳等に蓄積し，神経細胞に障害を与えることによって引き起こされた神経疾患というものである。このような現に生じた発症の機序を内在とする客観的事象としの水俣病の罹患の有無という現在または過去の確定した客観的事実を確認する行為であり，この点に関する処分行政庁の判断は，その裁量に委ねられるべき性質のものではない。処分行政庁の判断の適否に関する裁判所の審理及び判断は，上告人らの上告受理申立て理由の論旨のいうように，処分行政庁の判断の基準とされた77年判断条件に水俣病に関する医学的研究の状況や医学界における一般的定説的な医学的知見に照らして不合理な点があるか否か，公害被害者認定審査会の調査審議・判断に過誤・欠落があってこれに依拠してされた処分行政庁の判断に不合理な点があるか否かといった観点から行われるべきものではない。裁判所において，経験則に照らして個々の事案における諸般の事情と関係証拠を総合的に検討し，個々の具体的な症候と原因物質との間の個別的な因果関係の有無等を審理の対象として，申請者につき水俣病の罹患の有無を個別具体的に判断すべきものである。
2　認定に係る所轄行政庁の運用の指針としての77年判断条件に定める症候の組合わせが認められない四肢末端優位の感覚障害のみの水俣病が存在しないという科学的な実証はないところ，77年判断条件は，水俣病にみられる各症候がそれぞれ単独では一般に非特異的であると考えられることから，水俣病であることを判断するにあたっては，総合的な検討が必要であるとした上で，上記症候の組合わせが認められる場合には，通常水俣病と認められるとして個々の具体的な症候と原

因物質との間の個別的な因果関係についてそれ以上の立証の必要がなく，いわば一般的な知見を前提としての推認という形を採ることによって多くの申請について迅速かつ適切な判断を行うための基準を定めたものとしてその限度での合理性を有するものであるといえよう。他方で，症候の組合せが認められない場合についても，経験則に照らして諸般の事情と関係証拠を総合的に検討した上で，個々の具体的な症候と原因物質との間の個別的な因果関係の有無等に係る個別具体的な判断により水俣病と認定する余地を排除するものとはいえない。

3　救済法及び救済法施行令にいう水俣病に罹患しているか否かの判断は，事実認定に属するものであり，医学的知見を含む経験則に照らして全証拠を総合検討して行うものであるとした原審の判断は，是認することができる。上告人らの上告受理申立て理由の論旨は採用することはできない。なお，その余の上告受理申し立て理由は，上告受理の決定において排除された。

最高裁判決において「是認された」原審の控訴審判決を以下記す。

②　水俣病認定申請棄却処分取り消し，
　　水俣病認定義務付け請求控訴審判決[10]

〈77年判断条件の妥当性〉

77年判断条件の内容を見ると，これを取りまとめた水俣病認定検討会の委員は，新潟市もしくは新潟県，熊本県または鹿児島県における公害被害者認定審査会の委員を務めていた医師であり，いずれも多数の水俣病患者の認定に関与してきたものと考えられることに加え，ハンター・ラッセル症候群を参考に，認定手続きにおける判定がされていた経過からすれば，77年判断条件は，各委員が水俣病に係る豊富な経験に基づいて協議し，それまでに水俣病と認定されてきた患者に多く見られる臨床所見の組合せを抽出する等して，水俣病にかかっている蓋然性の高いも

のを列挙して策定した内容に基づくものであると推認される。

　そうであるとすれば、77年判断条件が、必ずしも科学的根拠を持つものではなく、77年判断条件に規定する症候の組合せが認められ、同条件を満たす者については、救済法にいう「水俣病にかかっている」と認めて差し支えないというべきであり、その限りにおいては、77年判断条件が水俣病にかかっているか否かの判断において意義を有することは否定することができず、一概にこれを軽視するのは相当ではない。

　しかし、他方、77年判断条件を満たさない場合にどのように対処するかについては、77年判断条件の2項において、各症候は、「それぞれ単独では一般に非特異的であると考えられるので、水俣病であることを判断するにあたっては、高度の学識と豊富な経験に基づき総合的に検討する必要がある」とするのみであるから、なお、検討を要する。

1　そこで、水俣病における感覚障害の機序等についてみると、体内に取り込まれたメチル水銀は、神経系の特定部位、即ち、大脳においては、後頭葉の線野、特に鳥距野の前半部（周辺部視野の中枢）、頭頂葉の中心後回領域（感覚の高次中枢）、前頭葉の中心前回（随意運動の中枢）及び側頭葉の側脳溝に面する横回領域（聴覚の中枢）、小脳においては、虫部及び半球、末梢神経においては、感覚神経に作用し、それぞれこれを強く傷害するものであり、これらの障害部位に応じて、ハンター・ラッセル症候群の各症候が発現するところ、感覚障害以外の症候については、その出現頻度に差はあるものの、その現れ方は様々であり、種々の症候からなる多彩な水俣病患者が存するものということができ、神経系の各部位のメチル水銀に対する感受性は個人差があるものと認められる。

　さらに、水俣病患者については、ハンター・ラッセル症候群の全部の症候が発現する場合のほか、中程度ないし軽度の患者については、その一部の症候のみしか出現しない場合も多いとされている。1974年から1982年2月まで審査会の委員をも経験した原田正純の調査結果によれば、同人らを含む不知火海総合調査団が1976年に不知火海沿

岸各地において行った一斉検診の結果，認定申請中の者413名のうち301名（72.9％）の者に四肢末端の感覚障害がみられたこと，同沿岸地域のうち，獅子島湯の口では全住民について，芦北郡福浦では全住民の84.1％について検診することができたが，これらの検診においても，四肢末端の感覚障害は65.5％と最も高い割合で認められたことが報告され，また，熊本大学医学部の神経学教室に所属していた藤野糺の調査結果によれば，出水市桂島の住民のうち若年者について行った結果，感覚障害，聴力低下，共同運動障害等いずれも水俣病の特徴的症状が有意に見出されたが，特徴的なこととしては，四肢末端優位の感覚障害が高頻度にみられるとともに，その感覚障害の程度が汚染の程度と関連しており，しかもその感覚障害を説明できる原因もなく，かつそれが集団的に発生していること等から，メチル水銀の影響によるものと考えてよいと思われ，そうであるとすれば四肢末端優位の感覚障害が最も初期あるいは軽症の症状であるといえるとされている。

　また，立津政順他による「水俣病の精神神経学的研究――水俣病の臨床疫学的並びに症候学的研究」と題する論文においては，ハンター・ラッセル症候群のうち感覚障害のみの場合については，水俣病であると決定するためには，さらに疫学的な事項，即ち，家族内発病の有無や魚介類の摂取状況，他の疾患の合併の有無等について検討されなければならないとし，このような感覚障害のみしかない水俣病も存在することが前提とされている上，水俣病と診断された患者には，ハンター・ラッセル症候群のうち，感覚障害のみを伴う例もあったことも報告されている。

　上記各報告は，臨床上把握し得る神経症候が四肢末端優位の感覚障害のみである水俣病が存在することを直接裏付けるものではないが，四肢末端優位の感覚障害が水俣病における最も基礎的，中核的な症候であることを示すものであり，軽症例においては，そうした四肢末端優位の感覚障害のみの水俣病も存することをうかがわせるものである

ということができる。

　そして，水俣病は魚介類を介してメチル水銀を経口摂取することにより生じる中毒性の神経疾患であるから，水俣病は，各人のメチル水銀に対する曝露の状況やメチル水銀に対する感受性に応じて死亡に至る重症例からその症状の程度が極めて軽度な軽症例まで不断に分布しているものと考えられるところ，上記のような水俣病における四肢末端優位の感覚障害の位置付けからすれば，そのような最も軽度の水俣病においては，臨床所見として把握し得る神経症候が四肢末端優位の感覚障害のみであるものも存在すると推認される。

2　そうすると，77年判断条件における症候の組合せは，あくまで汚染が直接的で濃厚である場合の典型的な症状であり，その意味で，判断基準としての意義は認められるものの，77年判断条件を満たさない各症候についても，その内容や発現の経緯等により，水俣病と考えられる可能性の程度は様々である。特に，その原因がメチル水銀の曝露によるものであるとの蓋然性がそうでない場合を上回ることで足りるとされている救済法の下では，認定申請者のメチル水銀に対する曝露状況等の疫学的条件に係る個別具体的事情等を総合考慮することにより，水俣病にかかっているものと認める余地があるものというべきである。

　そうであれば，77年判断条件は，認定手続きにおける認定判断の基準ないし条件としては，十分とはいい難い。

3　被控訴人(一審被告熊本県知事)らは，77年判断条件は，当時発表されていた論文や専門家の医学的知見等に基づき，水俣病について第一線で研究を行っていた専門家により策定されたものであるから，十分な医学的根拠を有することは明らかであると主張する。

　しかし，被控訴人らが指摘する当時の論文や学会報告も，77年判断条件の基準を満たさない場合に水俣病とは認められないことの医学的正当性を裏付けるものであるということはできない。

　また，被控訴人らは，水俣病についての代表的な専門家のほか，水

俣病研究に限定することなく様々な神経症状に精通する神経内科の代表的専門家らにより構成される「水俣病の判断条件に関する医学専門家会議」（専門家会議）が，「現時点では，現行の判断条件により判断するのが妥当である」と結論付けており，77年判断条件の医学的正当性が確認されていると主張する。

しかし，77年判断条件に合致しない水俣病は存在しないとの実証的な調査，研究は存在しないのであるから，77年判断条件が水俣病の専門家らによって取りまとめられたという一事をもって，被控訴人らの上記の主張を採用することはできない。むしろ，77年判断条件を満たさない場合について，一律に「水俣病にかかっている」と認められないといえるかは，救済法の趣旨，目的に照らして判断されるべき認定事項である。水俣病と考えられる可能性の程度が様々である各症候に対して，水俣病の可能性が50％を超えているものであればその対象とするという救済法の趣旨からすれば，77年判断条件の基準を満たさない場合に水俣病とは認められないとする解釈が，これに適合しないものであることは明らかである。

4　臨床上把握し得る神経所見が四肢末端優位の感覚障害のみの場合

被控訴人（1審被告熊本県知事）らは，四肢末端ほど強く現れる感覚障害としては，その原因との因果関係で主なものだけでも，急性感染症，栄養障害，内分泌障害（糖尿病等），代謝障害（尿毒症），重金属，有機溶剤中毒，薬剤の副作用及び悪性腫瘍に伴う感覚障害があるほか，原因不明のものも多いため，四肢末端優位の感覚障害のみから水俣病を診断することはできないと主張する。

確かに，水俣病以外にも，四肢末端優位に感覚障害がみられるものとして多発性神経炎（多発性ニューロパチー）があるところ，その原因としては糖尿病や頸椎症，腎不全等種々のものが存在し，中には原因不明なものも含まれていることが認められる。

しかしながら，四肢末端優位の感覚障害が，水俣病に特異的な症候であるとはいえないことからすれば，臨床上把握し得る神経所見が四

肢末端優位の感覚障害のみの場合にあっては，水俣病にかかっているか否かを判断するにあたって慎重を要することはもとより当然であるけれども，こうした四肢末端優位の感覚障害が水俣病の最も基礎的ないし中核的な症候であることは既に説示したとおりであり，また，四肢末端優位の感覚障害が他の疾病において容易に発症しうるものではないことを併せて考えれば，これが水俣病を診断するに際して重要な判断要素になることは否定することができない。そして，メチル水銀に対する曝露等の疫学的条件を具備する者について，メチル水銀曝露歴に相応する四肢末端優位の感覚障害がみられ，当該感覚障害が他の原因によるものであることを疑わせる事情が認められない場合には，当該感覚障害の影響によるものである蓋然性が高いというべきである。

　以上のとおり，メチル水銀に対する曝露歴が認められる者について四肢末端優位の感覚障害が認められれば直ちに水俣病と診断し得るものと認めるに足りる証拠はなく，控訴人（1審原告）の主張が上記の趣旨をいうのであれば採用することはできない。

　しかし，控訴人（一審原告）の主張が，疫学調査を，因果関係を検討する上での重要な要素とすべきであると理解すれば，それは，受け止めるに足りるものということができる。

5　77年判断条件の運用について

　救済法による水俣病の認定手続きの運用においては，概ね，77年判断条件を適用して，これに該当するか否かを検討し，これが認められるときには認定するものの，所定の各症候の組合せを満たさないときには，疫学的条件等を総合考慮することなく，棄却の判断に至っていたものと認めることができる。加えて，水俣病が主に中枢神経を傷害するものであるにもかかわらず，審査会のカルテには，中枢神経に障害があるかを判断する上で必要な複合感覚の診断結果を記す欄がなく，検診でも，大脳中心後回の障害を示す複合感覚の検査は行われておらず，被控訴人県職員あるいは委員の中には，末梢神経の傷害の理解の下に，四肢の感覚障害は，原因を特定できない特発性のものも少

なくなく，それのみをもって認定し得ないものと判断していた可能性も否定し難い。このように，77年判断条件が，メチル水銀の経口摂取により末梢神経の障害をきたすものと理解されて運用されたこと等により，中枢神経傷害説により認定されるべき申請者が除外されていた可能性は否定できず，77年判断条件を硬直的に運用した結果，水俣病の重傷者のみを認定し，軽症者を除外しているとの控訴人（1審原告）の指摘を裏付けるものである。そうすると，認定手続きの運用は，77年判断条件の運用として，適切でなかったというほかない。

③　国・熊本県の対応
〈環境省の見解〉
　環境省の南川秀樹事務次官は2013年4月18日，「最高裁で行政側の主張が認められなかったことは真摯に受け止める」と述べたが，認定基準について「多くの申請を迅速かつ適切に判断するための基準として合理性が認められた。最高裁が求めた総合的な検討も，現行の基準に含まれている」と強調し，「判決で認定基準は否定されておらず，見直す必要性はない」との考えを示した。
　基準の運用についても「複数症状の組み合わせが認められなくても総合検討で患者認定したケースもある。専門家の高度な学識と豊富な経験に基づいて適切に行われてきたと認識している」と述べ，原告側が求める過去の棄却処分事例の検証や再審査を否定した。
　ただ，南川次官は「最高裁判決は大変重く，総合判断する際のさまざまな事例も示されている。より適切に基準を運用するため，県や認定審査会の医師らと判決を共有したい」として改善点の有無を検討する方針も示した[62]。

〈熊本県の対応〉
　18日も県幹部は激論を交わした。同日午前の南川秀樹環境事務次官が「認定基準は否定されていない」「判決は総合的検討が重要とした。認定審査に問題があったという指摘ではない」等と発言したためだ。知事

の意を受けた村田副知事や谷崎環境生活部長が，すぐさま舞台裏で環境省に「これでは県がもたない」と働き掛けた。知事は，判決のポイントとして，①現行の認定基準の合理性が認められた，②認定基準が定めた症状の組み合わせがない場合，都道府県知事には多角的，総合的な見地からの検討が求められた，③知事の判断の適否は，裁判所が総合的に検討して判断できる，の3点を挙げ，環境省に伝えた[66]。

県環境生活部谷崎部長は次官会見の約5時間後，報道各社の取材に応じ，「次官会見の正確な内容の確認を急いでいる。環境省との具体的な協議はまだ始まっていない」と説明。19日の閣議後に予定されている環境相会見の内容も踏まえ，知事が19日夕に会見するとした。環境相による同省の公式見解まで県の考えを示さないのは，事実上の黙認ではないかとの問いにも「何も申し上げられない」と繰り返した[65]。

〈石原環境相会見〉

石原環境相は，基準の運用について「最高裁判決の趣旨をしっかり踏まえる。総合的検討の在り方の具体化を急ぐように指示した」と述べた。ただ，「判決は運用が問題ありとは指摘していない」との認識を示した。同訴訟弁護団等が求める認定基準（1977年判断条件）の見直しについては「考えていない」と強調した[64]。

〈蒲島熊本県知事会見〉

石原伸晃環境相が19日の閣議後会見で，認定審査に関して「総合的検討の在り方の具体化を急ぐ」と述べたことに対し，蒲島郁夫知事は同日，「判決のポイントを伝え，これに応えてもらった」との認識を示し，具体化に向け「しっかり対応する」と述べた。

環境相が「判決は認定基準の運用が問題ありとは指摘していない」と発言したことに対しては明言を避け，「判決は知事に総合的検討を求めた」と繰り返した。

同省が過去の認定申請棄却者の再審査をする考えがないと表明したことについては「とても大事な問題。環境省の判断を確認する。（再審査は）県単独でやれるような問題ではない」と答えた[66]。

〈知事環境省訪問〉

　知事は4月26日，環境省を訪れ，南川秀樹事務次官と意見交換。国が進めるという認定基準の運用の検討に対し，県も積極的に参加する意向を伝えた。意見交換は非公開で，意見交換後に蒲島知事は記者団に「認定作業では県に多くの蓄積がある。できることをしていきたい」と述べた。[67]

（8）　公害健康被害補償不服審査会
　　　「熊本県の水俣病認定棄却処分の取り消し裁決」

　2013年10月25日，県から水俣病認定申請を棄却された不服審査請求人の不服審査請求で，国の公害健康被害補償不服審査会が県の処分を取り消し，認定が相当と裁決した。不服審査会は，2013年4月16日の最高裁判決において，「国が1977年に示した認定基準（77年判断条件）は，複数症状の組み合わせを基本要件としている。しかし最高裁判決は，症状の組み合わせがなくても総合的検討で認定する余地があるとし，行政の硬直的な基準運用を批判した」判示に沿った判断を示した。[69]

◇不服審査会「裁決書」（2013年10月25日付）要旨 [38]

〈経　過〉
（1）不服審査請求人は，1999年9月21日付けで，処分庁（熊本県）に対し，水俣病の認定申請を行っているが，処分庁は2000年3月31日付けで棄却している。その理由として，「有機水銀に対する曝露歴は認められますが，主要症候については，神経学的に四肢末梢優位の感覚障害は認められましたが，その他有機水銀の影響によると考えられる症候はみられませんでした」と棄却決定書に記載されている。
（2）請求人は処分庁に対し，2002年3月10日付けで，2回目の水俣病の認定申請をした。申請を受け処分庁は，疫学調査，検診及び検

査を実施した。処分庁は，疫学調査，検診及び検査により得られた資料を添えて，2003年1月16日付けで，熊本県公害健康被害認定審査会（認定審査会）に諮問した。認定審査会は同月24日に開催された第206回審査会で審査し，同年2月25日付けで棄却相当の答申を行った。これを受けて処分庁は，同年3月3日付けで，認定申請を棄却する原処分を行った。棄却の理由として，「有機水銀に対する曝露歴は認められますが，症候については，神経学的に四肢末梢優位の感覚障害は認められましたが，その他，有機水銀の影響によると考えられる症候はみられませんでした」と記載されている。

（3）これに対し請求人は，「水俣病の症状を有している」として，同15年4月24日付けで，処分庁に対して異議申し立てを行った。これについて処分庁は，同18年3月27日付けで，「本件異議申し立てには理由がない」として棄却する決定を行った。

（4）これを不服として，請求人は，同年4月20日付けで，不服審査会に審査請求を行った。

〈最高裁判決の判示〉

　最高裁は2013年4月16日，水俣病認定をめぐる二つの水俣病認定申請棄却取り消し請求訴訟・水俣病認定義務付け請求訴訟上告審で，国の1977年の判断条件に一定の合理性を認め，条件に適合すれば水俣病と認定できるとしても，それだけが認定すべき水俣病ではないと判示した。当審査会は最高裁判決の趣旨を妥当であるとし，個別具体的に判断し裁決する。

〈水俣病罹患の有無〉

　審査請求人の食生活の様子や魚介類の入手状況の説明は具体的で，納得できるだけの事実性があり，有機水銀曝露が認められる。特に中学卒業までの15年間は濃厚な有機水銀曝露歴を有すると十分推認できる。

さらに処分庁も認めるとおり，請求人は四肢末端優位の感覚障害を容易に認めることができる。

〈四肢末梢優位の感覚障害について〉

処分庁は弁明書において，四肢末梢優位の感覚障害について，「神経内科学的には，同日（当審査会による注：2002年7月）の検査で，両手先及び両足に触・痛覚鈍麻がみられたが，四肢の協調運動の検査及び起立・歩行の検査では障害はみられなかった」と記している。また，不服審査会の口頭審理において，請求人側の「四肢末梢優位の感覚障害があるということは県側として認められるのですね（要旨）」との質問に対して，処分庁は，「はい，間違いございません」と即答している。このように，処分庁側は，四肢末梢優位の感覚障害の存在を認めているが，当不服審査会としては，提出された医学的資料及び口頭審理の内容等から，その有無を個別具体的に判断する。

認定審査会が用いた審査資料によると，2002年7月に検査が行われた神経内科学的所見のうち，「9. 感覚」の項で，両手先及び両足に触・感覚鈍麻が認められ，両手先・両足に振動覚の低下（5秒）が認められたと記載されている。神経内科学的所見の要約として，「①sensorydisturbance 4肢先，②ataxia（当審査会による注：運動失調）なし」との記載がある。なお，本件では，2点識別覚の検査の記載はなく，検診で行われなかったとみられる。

請求人を長年診察している主治医による「診断書」に添付された検査所見の所定の用紙には，「感覚障害」の欄に，二点識別覚の閾値（mm）」として，「舌先3」，「右示指5」，「左示指4」と記載されている。

一般に感覚検査は，神経疾患の検査のなかでも，患者の主観にもより，客観的な評価は難しいとされる。

本件では，「主治医の診断書」によれば，請求人に対し，水俣病の診察では長い経験を有する主治医が，1998年以降，継続的に，より厳密な感覚検査とされる「2点識別覚」の検査をも行っていることが認めら

れる。その診断は，2点識別覚検査の結果の舌先，右示指，左示指における閾値の数値を記したうえで，例えば，「四肢末梢優位の感覚障害，2点識別覚障害の疑い」(2007年8月)，「四肢末端に強い感覚障害と左大腿外側の感覚障害，2点識別覚障害」(2008年1月)と，感覚障害の程度や部位の差異を細部まで診ていると考えられる。すなわち，主治医の感覚検査の精度を疑うべき特段の事情は認められない。

以上に加えて，処分庁自身も，四肢末梢優位の感覚障害の存在を認めていることを併せると，請求人において，四肢末梢優位の感覚障害を容易に認めることができる。

そうすると，請求人においては，四肢末梢優位の感覚障害が存在し，特に請求人は，幼少から少年時代の15年間においては，濃厚な有機水銀曝露歴が認められるところ，四肢末梢優位の感覚障害は水俣病に特異的なものではないことから，この感覚障害が有機水銀曝露によるものかどうか検討する必要がある。

一般に四肢末梢の感覚障害は，水俣病以外にも，末梢神経障害が原因であることが多い。この末梢神経障害の原因は，糖尿病性，薬剤性，アルコール飲酒，栄養障害性等が考えられる。本件では，審査会資料等において，尿検査から糖は認められず，糖尿病性は否定的である。アルコール飲酒については，審査会資料に，アルコールを「好まない」との記載があり，アルコール多飲による栄養障害性も否定的である。薬剤性については，服薬歴の記載はない。他の内科的医学情報は一切ない。要するに，四肢末梢優位の感覚障害を説明できる他の内科的疾患の存在は，医学的資料からは見いだせない。

また，脊椎の単純X線写真の所見は，頸椎の椎間板突出による脊髄圧迫はなかったと推認できる。ラセーグ徴候は陰性であったので，腰椎に神経根圧迫もなかったと推認できる。これらを，四肢末梢優位の感覚障害の原因と考えることはできない。これについて，処分庁側も口頭審理で，同様の見解を示している。

以上から，一般的な四肢末梢神経障害の原因となるものは見出せず，

結局，請求人の四肢末梢優位の感覚障害が水俣病以外の原因によるものであるということを疑わせる証拠はない。

したがって，請求人の四肢末梢優位の感覚障害は，疫学的にみても，臨床医学的にみても，有機水銀曝露によるものと認める以外にない。

〈不透明な審査経過〉

処分庁は弁明書や異議申し立て棄却決定書で，請求人の検診の結果，「ごく軽度の情意障害がみられた」と記述している。しかし，認定審査に用いた審査資料では情意障害の記述はない。転記ミスと判明したが，極めて不透明かつずさんといわざるを得ない。今回の不透明な「情意障害」に関する疑念は，ほかの症状の審査会資料等の記載にも広がりかねない。

〈結　論〉

請求人が指定地域（第2種地域）において，魚介類に蓄積された有機水銀を幼少から少年期の15年間を中心に経口摂取し，それを原因として四肢末端優位の感覚障害の神経系疾患を発症したとの事実を確認した。

即ち国の判断条件には適合していないが，指定地域内において客観的な事象として水俣病に罹患していることが確認されたということである。よって請求人を水俣病認定することが相当で，認定申請を棄却した処分庁の原処分は取り消しを免れない。審査会委員全員一致の意見である。

◇熊本県の対応

〈蒲島知事，環境省の対応批判〉

蒲島郁夫知事は2013年12月19日，臨時の記者会見を開き，「現状では県として責任を持って認定業務を行うことはできない。国での審査を求めたい」と述べ，環境省に臨時水俣病認定審査会の開催を正式に要求することを明らかにした。同省から納得できる対応が示されれば認定業務を再開する意向だが，認定業務を自ら停止するという強硬手段に踏み

切った。

　知事は，認定業務ができない理由として，「国の２つの機関において考え方が整理されていないということです。国の公害健康被害補償不服審査会が行った裁決について，環境省は2013年11月１日に『裁決の拘束力は後の行政行為に及ばない』『今回の裁決は個別事案であり，参考事例である』との認識を示しました。しかし，今回の裁決には，委員の全員の合議によって従前の裁決を変更する旨の記述があります。したがって，今後，国の不服審査会は，県の処分について，今回同様の裁決をすることが当然に考えられます。県は，国の示した基準や考え方に基づき認定業務を行う必要があります。しかし，一方で，国の不服審査会の裁決に従わざるを得ない立場にもあります。このことを全く考慮せず，審査会の裁決を単に『参考事例』として片付けようとする環境省の姿勢は，水俣病問題について，十分な責任を果たしているとはいえません。現状は，国の２つの機関の判断が食い違っています。このような状況では，県として適切な認定業務を行うことはできないといわざるを得ません。国がそのような状況であれば，認定業務を行う熊本県，鹿児島県，新潟県，新潟市の４県市において判断が食い違うことも起きかねません。国における矛盾した見解の統一は，当の矛盾を引き起こした国においてなされるべきであります。国において審査の実績を積み重ね，その積み重ねにより，本県を含む関係県市が統一した運用をできるようにすべきです」と述べた。[68]

　◇環境省の対応

　2014年２月20日，北川知克環境副大臣は県庁で蒲島郁夫知事と会い，国の臨時水俣病認定審査会（臨水審）の開催と，環境省として近く，認定基準の運用の在り方に関する新たな指針を県等に通知する方針を伝えた。[73]

　2014年３月７日，環境省は，環境省環境保健部長名で，熊本，鹿児島，新潟３県と新潟市に水俣病認定基準の運用に関する運用指針を通知した。[70]

　今回通知された運用指針を読めば，「申請者について，『水俣病が呈す

る症候として77年判断条件に列挙されたもの』を呈しているかどうか，呈している場合には，さらに，当該症候の強さ，発現部位，性状等が，水俣病にみられる症候としての特徴を備えているかどうかを確認すること，そして，その確認には詳細な『留意事項』の明瞭性を求める」という内容が明示されている。

　発せられた運用指針について，環境省の谷津龍太郎事務次官らは，「昨年４月の最高裁判決は，認定基準を否定したものではない，現行の認定基準を変えない」[71]との考えを示している。しかしながら，実質は，「変えない」を踏み越えて，より厳密に77年判断条件の適用を求めたものといえる。以下に要旨を示す。

　◇「水俣病の認定における総合的検討について」（通知）の要旨
　公害健康被害の補償等に関する法律に基づく水俣病の認定における総合的検討について（環境省総合環境政策局環境保健部長通知）[31]。

　「後天性水俣病の判断条件について」（77年判断条件）において「水俣病であることを判断するに当たっては，総合的に検討する必要がある」とされており，2013年４月16日の最高裁判決で総合的検討の重要性が指摘されたことを受け，これまでの認定審査の実務の蓄積等を踏まえ，77年判断条件に示された症候の組合せが認められない場合における同条件にいう総合的検討のあり方を整理したので，これに基づき，引き続き認定審査を適切に実施されたい。
１　総合的検討の趣旨及び必要性
　最高裁判決も，「77年判断条件に定める症候の組合せが認められない四肢末端優位の感覚障害のみの水俣病が存在しないという科学的な実証はないところ」とした上で，「77年判断条件は，（中略）上記症候の組合せが認められない場合についても，経験則に照らして諸般の事情と関係証拠を総合的に検討した上で，個々の具体的な症候と原因物質との間の個別的な因果関係の有無等に係る個別具体的な判断により水俣病と認定

する余地を排除するものとはいえないというべきである」と判示している。このように，77年判断条件に示された症候の組合せが認められない場合についても，同条件に基づき，申請者の有機水銀に対する曝露及び申請者の症候並びに両者の間の個別的な因果関係の有無等を総合的に検討することにより，水俣病と認定しうるものである。

2 総合的検討の内容

①申請者の体内の有機水銀濃度

申請者の体内の有機水銀濃度（汚染当時の頭髪，血液，尿，臍帯等における濃度）が把握できる場合には，それがどの程度の値かを確認すること。

②申請者の居住歴（申請者の居住地域の水俣病の発生状況）

申請者が曝露時期に住んでいた地域において，住民数に比してどの程度の数の公健法等に基づく水俣病の認定があったかを確認すること。

③申請者の家族歴（家族等の水俣病の認定状況）

申請者が曝露時期に同居していた家族等の中に，公健法等に基づく水俣病の被認定者がいるかどうかを確認し，いる場合には，被認定者がどの程度いるか等を確認すること。

④申請者の職業歴（漁業等への従事歴）

申請者及び申請者が曝露時期に同居していた家族等が，申請者の曝露時期に，漁業等の魚介類を多食することとなりやすい職業に従事していたかどうかを確認し，していた場合には，その内容や期間等を確認すること。

なお，以上の確認に当たっては，「水俣病が発生した地域におけるメチル水銀の曝露レベルと水俣病発症可能性について整理すると，（中略）水俣湾周辺地域では，遅くとも1969年以降は（阿賀野川流域においては，1966年以降），水俣病が発生する可能性のあるレベルの持続的メチル水銀曝露が存在する状況ではなくなっていると認められる」ことにも留意すること。

3　申請者の症候
　①申請者の関連症候
　申請者について，水俣病の関連症候（水俣病が呈する症候として77年判断条件に列挙されたもの）を呈しているかどうか，呈している場合には，さらに，当該症候の強さ，発現部位，性状等が，水俣病にみられる症候としての特徴を備えているかどうかを確認すること。その際，例えば，感覚障害については，「水俣病にみられる四肢末端の感覚障害は，典型的には，表在感覚，深部感覚及び複合感覚が低下するものであり，障害が左右対称性で四肢の末端に強く体幹に近づくにつれてしだいに弱くなる，いわゆる手袋靴下型の感覚障害である」ことに留意すること。
　また，申請者において上記症候の「発症時期」を確認すること。
 4　ばく露と症候の間の因果関係について
　①申請者の曝露時期と発症時期の関係
　ばく露時期と発症時期の関係については，「ばく露後発症までの期間は，メチル水銀では通常1カ月前後，長くとも1年程度までであると考えられている」という観点に立って，発症時期がばく露後1カ月から1年程度であれば，申請者の有機水銀に対するばく露と申請者の症候との間の個別的な因果関係が認められる蓋然性が高いと判断して差し支えない。一方，「ばく露が停止してから症状が把握されるまで数年を超えない範囲で更に長期間を要した臨床例が報告されている」ことにも留意すること。
　②他原因との比較評価
　水俣病の関連症候は，それぞれ単独では一般的に非特異的であることから，申請者の症候が有機水銀に対するばく露に起因する蓋然性を，それ以外の疾患等による蓋然性と比較して評価すること。
 5　総合的検討における資料の確認のあり方
　①ばく露等に関する資料の確認のあり方
　ばく露を確認する資料は，できる限り客観的資料により裏付けされる必要があること。客観的資料としては，漁業許可証等の公的な文書はも

とより，種々の疫学的な知見や調査の結果等についても，それが適切な手法によって得られたものであって，申請者の有機水銀に対するばく露を直接推し量ることができると認められるものであれば，客観的資料として取り扱うことができること。

②未検診死亡者についての資料の確認のあり方

認定申請後，審査に必要な検診が未了のまま申請者が死亡し，かつ剖検も実施されなかった場合には，77年判断条件にあるとおり，「申請時診断書を作成した医師が所属する医療機関や申請者の受診歴のある医療機関から診療録等の医学的資料を広く集め」，総合的な検討を行う必要がある。

6 　留意事項

- これまで各県市において水俣病の認定に当たり77年判断条件に基づかない認定審査が行われてきたと捉えるべき特段の事情はなく，過去に行った処分について再度審査する必要はないこと。
- 今後，各県市において，本通知に沿って認定審査の事務を行っていく中で，本通知の解釈に係る疑義が生じた場合には，適宜環境省に照会されたいこと。

◇通知を受けた熊本県の対応

熊本県の蒲島郁夫知事は通知を受けて記者会見し，「最高裁判決に沿ったものだ」と評価した。そして，今後は国の臨時水俣病認定審査会（臨水審）で通知に基づく審査がされるか注視する考えを示し，被害者の批判や懸念を「臨水審での審査の積み重ねで払拭してほしい」と要望した。

県の認定審査業務が停止している点については「責任を持って業務できる状況さえ整えば，通知に基づいて審査できるよう準備する」とした。[70]

◇「水俣病認定基準の運用に関する運用指針」(通知)発出後の環境省の対応

〈環境省「臨時水俣病認定審査会委員任命」〉

2014年4月23日，環境省は，臨時水俣病認定審査会委員を任命。[32]

臨時水俣病認定審査会委員一覧 〈委　員〉	4月26日臨時水俣病認定審査会開催
内野　誠　熊本大学名誉教授	会長，副会長を選出
遠藤直人　新潟大学大学院　教授	会　長：納　光弘
納　光弘　公益財団法人慈愛会会長	副会長：内野　誠
黒野祐一　鹿児島大学大学院教授	
坂本泰二　鹿児島大学大学院教授	＊熊本県水俣病認定審査会委員
西澤正豊　新潟大学脳研究所所長	内野　誠(副会長)，向野和雄，
向野和雄　北里大学名誉教授	森山弘之
山本　裕　新潟大学大学院准教授	＊鹿児島県水俣病認定審査会委員
〈専門委員〉	納　光弘(会長)，黒野祐一，坂本泰二
二塚　信　熊本大学名誉教授	＊新潟県・新潟市水俣病認定審査会委員
森山弘之　元水俣市立明水園園長	遠藤直人，西澤正豊(会長)， 山本　裕

〈納 光弘臨時水俣病認定審査会長会見〉

2014年4月26日，臨時水俣病認定審査会において会長に選出された後，会見で納光弘審査会長は次のように述べた。[72]

——複数症状の組み合わせがなくても認定できる，とした昨年4月の最高裁判決をどう受け止めていますか。

「現行の認定基準はそのままでいいが，総合的に判断して単一症状でも認定するように」というのが判決の趣旨だと理解している。

——新通知を受け臨水審の審査は変わりますか。

鹿児島県ではこれまで，単一症状でも総合的に判断して認定したケースがある。今までも(判決が示すように)やってきた。新通知に基づいて審査を進める。

——「臨水審は切り捨て機関」との見方もありますが。

その認識は間違いだ。新通知が誤解して受け止められているのではないか。(会合では)決められた手順で，きっちり審査していこうという雰囲気だった。

〈臨時水俣病認定審査会の答申及び環境省の処分推移〉

1　第36回臨時水俣病認定審査会開催年月日　2014年7月5日(土)[28]

第36回臨時水俣病認定審査会答申年月日　2014年7月7日(月)

処分年月日　2014年7月8日(火)

答申件数　4件

処分件数　4件

処分内訳　棄却4件

2　第37回臨時水俣病認定審査会開催年月日　2014年11月15日(土)[29]

第37回臨時水俣病認定審査会答申年月日　2014年11月20日(木)

処分年月日　2014年11月21日(金)

答申件数　9件

処分件数　9件

処分内訳　棄却8件，保留1件

3　第38回臨時水俣病認定審査会開催年月日　2015年6月27日(土)[30]

第38回臨時水俣病認定審査会答申年月日　2015年7月2日(木)

処分年月日　2015年7月3日(金)

答申件数　10件(うち第37回臨水審答申の保留1件を含む)

処分件数　10件(うち第37回臨水審答申の保留1件を含む)

処分内訳　棄却10件(うち第37回臨水審答申の保留1件を含む)

(9)　熊本県，水俣病認定審査再開決定

2015年7月8日蒲島郁夫知事は，公害健康被害補償法(公健法)に基づく水俣病の認定審査を2年4カ月ぶりに再開すると表明した。県庁で記者会見した知事は，7月3日公表された国の不服審査会裁決について「複数症状の組み合わせが認められない場合でも，有機水銀と症状との因果関係等を総合的に検討している。最高裁判決と同様の考え方で，環境省

の新通知とも整合がとれている」。また，国の臨時水俣病審査会の審査についても，「審査案件は様々だが，13年の最高裁判決を踏まえた通知に基づく検討と判断が積み重ねられており，通知の内容や考え方が実践されていることを確認した」と説明。「県として責任を持って認定行政を行える状況が整った。7月12日に水俣病認定審査会を開き，20人を審査する。2013年の最高裁判決を最大限尊重し，丁寧で速やかな審査を進める」とした。

　他方，裁判で新通知の差し止めを求めている水俣病被害者互助会会長は「棄却のための審査会再開としか思えない。被害者ではなく，加害者の国や県のための再開だ」と批判。認定申請者らでつくる水俣病被害市民の会会長も「幅広い被害を認めた最高裁判決と，どこに整合性があるのか」と首をかしげる。最高裁判決を勝ち取った原告代理人の山口紀洋弁護士は「判決は実質的に認定基準を否定している。認定基準を是としたまま『最高裁判決を踏まえた』という知事の認識はおかしい」と指摘する。熊本学園大水俣学研究センター長の花田昌宣教授は，今後の認定審査会について「医師らが最高裁判決をどう解釈し，審査に反映させるのか明らかにすべきだ」と述べた。[74]

〈水俣病認定審査再開〉

　2015年7月12日，公害健康被害補償法（公健法）に基づく県の水俣病認定審査会（会長＝岡嶋透・大分医科大名誉教授，19人）が，2013年3月から約2年4カ月の休止を経て再開し，20人を審査した。認定審査が休止していた間に，県に認定申請し，処分が出ていない未処分者は6月末現在で，今回審査される20人を含め1,135人に達している。[75]

　岡嶋透審査会長は，水俣病認定審査会後，記者会見において次のように述べた。[76]

――環境省が新通知を出して初めての審査。何が変わりましたか。

　　新通知に沿って（最高裁判決が示した）総合的検討をやる。以前より丁寧に審査した。

——審査の方針や内容が変わりましたか。

　総合的検討はこれまでもやってきた。審査の方針や内容は何も変わらない。今までは疫学的検討をする際，汚染や居住歴ぐらいだった。今回は（水銀摂取の）期間や場所，汚染魚介類を食べた量，発症時期等を具体的かつ詳細に検討した。ただ内容としては，そう変わりはない。

——新通知による審査で，患者認定の幅は広がりますか。

　いろんなデータを引っ張り出して汚染状態を判断するが，認定が多くなるか少なくなるかは，現段階でははっきりしない。認定と判断する症状が広がることもない。

——最高裁判決は感覚障害のみで水俣病を認めました。認定基準が示す病像の妥当性は。

　水俣病の病像は変わらない。記憶する限りでは今まで感覚障害だけで認定した人はいないが，感覚障害だけの水俣病はあり得ると思う。しかし，どう関連付けるかは疫学の所見や汚染がどの程度あったかを含めて考えないといけない。感覚障害だけの患者は水俣病以外にもたくさんいる。

〈熊本県，30人棄却処分〉

2015年9月7日，県は，公害健康被害補償法に基づく水俣病認定審査会の2013年3月と2015年7月に審査した39人のうち，30人について「棄却相当」と答申に沿って，30人の認定申請を棄却したと発表した。このほか，5人は「追加の検診や調査が必要」と答申を保留。4人は国の臨時水俣病認定審査会に移行し，棄却されている。県に認定申請し，審査結果が出ていない未処分者は2015年9月4日現在で1,173人。[77]

30人の認定申請の棄却処分に対して，被害者団体は「懸念したとおりになった」「被害者を救おうという姿勢が見えない」と反発した。

水俣病不知火患者会の元島市朗事務局長は「棄却が相次ぐのではないかと懸念したが，そのとおりになった」「棄却された30人に少なくとも2人の会員が含まれている。国や県は被害実態に合わない認定審査の在

り方を見直すべきだ」と語気を強めた。

　水俣病被害者互助会の谷洋一事務局長も「今後も棄却が相次げば裁判や不服審査に救いを求める流れは変わらず，何の問題解決にもつながらない」と批判。チッソ水俣病患者連盟の高倉史朗事務局長は，従来より幅広く水俣病の被害を認めた最高裁判決等を踏まえ，「本来は水俣病と認定される人が増えるべきなのに，救われるべき人が救われていない」と強調した。[79]

　蒲島知事は，認定審査会再開に際して7月9日の記者会見で「(2013年4月の)最高裁判決の判断に沿って審査するのが最も正しい方向。それが批判も踏まえた私の答えだ」と述べた。

　県の審査再開について，被害者団体や識者からの「棄却のための再開」「被害を幅広く認めた最高裁判決と整合しない」等の反発に対し，知事は「私は最高裁判決を最大限尊重する立場」と述べ，「環境省が判決後に出した認定基準の運用に関する新通知に沿った審査をする方針を示し，審査会委員にも『通知に留意した審査をお願いする』」と述べた。[78]

　蒲島知事は「私は最高裁判決を最大限尊重する立場」と述べている。ところが，この度示された「水俣病の認定における総合的検討について」(通知)で，「総合検討の内容」において，認定申請者の症候としては，「77年判断条件に列挙されたものを呈しているかどうか，呈している場合には，さらに，当該症候の強さ，発現部位，性状等が，水俣病にみられる症候としての特徴を備えているかどうかを確認すること」と明示されている。そして，確認する方法として，詳細な留意事項を定めている。しかし，その留意事項には，2013年4月の最高裁判決おいて，検診でも，大脳中心後回の障害を示す複合感覚の検査は行われておらず」，及び2013年10月の不服審査会裁決書で，「認定審査会が用いた審査資料によると，2点識別覚の検査の記載はなく，主治医による『診断書』に添付された検査所見の所定の用紙には，感覚障害の欄に，『二点識別覚の閾値(mm)』として，感覚障害の程度や部位の差異を細部まで診てい

る」と，重要な指摘が除外されている。この点については，看過することなく特記する。

第2章「これまで積み重ねた多くの補償・救済の枠組み」について

はじめに

　行政が救済策を講じるのは，患者らが行政に対して救済を求めても埒があかず，やむなく裁判所に救済を求める訴えを提起し，その訴えを認める判決が言い渡されたことに端を発する。行政は，患者らの行政に対する怒り・不満が高まり，それに加えて世論も患者に理解を示し，患者の抗議・怒り・不満が抑えきれず，沈静化の兆しがみえないときに，救済対策を打ち出すのが常である。

　以下，その救済策の経緯と経過を検証する。

1　水俣病治療研究事業から水俣病総合対策医療事業に至る経緯と経過

[1]　水俣病治療研究事業について

　救済法制定後，熊本県において認定申請数は，1970年は102人，71年は167人，72年は439人，と71年度以降急増し，特に1973年度は1,901人，1977年度は1,378人，1978年度は1,017人といずれも1,000人を超えた。この申請者の急増は，1971年8月7日，知事の認定棄却処分を取り消した環境庁裁決と事務次官通知が出されたこと，さらに1971（昭和48）年3月に熊本地裁においていわゆる第1次水俣病判決が下され，同年7月には水俣病患者東京本社交渉団がチッソとの間に補償協定を締結させたことによるといえる。とりわけ，認定申請の急増は，患者らの闘[205][40]いにより，長期間の被害者らの不安・不満等の抑制感がほぐれ，申請に

踏み切るキッカケをになったことが大きく作用している。他方，熊本県は，1973年当初から処分の遅れが問題となっているにもかかわらず，1974年2月に水俣病認定業務促進検討委員会を設置するまでほとんど実効的な対策を講じないままに推移し，同年12月には未処分件数が2,000件を超えるという異常な事態を迎えた。[40]

このような事態に対して，1974年度から熊本県は，「早急に認定棄却処分を行えないことに対する医療救済策」として，「水俣病認定申請者治療研究事業（治療研究事業）」を実施した。[205]

同事業は，長期間処分がなされない申請者の負担を軽減することを目的として，一定の要件に該当する認定申請者に対し，医療費等の支給を行うものであり，これにより，救済法上認定された者に対する給付とほぼ同等の給付が行われるようになった。その対象者は，当初保留となっている者に限られていたが，1975年度からは水俣，芦北地域等に5年以上居住し，認定申請後1年（1978年度より重症者は6カ月）を経過した者にまで拡大された。

1982年度の同事業の内容は，次のとおりである。

1　対象者
　①水俣，芦北地区に5年以上居住し，認定申請後1年（重症者については6カ月）以上経過している者。
　②審査会の意見に基づき，知事が認否の処分を保留している者（答申保留者）。
　③審査会の答申があって，知事が認否の処分を保留している者（処分保留者）。
　④行政不服審査法に基づく裁決において不作為を認められた者及び環境庁と協議の上，これらの者と同一条件にあるとして別に定める者。

2　給付内容
　①研究治療費として医療費の自己負担額の支給
　②針，灸，マッサージ施術費の支給

③研究治療手当として入通院費の支給
④離島居住者に対して通院費として離島手当を支給
⑤介添手当の支給

[2]　特別医療事業

　1977年6月28日，政府は，水俣病に関する関係閣僚会議を開催し，熊本県の現在の滞留申請者の処分を1980年度中に終了するため次の措置を講ずるとして，(a) 水俣病の判断条件を明らかにする，(b) 集中検診を併用して150人検診，120人審査を行う，等を取り決めた。[229]

　しかし，1977年度の認定総数6,071人（うち未処分数1,911人）は，国の意図に反し，1985年12月28日，認定申請数は10,985人，未処分者は5,118人（うち未審査4,156人，答申保留962人）に達した。[41][195]

　1986年，この事態を"解消"するとして熊本県は，「認定業務の総合的促進策」と称して3つの新施策を打ち出した。

　まず同年4月から，未処分者が増えた最大の原因を申請者の検診拒否とみている熊本県は，「治療研究事業の適正化」という名目で，申請後1年以上を経過した未処分者に支給される治療研究事業の「治療費の打ち切り」を始めた。「2回の呼び出しに応じない者を検診拒否者とみなす」として，7月までに295人を打ち切った。この強硬姿勢で，1983年度には30％台に落ち込んでいた認定検診受診率は，1986年4月以降40％を超え，7月は60％へと上昇した。

　この呼び出し措置を受ける形で8月から始まったのが，150人検診・130人審査体制から「250人検診・200人審査体制」への拡大である。

　そして，熊本県が環境庁とともに8月から開始する「特別医療事業」である。この「特別医療事業」は，認定申請棄却者のうち，①不知火海沿岸に1968年12月以前に居住，②一定感覚障害（四肢の感覚障害）がある等の2条件を満たす人で，本人が希望する場合に医療費の自己負担分を補助する制度である。ただし補助を受けると再申請できない仕組みになっており「棄却の促進と再申請減らしが目的だ」と当初から患者の厳

しい反発を招いた。

こうした県の「認定業務の総合的促進策」に対し，自らも医療費補助を打ち切られた水俣病認定申請患者協議会会長は「県のやり方は医療費打ち切りで検診を受けろと脅し，大量検診・審査で棄却者の山を築き，特別医療事業で再申請を抑える——という3つがセットになった抑圧」とし，一連の施策について「数字の上だけの処分促進で，実は患者の切り捨てに過ぎない」と厳しく指摘した。[91][246]

熊本県が打ち出した新施策について，当時の新聞記事は，次のような評価をしていた。

現行の認定制度は，水俣病かどうかの「判断基準」と具体的な運用の「認定業務」という2つの柱からなっている。1985年8月16日の水俣病2次訴訟控訴審判決（確定）が「水俣病認定基準」を狭すぎると批判，同年11月29日の水俣病認定業務に関する熊本県知事の不作為違法に対する損害賠償請求控訴審判決（最高裁で審理中）が「認定業務」の改善を求めた。だが，県の一連の施策はこれらの批判にこたえ，認定制度の根本的な改善に結びつくとは言い難い。[92]

〈特別医療事業要項〉[43]

（趣　旨）

第1条

この要項は，水俣病認定申請を棄却された者のうち水俣病に類似する一定の神経症状を有する者に対し，1988（昭和63）年度において熊本県が，これらの者の経過を観察しもってその原因研究に資するため，治療に要した経費の一部を助成する事業（特別医療事業）に関し必要な事項を定めるものとする。

（対象要件該当者）

第2条

特別医療事業の対象要件に該当する者（対象要件該当者）は，水俣病

認定申請を棄却された者のうち，知事が次の各号のいずれにも該当すると認めた者とする．
（1）指定地域等（熊本県の区域のうち，水俣市，津奈木町，芦北町，田浦町，御所浦町，竜ヶ岳町及び八代市の区域／鹿児島県の区域のうち，出水市，阿久根市，高尾野町及びあずま町の区域）
（2）一定の神経症状（四肢の感覚障害の原因が特定できない場合に限る）を有する者

（対象者）
第3条
特別医療事業の適用を受けようとするときは，知事に対し特別医療事業適用申請書を提出しなければならない．
2　知事は，適当と認めたときは，特別医療事業の対象者として決定する．
3　次のいずれかに該当するときは，対象者でなくなるものとする．
（1）対象者が前条第1項に規定する対象要件に該当しないことが判明したとき．
（2）特別医療事業の不正受給があったとき．
（3）一定の神経症状の原因が解明されたと判断したとき．
（4）対象者が水俣病認定申請をしたとき．
（5）知事が環境庁長官の同意を得て適当と認めたとき．

（特別医療費の支給）
第8条
知事は，対象者が医療機関において医療の給付を受けたときは，その者に対し特別医療研究治療費（特別医療費）を支給する．
2　特別医療費は，健康保険法，国民健康保険法その他の法令により医療給付を受けた者が当月に自己負担する費用の額及び針，灸，マッサージ施術費を支給する．

[3] 水俣病総合対策事業

(1) 水俣病総合対策事業が策定される背景と経緯

1991年3月31日には，認定申請者は12,773人で未処分者は2,419人（うち未審査1,765人，答申保留651人，処分保留3人）に達した[42]。他方，国家賠償請求訴訟が，東京，大阪，京都，福岡，新潟，熊本の各地裁と東京，福岡の各高裁に係属され，原告数が2,000人を超えた[51]。事態はますます混乱・混迷の度合いを深めていた。裁判が長期化し，高齢化した原告患者らの「生きているうちに救済を」という訴えと世論の高まりの中，1990年9月28日，東京地裁は，「本件のような多数の被害者を生んだ歴史上類例のない規模の公害事件が公式発見後34年以上が経過してなお未解決であることは誠に悲しむべきことであり，その早期解決のためには訴訟関係者がある時点で何らかの決断をするほかにない」として，和解を勧告した。

〈水俣病東京訴訟「和解勧告全文」〉[80]

東京地方裁判所民事第16部，1990年9月28日

1　現在当庁に係属している水俣病訴訟の原告数は約400名におよんでおり，当庁以外にも福岡高等裁判所，熊本，大阪，京都，福岡の各地方裁判所に同種の訴訟が係属しており，当庁係属原告を含めた原告数合計は約2,000名にも達しようとしている。当裁判所は，昨年12月8日，原告75名（水俣病患者であったと主張する者本人61名，死亡者4名，水俣病患者であったと主張するその相続人25名＝内1名は水俣病と主張する本人でもある＝）についてその審理を遂げ，弁論を分離集結し，判決言い渡しに向けて鋭意その作業を継続中である。もとより当裁判所が審理を遂げた一部の原告について弁論を分離した上で先に判決を言い渡そうとしたのは，原告数が約400名という多数に及び，その全員について審理を遂げた上で判決を言い渡そうとすればさらに

数年に及ぶ年月を要するという状況においては，先に審理を遂げた一部の原告を対象として現時点において当裁判所の法的判断を示すことが，判決対象原告のみならず，当裁判所に係属している水俣病訴訟全体の解決にとって意味があるものと考え，さらには，混迷を極めている水俣病紛争の解決にとっても何らかの意義を持ち得ることを期待してのことにほかならない。

　しかしながら，紛争解決の一方式としての判決については，いずれの当事者にも，これに対する不服の申し立てが権利として法律上保証されており，当裁判所が予定している第1次判決がどのような法的判断を示そうとも，それが本件水俣病紛争の全面的な解決にとってどの程度貢献できるものなのかは予測の限りではない。そして，もし本件のような膨大な規模の事件について最上級審の判断まで求められるとするならば，それが示されるまでに相当の年月を要するものと推測される。

2　本件においては，原告らが水俣病に罹患していると認めることができるかというそもそもの出発点において既に当事者間の見解の対立が顕著である。どのような症状であればどの程度水俣病の蓋然性があるものと判断できるかという問題は，現在の医学的知見に照らし冷静かつ科学的に判断されるべき問題であり，対象者の症状が比較的軽度になっていくにつれ，最終的に正常人または類似症候をもつ他の疾患との鑑別が困難になっていることは理解できる。そして，未解明の領域については今後も医学的研究対象として研究が継続されていくことが期待されるのであるが，このような問題に関する医学的議論は永久に終わらないとも思われるのであって，水俣病紛争の全体的な解決のためには，どこかの時点でその時点における医学的，科学的知見を冷静に見つめつつ，話し合いによる解決を図るほかないように思われる。当裁判所としては，この時点において，水俣病研究に携わってきた科学者が紛争の解決のために英知を示すことを期待するものである。

3　現在の水俣病被害者の補償のシステムは，1973年に被告チッソ株式会社と水俣病被害者団体との間で締結された補償協定に基づき，公害健康被害補償法による認定を受けた場合には被告チッソ株式会社から補償を受けることができるという形になっていて，同法に基づく認定が被告チッソ株式会社から補償を受けることができる者とそうでない者を選別する機能を営んでおり，棄却処分を受けた場合には1986年6月に発足したいわゆる特別医療事業による助成を受けることのできる場合があるに過ぎないこととなっている。しかし，右のような既存の制度だけで現在の水俣病紛争の解決を図ることには限界があるとも思われるところである。

4　本件のような多数の被害を生んだ歴史上類例のない規模の公害事件が公式発見後34年以上が経過してなお，未解決であることは誠に悲しむべきことであり，その早期解決のためには訴訟関係者がある時点で何らかの決断をするほかにはないものと思われる。当裁判所としては，この時点において，すべての当事者と共に水俣病紛争解決の道を模索することが妥当と判断し，ここに和解の勧告をする。

〈東京地裁の和解勧告に対する原告患者，チッソ・環境庁・熊本県の対応〉

宇藤正水俣病東京訴訟出水原告団長の話[81]

　勧告を聞いて胸がいっぱいになった。われわれの闘いが報われた思いだ。ただ，これからが大変という気もする。1日も早く国をテーブルにつかせるよう，これまで以上に団結して頑張りたい。

河島庸也チッソ副社長の話[81]

　和解勧告については慎重に検討の上，対処いたしたい。

山内豊徳環境庁企画調整局長の話

　予期しない勧告であり，よく吟味し，和解交渉のテーブルにつくかどうかも含めて対応を検討していきたい。解決への強い意向が裁判官にあ

ることは感じている。しかし，国全体の立場の決定については，この場では言及できない。[213]

細川護熙熊本県知事の記者会見[81]

　9月18日夕，県庁で記者会見し，東京地裁の和解勧告受け入れを表明した。また，水俣病の他の裁判で同様の勧告が出た場合，受け入れる考えがあることを示したほか，国の出方次第では機関委任事務である水俣病の認定業務を返上する意向も示唆した。

　勧告内容について，知事は「裁判，医学，認定制度のいずれによる解決策にも限界があることを明確にした，思いきった内容」と評価。「他の水俣病裁判にもいい波及効果が出てくると期待する」と語った。

　和解勧告に対する国の対応について，知事は「国は同意しない可能性が強い」との見通しを示した上で，今後，和解のテーブルにつくよう国に働きかける考えを示した。

〈国・勧告拒否を表明（1990年10月1日）〉[83]

　山内豊徳環境庁企画調整局長は，10月1日夜，同庁で記者会見し，「現時点において和解勧告に応じることは困難である」として，「勧告拒否」を表明した。環境庁とともに被告である農水，厚生，通産も「本省には責任がなく，和解には応じられない」と国側の訴訟代理人の法務省に伝え，法務省は同日夕，東京地裁に伝えた。

　山内局長は和解勧告を拒否する理由について，「（裁判所の判断は）責任論に触れておらず，病像論についても国側の主張と大きな隔たりがあり，和解によって合意する状況にないと判断した」と強調。さらに，「国側の責任論についての判決は1987年3月の熊本地裁判決だけ。国は判決を不服として控訴する一方，東京地裁では国の主張に力を入れてきただけに判決を期待したい」と説明した。

　同席した武智敏夫水質保全局長も「熊本地裁判決で，国側の主張が全く受け入れられなかったから控訴している事情があることを理解してほしい」と補足した。

しかし，今後の対応について山内局長は「裁判所が同じ内容の勧告を繰り返せば国の対応も同じだが，内容が別であれば，新たに判断することになり，どんな案が出ても応じないということではない」と述べ，話し合いの余地が残されていることを示唆した。

〈水俣病第三次訴訟熊本地方裁判所「和解勧告全文」〉熊本地方裁判所（1990年10月4日）〉[82]

1　まず，熊本地裁における水俣病訴訟の実情を率直に認識することから始めたい。当裁判所に係属中の水俣病3次訴訟は，1990年10月1日現在，第2陣から第13陣まで原告総数1,169人に上り，うち第2陣137人については，一応原告本人12人の尋問が終了し，他に若干の証拠調べが残っているものの，その後数回の最終弁論を重ねることによって，結審することも可能な状況になってきている。しかしながら，第3陣以降の1,000人を超える原告については，その10％程度の原告本人尋問を実施するとしても，今後約100人の原告を調べなければならず，その証拠調べ終了までに膨大な時間を要することが予想される。そこで，判決可能性のある部分だけを切り離して速やかに結審，判決することも考えられるところであるが，それでは一部のものの救済に役立っても，全原告のための解決とはほど遠いものがあると言わざるを得ず，裁判所，原・被告双方の代理人を含め，今後の訴訟運営をいかにするかについて苦慮するところである。さらに，一審で判決がなされたとしても，いずれの当事者においても，これに対する不服の申し立てが法律上の権利として保障されている以上，このことによって直ちに解決がなされるものとは考えられず，最終的な解決がなされるまでに，予測することが極めて困難な長い時間を要するものと推察される。しかも，水俣病の公式発見後，既に34年を経過し，高齢化も進み，既に死亡した原告の数もかなりの数に上っており，原告らの生きているうちに救済してほしいという願いに切実なものがあり，なによりも，これらの声に謙虚に耳を傾けるべきものと思われる。

2　現在，水俣病被害者に対する補償は，1973年に被告チッソ株式会社と水俣病被害者団体との間で締結された補償協定に基づき，公害健康被害の補償等に関する法律による認定を受けた場合に，被告チッソ株式会社から補償を受けることができるというシステムになっている。

　ところで，水俣病の認定をめぐっては，その根底に基本的な病像の捉え方，ひいては，症状の組み合わせを必要とするかどうかについて見解の対立がみられ，ことが専門的，病理学的知見にかかる，未解決の領域も残っている問題であり，しかも認定にあたって急性，劇症型の水俣病から慢性，不全型の水俣病の患者が圧倒的多数を占めるに及んで，類似症候をもつ他の疾患との鑑別が困難となってきている状況である。従来，裁判所による水俣病の認定，いわゆる司法認定と行政認定との間に大きな齟齬が見られるのも，この病像の捉え方，症状の組み合わせの要否に由来するものであるが，現在この2つの認定の間に大きな隔たりが存在するという不幸な事態が継続している。

　加えて，認定制度の前提となっている被告チッソ株式会社と水俣病被害者団体の間の前記補償協定も，当初急性，劇症型の水俣病患者が顕在化していた当時のものであり，その後の患者の病像の推移の中で右の補償基準がそのまま妥当するものかどうかについても一考を要するものがある。

　ここで，われわれは，水俣病の病像解明に多大の貢献をなし，最後まで水俣病の認定は症状の組み合わせが必要であると厳格に主張されていた学者の方が，ごく初期の論文ではあるが，水俣病患者の診断に当たって「これらの例で水俣病と診断しないならば，果たして何と診断できるか疑問であり，不明の神経疾患とするには数が多過ぎると思う」と指摘していたことに思いを致すべきである。そこには，病像論をどう捉えるかという問題を超えて，水俣病の診断・認定が極めて困難であり，しかも，これを原因不明として放置するには，あまりにも大きな現実が存在している。

3　水俣病事件をめぐっては，その認定の問題をはじめとして，解決が極めて困難な問題が数多くあることは確かであるが，それにしても，このように広い地域にわたって，多数の者に深刻な被害を生じさせた歴史上類のない公害事件が，公式発見後34年を経過した今日においても未解決で，しかも全面解決のめどすら立っていないということは，誠に遺憾であるといわなければならない。

したがって，水俣病事件の全面解決を早急に実現することが求められるが，これまでの経緯に照らすと既存の制度に依拠するだけでは現在の水俣病事件の全面解決を図るのに限界があるものと言わざるを得ず，この際，訴訟関係者が新しい救済システムの提示等紛争解決に向かって，何らかの決断をすることが必要と思われる。既に東京地裁において和解の勧告がなされ，これに対して，被告国が拒否の態度を表明したという報道に接しているが，そのまま放置するには忍びないものがある。ここにあえて和解を勧告する次第である。被告国においては，慎重に検討し，再考されることを切に望んでやまない。

〈チッソ和解勧告を受諾(1990年10月5日)〉[84]

チッソは，10月5日，勧告受諾を表明するとともに，熊本地裁の勧告に対しても受け入れる意向を明らかにした。同日午後2時30分から，環境庁で記者会見した河嶋庸也副社長は「裁判所の主宰する裁判上の和解手続きには出席したいと考えている」とあらかじめ用意した文面を読み上げ，さらに「水俣病の原因企業として責任を痛感しており，なるべく早い時期での解決を念願している。慎重に検討した結果，ともかく和解の席につき，裁判所の考えを聞きながら解決に努めたいと判断した」と語った。

〈水俣病第3次訴訟控訴審「和解勧告全文」福岡高等裁判所(1990年10月12日)〉[85]

1　当裁判所は，いわゆる熊本水俣病第三次訴訟第1陣訴訟の控訴審として審理を行っている。この訴訟の第一審は，115人の原告(本人が

水俣病患者と主張する者79人および被相続人6人が水俣病患者であったと主張する相続人36人)が，チッソ株式会社，熊本県および国の3者を被告として，1980年に熊本地裁に総額約14億円の損害賠償を請求する訴訟を提起した事件であり，同地裁は1987年3月30日に被告3者に対し総額約6億7,000万円の賠償を連帯して支払うよう命ずる判決を言い渡した。この一審判決に対して，一審被告3者と，請求を棄却された一審原告から控訴が提起され，本日までに17回の口頭弁論を重ねてきたが，一審原告らが一審被告チッソ株式会社を原因企業とする水俣病に罹患していると認められるかどうか，それが認められるとした場合に一審被告および熊本県に国家賠償責任があるかどうかについて，当事者間に激しい見解の対立があり，事実上の認定の上でも法理論の面でも多くの極めて難しい問題を含んでいる。

2　とりわけ，一審原告らが水俣病に罹患しているかどうかの判断に関しては，既に現行の行政認定制度で採用されている基準が厳格すぎると判示した当高裁の確定判決(熊本水俣病第二次訴訟の控訴審・1985年8月16日判決)があるほか，一審原告らの中には，取り調べ済みの証拠に照らし，水俣病患者であると認定するのが相当と思われる複数の者がいる(水俣病認定申請を棄却されて本件訴訟の一審原告に加わったが，第一審係属中に死亡した後の最近になって水俣病であるとの認定を受けるに至った者もいる)のであるが，他方で，症状が軽微で特徴が少ないため他の疾患との鑑別に困難を伴う者もいるのであり，真に救済されるべき者を確定するには医学的知見に照らしつつ科学的な解明を進めなければならないけれども，専門家の間でも意見が分かれている実情であって，最終的な判定は容易ではない。

　また，行政庁の規制権限の不行使を理由とする国家賠償責任の問題についても，学説上さまざまな考え方が対立しているところであるが，行政庁が規制権限の行使について裁量権を持っているとしても，一定の要件を充足する場合には作為義務が生じ，その不行使は違法となるとの解釈が裁判例の上で定着しつつあるということができる。本

件においても，食品衛生法，漁業法，水産資源保護法，公共用水の水質に関する法律，工場排水等の規制に関する法律，熊本県漁業調整規則等，複数の省庁・部局の所管にかかわる諸法令に基づく一審被告国および熊本県の作為義務の存否が問題とされている。（一例を挙げれば，一審原告らは，熊本県が設置した水俣病奇病対策連絡会の1957年7月24日の会議において，水俣湾内産の魚介類は食品衛生法4条2号にいう「有毒な，または有害な物質が含まれ，または付着しているもの」に該当する旨の知事告示をすることとしたが，厚生省が同年9月11日付公衆衛生局長の熊本県知事あての回答において「水俣湾内特定地域の魚介類のすべてが有毒化しているという明らかな根拠が認められない」との理由で同法の適用を否定する見解を伝えたため，熊本県知事は告示をするに至らなかったとの事実を指摘して，右時点における同法に基づく作為義務の存在およびその不作為の違法を主張している）これらの点について判断するためには，右法令等の解釈のほか，水俣病の存在が発見された後の10数年間における患者の発生状況・被害の実情，原因究明の進捗状況，漁民その他の県民の認識・対応，企業側の認識・対応，国および県の水俣病被害およびその原因についての認識ないし認識可能性の有無・程度，国および県の執った，ないし執りえた対策その他もろもろの事実関係を解明することによって，前述の諸要件が充足されていたかどうかを吟味する必要があるのであり，一審被告および県の賠償責任の有無は，これらについての事実認定および法律判断にかかっているのである。

　当裁判所は，損害賠償制度の基本である損害の公平な分担という理念を旨としつつ，以上の諸点について慎重に審理を進めているが，口頭弁論が終結に熟して判決の言い渡しに至るまでにはさらにかなりの月日を要する見込みである。

3　もとより，裁判所は，どのように複雑・困難な訴訟事件であろうとも，迅速な審理を遂げ適確な判決をする使命を帯びているのであり，当裁判所もその任務の遂行をいささかも躊躇するものではない。しか

し，同時に事案の性質その他の諸般の事情にかんがみ，適宜の段階において和解による解決を試みることもまた，裁判所の重要な職責の1つである．

本件についても，一審原告らが多数で，その多くが高齢である上，各地の裁判所に同様に複雑困難な事案が多数係属している現実にかんがみて司法判断を使命とする当裁判所としても，本件訴訟のより早期の抜本的な，かつ適切妥当な解決を計るために，この時点において，全当事者に対し和解を勧告することとする．

なお，前述のような病像論や法理論をはじめとする当事者間の対立の顕著さが，和解に向けての意欲をそぐ要素となることが懸念されるところであるが，多数を擁する一審原告らとしては，和解の基本理念である互助の精神を旨としつつ内部の意思統一を図ることが不可欠の要請であるし，総じて，和解の場においても裁判所が対立点について見解を表明し調整を計る余地もあること，和解における決断には各当事者の法的責任の有無・程度だけが基準とされるのではなく道義的責任や広い意味での政治的な判断が加味されるのが通常であること，和解においては複数の当事者間の寄与の程度に応じた割合的な責任分担の考え方を柔軟に適用する余地があること，和解を進行させる一方でこれを阻害しない範囲の口頭弁論や証拠調べを併せて行うことも可能であること等の諸点を念頭に置かれて，各当事者とも和解による解決に積極的な努力をされるよう希望する．

〈政府和解拒否の見解（1990年10月26日）〉[86]

1990年10月29日，水俣病訴訟の和解勧告問題で政府が，拒否理由を盛り込んだ見解をまとめたのを受けて法務省は同日午後，福岡高裁と同地裁に対し勧告拒否を正式に回答した．同様に和解勧告を出した東京地裁，熊本地裁に対しても国は既に「勧告には応じられない」と通告しており，これで和解を勧告した4裁判所全部に拒否回答をしたことになる．

水俣病訴訟に関する国の見解について(1990年10月26日)[209]

環境庁，厚生省，農林水産省，通商産業省

　水俣病問題は，我が国において発生した公害問題の中でも甚大な被害をもたらしたものであり，国としてもその早期解決に向けて努力すべきものと認識している。

　水俣病に関しては，原因企業に加えて国及び熊本県を被告とする損害賠償請求訴訟が多数提起されており，そのうちのいくつかにつき裁判所から和解の勧告がなされているところである。

　これらの訴訟の主な争点は，①国及び県に水俣病の発生，拡大の防止に関する賠償責任があるか否か(責任論)，②原告らが水俣病の患者であるか否か(病像論)であるが，これらはいずれも，国の行政の在り方に深くかかわる問題を含んでおり，これらの訴訟について当事者双方が容認し得る和解の合意が得られるとは到底考えられないところである。

（責任論）

　本件訴訟においては，水俣病の原因物質を排出したチッソ(株)に賠償責任があるのみならず，国及び県についても規制権限不行使等による国家賠償法に基づく賠償責任が存在するか否かが争点になっている。特に，この場合の国の責任とは，水俣病の発生，拡大の防止に関し法的責任があり，国費をもって賠償を行う義務があるか否かということであって，国民の福祉の向上に努めるという国の行政上の責務とは性格を異にするものである点に留意する必要がある。

　原告側は，水俣病の発生，拡大に関し，食品衛生法，漁業法，水産資源保護法，(旧)公共用水の水質の保全に関する法律，(旧)工場排水等の規制に関する法律を根拠にして，所管の行政庁が適切かつ時宜を得た規制権限の行使等を怠ったことによる国家賠償法上の賠償責任があると主張するが，国としては，原告側が主張するような規制権限の法的根拠はなく，水俣病の原因物質も明らかになっていなかった当時の状況のもとで，行政指導を中心にできる限りの対応をしたものであり，水俣病の

発生，拡大の防止に関し賠償責任はないと考えている。
　具体的には，
① 食品衛生法による規制については，上記のように原因物質が判明しておらず，かつ，有害な魚種，その他の漁獲場所等も特定されていなかったので，販売禁止等の強制的な処分は不可能であったこと，また，水俣湾産の魚介類の摂取を避けるように行政指導を行う等できる限りの措置をとっていたこと
② 漁業規制については，漁業法による漁業権の取消し等の権限が行使できるのは，漁業調整等に必要な場合に限られており，また，水産資源保護法及び県漁業調整規則に基づいては，チッソ（株）の工場排水の停止を命ずる権限はなかったこと
③ (旧)公共用水の水質の保全に関する法律及び(旧)工場排水等の規制に関する法律については，水質保全に関する我が国で初めての法律の施行(1959年4月)の直後であり，新たに規制すべき水域の指定と水質基準の設定につき全国的な調査研究を進めている状況にあったため，現実にこれらの規制に基づく権限を行使し得る前提条件が存しなかったこと
④ このほか，国は1959年，チッソ（株）に対し，排水処理施設の早期完備の要請等可能な限りの行政指導を行ったが，相手方の協力を前提とする行政指導によっては，それ以上の措置を講じさせることは困難であったこと
等から，水俣病の発生，拡大の防止に関し賠償責任はないことを各訴訟において主張しているところである。
　そもそも，本件のような場合に国の賠償責任を認めるかどうかは，本件訴訟における問題にとどまず，国は国民の活動にどの段階で，あるいは，どこまで介入すべきかという国の行政の在り方の根幹に関わる問題であり，国が責任を持つべき分野を過大に広く認めるならば，過剰な規制を行わざるを得なくなるおそれすらある。加えて，この問題は，究極的には，何らかの損失を生じた場合にどこまで国民全体の負担によりそ

れを補填すべきかという問題であり行政としてゆるがせにできない重要な問題であって，国の責任の有無については，原告側との間で妥協を図ることのできる性質の問題ではないものと考える。

（病像論）
　損害賠償が認められるには，原告らが水俣病による被害を受けていることが前提となるが，本件訴訟においては，原告が訴えている症状が水俣病によるものであるかが，もう1つの大きな争点である。
　水俣病被害者の救済に関しては，1969年から（旧）公害に係る健康被害の救済に関する特別措置法，その後は公害健康被害の補償等に関する法律による救済が制度化されており，自ら水俣病であると考える者は，認定申請を行い，審査を受ける道が開かれている。国においては，法に基づき関係地方公共団体と一体となって水俣病被害者の救済に努め，これまでに2,900名余の者を認定しているところである。
　この認定制度は，医学を基礎として公正な救済を進めることを旨として実施してきており，初期の水俣病患者にみられた急性型や典型的な水俣病患者はもちろんのこと，症状の揃わない不全型や軽症例を含め，高齢化や合併症の影響がみられる場合であっても，医学的に水俣病と診断し得る者は広く水俣病と認め救済を図っているものである。
　この判断条件は医学界の定説を踏まえた適切なものであり，1985年の「水俣病の判断条件に関する医学専門家会議」においても，改めてこれが妥当なものであるとの見解が示されているところである。原告側はより緩やかな基準によるべきものと主張しているが，これは医学的根拠に乏しいものというべきものである。いずれにせよ，水俣病であるか否かの判断については，医学的根拠を離れて，当事者間の交渉により中間的な基準を設け得るといった性質のものではなく，このような対応は採り得ない。
　これらの訴訟で争われているような，法に基づく国の在り方の根幹にかかわる紛争の究極的な解決は，判決というかたちでなされるべきもの

と考えており，各地の水俣病訴訟のなかには，昨年12月に結審したものもあることから，裁判所の公正な判断ができるだけ速やかに出されることを期待しているところである。したがって，現時点において和解勧告に応じることは困難である。

〈熊本県知事，正式に「和解」受諾（1990年10月31日）[87]〉

1990年10月31日午前，熊本県細川知事は水俣病第3次訴訟の第2陣以降を審理している熊本地裁（足立昭二裁判長）を訪れ，同地裁が10月4日に出した和解勧告についての上申書を提出，和解の受け入れを正式に回答した。

〈環境庁「未認定患者の救済策検討」について中央公害対策審議会に意見を求める（1990年12月25日）[231]〉

1990年12月25日環境庁は，水俣病問題の新たな救済策を導入するため，中央公害対策審議会（近藤次郎会長）に公害健康被害補償法の見直しと新たな立法措置を含む「総合的な対策の検討」について，意見を求めることを決めた。政府は水俣病訴訟の和解勧告で，「和解交渉に応じられない」との態度を取っているが，今回の方針は，行政として問題解決案を示したもの。未認定患者らに制度的な救済が拡大することを意味しており，同庁は「1992年度から新制度を実施し，水俣病問題の早期解決への転機としたい」としている。

環境庁が中公審に意見を求める理由としては，次の3項目をあげている。

①患者認定の未処分者が相当数残され，再申請，県外申請者等の対応が問題となっている。

②患者が高齢化し，症状の判定が困難化している。

③水俣病発生地域の住民に，健康不安を感じている人が少なくない。

北川石松環境庁長官は，同日，記者会見で「水俣病の定義や認定制度及び補償制度に変更はなく，訴訟の和解勧告についての見解は従来通り」と語った。

〈将来も和解には応じず／愛知環境庁長官が示唆（1990年12月29日）〉[88]

1990年12月29日環境庁長官に就任した愛知和男氏は30日，熊本日日新聞のインタビューの中で「水俣病訴訟に関しては『現時点では和解に応じられない』というのが従来の国の見解だが，私はあえて言うなら『現時点』とはしない。総合的対策等，訴訟以外の分野で十分に対応していきたい」と語り，将来的にも和解に応じる考えがないことを示唆した。

〈水俣病問題の総合的な対策を検討する「水俣病問題専門委員会」設置（1991年1月12日）〉[89]

1991年1月12日，環境庁長官の諮問機関である中央公害対策審議会の環境保健部会（部会長・井形昭弘鹿児島大学長）が，東京・霞ヶ関ビルで開かれ，水俣病問題の総合的な対策を検討する「水俣病問題専門委員会」を部会内に設置することを決定，部会員の中から専門委メンバー6人を決めた。メンバーは，同部会委員6人のほか，医学，法律等の専門家10数人で構成される予定。

専門委員のうち部会委員には，井形氏のほか荒木淑郎熊大医学部教授も委員。

井形昭弘委員長：

国の水俣病の判断条件が適切でないとの批判があるが，そうは思わない。正しい解決には医学に基づいた線引きが必要だ。原告を含め今，救済を訴えている人たちは，症状の一部に有機水銀の影響があるかもしれないが，そうでない人もいる。いわゆるボーダーライン層で，医学的判断の限界を超えたものとして，社会的な対策が必要だろう。

今回の中公審は，このボーダーライン層を救済する方法を考えるのが目的だ。公害健康被害補償法で水俣病と認められなかった人を救済することになるので，新しい法律が必要になるかもしれない。和解の流れがプレッシャーになっているのは確かで，原告たちの期待感が高まっており，満足してもらえるかどうか。委員にはいろいろな立場の人がおり，激論も予想されるが，これがきっかけで水俣病が解決できるよう，批判

に耐えうるものを出したい。[2]」
　一方，水俣病被害者・弁護団全国連絡会議（全国連・豊田誠事務局長）は，1991年1月12日，環境庁で記者会見し，「水俣病被害者たちを，健康不安を抱く者等として片付けようとする危険な動きであると危惧する」と批判した。[89]

〈中公審専門委の「水俣病総合対策」の概要（1991年10月25日[90]）〉
　1991年10月25日，中央公害対策審議会の環境保健部会に設置された水俣病専門委員会（井形昭弘委員長）が検討を続けている「水俣病問題総合対策」の概要が，明らかになった。10月29日に開かれる専門委で調整し，11月12日の次回専門委で環境保健部会への報告書をまとめ，来年度からの実施を目指す。
　対策の柱は，
① 棄却者の中で一定の神経症状がある人を対象に，医療費の自己負担分を全額公費助成し，通院費等の諸雑費を療養手当，もしくは健康管理手当として支給する「特定症候有症者医療事業」（仮称）
② 水俣病に関連した健康不安を抱える地域住民に対して，老人健康法を活用した健康診査，生活・療養上の指導，相談窓口を設置する「地域健康管理対策」（仮称）
など。
　「特定症候」は，棄却者が再申請しないことを条件に医療費の自己負担分を助成する特別医療事業に，「手当」を追加した。1968年12月以前に諸該当地域に住んでいた，等の居住要件や疫学条件を満たす者のうち，明らかに他疾患が原因である場合を除く，四肢末端の感覚障害者を対象にする。
　このうち，居住要件は認定患者の発症率等も考慮し特別医療事業の対象地域を狭める意見もあり，水俣市，芦北郡3町，鹿児島県出水市，出水郡東町の7市町村が浮かんでいる。
　対象者の選定は各県知事の指定する医療機関の診断書等を基に判断

するが，導入にあたっては再申請の制限も検討されている。しかし，対象地域，再申請の制限とも，関係県や専門委内の意見が分かれており，今後さらに詰められる。

〈今後の水俣病対策のあり方について（専門委員会報告）1991年11月26日〉[7]

今後の水俣病対策のあり方について（専門委員会報告）1991年11月26日

Ⅱ　問題の現状と評価
1　問題の現状

　今日においても認定作業はなお終了しておらず，さらに，水俣病をめぐって，様々な社会的紛争が生じている状況にある。

　認定業務に関しては，熊本県及び鹿児島県では，現在でも認定申請を行う者があり，認定申請を棄却されても再度申請を行う者が多数ある。また，棄却処分に関して行政不服審査を請求する者も多数に上り，行政訴訟により棄却処分の取消しを求める者もある。さらに，認定申請を棄却された者を中心に，水俣湾周辺地域の水俣病に関しては企業，国及び熊本県を被告として，阿賀野川流域の水俣病に関しては企業及び国を被告として，損害賠償を求める訴訟が多数起こされている。

　まず，これらの地域にあっては，過去において通常のレベルを超えるメチル水銀を含む魚介類が流通したことから，水俣病発症に至らなくとも様々な程度でメチル水銀を摂取している可能性が考えられ，これが何らかの健康上のリスクとなっているのではないかと受け止められていることが挙げられる。さらに，公健法の認定の範囲に含まれない者の中にも水俣病にもみられる神経症候の訴えがみられ，これが水俣病によるものではないかと考えられていることが挙げられる。

　今日の水俣病問題解決のためには，これらのその背景となっているこの地域に特有の水俣病に関連する健康上の問題の内容を明らかに

し，必要な対応を検討することが求められている。

2　水俣病に関する医学的知見
（1）水俣病の病像
　水俣病は，工場排水に含まれるメチル水銀が魚介類に蓄積され，これを長期かつ大量に摂食することによって起こった神経系疾患である。その症候としては，四肢末端の感覚障害に始まり，運動失調，平衡機能障害，求心性視野狭窄，歩行障害，構音障害，筋力低下，振戦，眼球運動障害，聴力障害を来し，また，味覚障害，嗅覚障害，精神症状等を来す。胎児性水俣病では，知能障害を来す等成人のものと若干異なった病像を示す。
　水俣病の主要症候と考えられているのは四肢末端の感覚障害，小脳性運動失調，求心性視野狭窄，中枢性眼球運動障害，中枢性聴力障害，中枢性の平衡機能障害等であり，典型例では主要症候をそろえた例がみられるが，非典型例では通常そのいくつかの症候の組合せが出現する。
　病理学的には，メチル水銀による障害は中枢神経系を中心とする複数の特定部位に生じやすいことが明らかにされており，その障害部位に対応した症候が出現すると考えられている。
　なお，神経系以外の諸臓器に障害を示唆する報告はごく少なく，否定的な見解が一般的である。
（2）水俣病の診断
　水俣病はメチル水銀が原因であるが，メチル水銀による身体への障害を特異的に把握する手法は確立されていない。水俣病では種々の神経症状を呈するが，それらの個々の症状はメチル水銀によってのみ特異的に生じるものではなく，他の原因によっても生じるものである。しかし，臨床的には水俣病の症状の出現には一定の傾向があるので，いくつかの症状の組合せによる症候群の診断が可能である。症候群的診断に際しては，診断上の価値の高い症候の組み合わせとして診断基

準が作成されることが一般的である。公健法における認定業務について，「後天性水俣病の判断条件について」（1977年7月1日　環境庁企画調整局環境保健部長通知），「小児水俣病の判断条件について」（1981年7月1日　環境庁企画調整局環境保健部長通知）が作成されている。これらは医学的な知見を基に取りまとめられたものであり，臨床上の診断基準の性格も持つものである。現在までの研究では，これら判断条件に変更が必要となるような新たな知見は示されていない。

（3）メチル水銀曝露と水俣病発症

①水俣病発症の機構

経口摂取されたメチル水銀は，一旦ほとんどが吸収されるが，体内に蓄積された量に応じて排泄されるため，吸収された量がすべて体内に蓄積していくものではない。曝露を長期間受けた場合は，曝露した当初は体内蓄積量が増加していくが，排泄量もこれに応じて増加するため，曝露が開始して一定の期間が経過すると吸収量と排泄量は均衡し，それ以上体内蓄積量が増加することはない。吸収量と排泄量が均衡するまでの期間は，メチル水銀の場合は約1年とされている。

最も感受性の高い個体に最初の症候が現れる値を発症閾値としており，メチル水銀では，頭髪総水銀濃度で50～125μgとされている。なお，胎児性のメチル水銀中毒では，成人の場合より閾値が低い可能性が示唆されている。

曝露後発症までの期間は，メチル水銀では通常1カ月前後，長くても1年程度までであると考えられている。曝露後長期間経過した後に発症することは，前述の知見から説明することは困難であるが，水俣病に関する調査では，曝露停止してから症状が把握されるまで数年を超えない範囲で更に長期間を要した臨床例が報告されている。

②曝露レベルの推移と発症可能性

　ア　水俣湾周辺地域

　　　漁業関係者を含めた水俣市住民の頭髪水銀濃度は，1968年～1985年に剖検された水俣地区在住者の臓器内メチル水銀濃

度は，大脳，小脳，肝臓，腎臓とも対照地区（茨城県）と同程度まで低下しているとの調査結果がある。出生児の臍帯中水銀濃度は，1955年～1960年頃をピークとして年々低下しており，1968年以降は非汚染地域の濃度と同程度である。これらの結果は，水俣湾産魚介類の水銀濃度と周辺漁村地区における魚介類の摂食量から摂取され得るメチル水銀の量を推定した調査結果からも支持されている。以上から，水俣湾周辺地域では，遅くとも1969年以降は，水俣病が発生する可能性のあるレベルの持続的メチル水銀曝露が存在する状況ではなくなっていると認められる。

 イ　阿賀野川流域

  阿賀野川流域においては，1966年以降，水俣病が発生する可能性のあるレベルの持続的メチル水銀曝露が存在する状況ではなくなっていると認められる。

3　水俣病発生地域住民に係る環境保健上の留意点

 水俣湾周辺地域の住民の中には，水俣病を発症した者がいる一方，発症するには至らなくとも，様々な程度にメチル水銀を摂取したと考えられる者が存在している。また，これら地域の住民は，周辺に水俣病が発生したという社会的に特別な条件を持っている。このようなことから，メチル水銀を含んだ魚介類を摂食した地域住民には，現在もなお，自らの身体の不調はメチル水銀によるものではないか等と健康状態について不安を抱いている者が少なくない状況にある。

 他方，阿賀野川流域でも，地域住民には様々な程度でメチル水銀の摂取があったものと考えられるが，1966年から数年を経過した後には新たな水俣病が発症する危険性はなくなったものと考えられる。この地域での曝露は，川魚によるものであるため，摂食範囲が限られており，曝露を受けた者の居住する範囲の広がりや集積性について水俣湾周辺地域とは異なること，曝露の期間が水俣湾周辺地域に比べ短期

間であったと考えられること，また発生後比較的早い段階で大規模な住民健康調査が行われたこと等の状況の違いがみられる。

　水俣湾周辺地域のように，長期にわたり様々な程度でメチル水銀を摂取したと考えられる人口集団の事例はないため，その健康状態の長期的な推移等を把握する必要性が指摘されている。

4　水俣病発生地域住民の神経症候の問題
　（1）地域住民にみられる神経症候の訴え
　　水俣病発生地域では様々な神経症候の訴えがみられ，これが水俣病ではないかと考える者が少なからず存在するという状況にあるが，これらの者には，四肢末端の感覚障害が広範に認められる。熊本県及び鹿児島県において認定申請を棄却された者についてみると，居住要件と四肢末端の感覚障害を有するという条件を満たす者（熊本県及び鹿児島県で行われている特別医療事業の要件に該当する者）は相当広く認められている。
　（2）四肢末端の感覚障害と水俣病の関係
　　水俣病にみられる四肢末端の感覚障害は，典型的には，表在感覚，深部感覚及び複合感覚が低下する。いわゆる手袋靴下型の感覚障害である。四肢末端の感覚障害は水俣病の初発症候であり，水俣病でみられる症候の中で最も高い頻度でみられる症候とされている。

　　メチル水銀による障害で，四肢末端の感覚障害を示し，かつ，水俣病の他の主要症候はみられないという現れ方があるかどうかということが問題となっているが，これに関しては，疫学，臨床医学等による医学的な検討が必要である。この症候とメチル水銀との疫学的な関係については一定の結論が得られるに至っていない。

　　主に臨床医学の観点から四肢末端の感覚障害と水俣病との関係を検討したものとしては，環境庁が1985年に設置した水俣病の判断条件に関する医学専門家会議による検討がある。この専門家会議では，「水俣病においては，ほとんどの症例で四肢の感覚障害が他の症候と

併存しつつ出現するが，感覚障害のみが単独で出現することは現時点では医学的に実証されていない」とされ，「四肢の感覚障害のみでは水俣病である蓋然性が低く，その症候が水俣病であると判断することは医学的には無理がある」とまとめている。

　個々人の臨床的診断については，四肢末端の感覚障害は他の様々な原因によっても生じること等も勘案すれば，四肢末端の感覚障害のみで水俣病とすることには無理がある。

Ⅲ　今後の対策の方向
1　地域住民の健康管理
　メチル水銀を摂取した可能性がある住民に適切な健康管理を行うことにより，健康上の不安を解消していく必要があると考える。具体的には，水俣病が発生した地域の住民に対し，検診や保健指導等を実施していくことが必要である。

　また，様々な程度でメチル水銀の曝露を受けた人口集団の長期的な健康状態の推移については，更に知見の蓄積が必要であるので，このような観点にも留意して実施すべきである。

2　四肢末端の感覚障害を有する者への対応
　四肢末端の感覚障害を有する者への対応を検討する場合，この問題が広い意味でメチル水銀汚染に関連したものであることから，汚染原因者の民事損害賠償責任を前提とした対策とすべきかどうかという点が重要である。

　これまでの水俣病関係訴訟の判決では，水俣病と認めるかどうかについて幾つかの考え方が示されている。一例を挙げれば，原告がメチル水銀に曝露した可能性が，原告の家族に水俣病患者が集積していることから極めて高度なものと認められるときは，四肢末端の感覚障害の所見しか得られない場合であっても，その症状が他の疾患に基づくことの反証がない限り，水俣病と事実上推定するのが相当であるとい

う考え方を示したものがある。このような司法の判断は，民事訴訟の場において，裁判官が，高度な蓋然性が認められるとの心証を得られる場合，すなわち通常人の常識をもって評価すれば因果関係が存在するであろうと判断できる場合には，必ずしも自然科学的に厳密な因果関係が認められなくとも法的因果関係を認定してもよいとされているとの考え方に基づくものであろう。

ところで，四肢末端の感覚障害という症候を呈する原因は様々であり，原因を明らかにできるものも少なくない。さらに，曝露の態様についても，水俣病は魚介類を摂食することによるメチル水銀の曝露によるものであるので，個々人ごとに曝露の量に差がある。水俣病が発見された当時に，メチル水銀曝露量を把握するための調査が十分に行われていなかったため，個々人の住民のメチル水銀曝露量に関する客観的な資料は不足している。

以上を考慮すれば，四肢末端の感覚障害を有する者について，個々に，その症候とメチル水銀曝露との間の関連性の有無を判断することは容易でない。裁判所には事実認定の権限が認められ，裁判官は，個別の事例について法的判断を加えつつ法的因果関係を認定することができるが，行政の場合には客観的，一般的な基準により判断を行うことが要請されており，それを越えて個別の事情に応じた法的評価を行うことは困難である。したがって，四肢末端の感覚障害を有する者に対して，行政として汚染原因者の損害賠償責任を踏まえた対策を行うことは適当でない。

行政の対策のあり方としては，地域住民の健康上の問題の解消，軽減を図るものとすることが適当である。

Ⅳ　新たに講ずべき対策のあらまし
1　健康管理事業
　（1）趣　旨
　　水俣病が発生した地域において様々な程度でのメチル水銀の曝露を

受けた可能性がある住民に適切な健康管理を行うことにより，健康上の不安の解消を図るとともに，このような者の長期的な健康状態の解明に資する。

　（2）対象者

　通常のレベルを超えるメチル水銀の曝露の可能性があったと認められる要件として，居住地域及び居住時期を定め，これに該当する者を対象とする。

　（3）事業内容

　対象となる住民について，健康管理上所要の検診を行うとともに，その結果に基づき生活や療養に関する指導を行う。

　あわせて，健康上の不安に対し適切な助言を行うとともに，水俣病についての理解を深める。

2　医療事業

　（1）趣　旨

　水俣病が発生した地域において水俣病とは診断されないが四肢末端の感覚障害を有する者の医療を確保することにより，原因解明及び健康管理を行い，もって地域における健康上の問題の軽減，解消を図る。

　（2）対象者

　通常のレベルを超えるメチル水銀の曝露の可能性があった者のうち，水俣病とは認定されないが四肢末端の感覚障害を有する者（その症候の原因が明らかである者を除く）を対象とする。

　対象者の決定は，要件に該当する者の申請により，審査を行い決定する。

　曝露の要件については，直接の曝露状況の資料によることは困難であるため，通常のレベルを超えたメチル水銀の曝露の可能性があった地域及び時期の居住歴等の資料により判断する。

　四肢末端の感覚障害の要件については，ばらつきのない統一的な資

料に基づき判断を行うため，指定された医療機関において作成された診断書により判断する。なお，迅速かつ効率的な事業実施の観点から，公健法等に基づく認定申請に対する処分がなされている者については，認定審査の際の資料の活用を図ることを検討すべきである。

また，対象者としての資格を有する期間には期限を設けることとし，期限が到来した際になお要件を満たす者については，引き続き対象者とすべきである。

（3）事業の内容

対象者について必要な医療を確保するため，療養費及び療養手当の支給を行う。

療養費については，社会保険の自己負担分を支給する。

療養手当については，対象者の療養の程度に応じた一定の要件を設け，通院に要する費用等の療養に係る諸雑費として定額を支給する。

3　実施体制

これらの対策は，水俣病が発生した地域において，様々な程度でのメチル水銀曝露があったことと考えられること等を背景として生じている健康上の問題に対して，住民の健康の保持増進を図る観点から必要な対策を講じるものであることから，国及び地方公共団体において対処されるべきものであるが，その実施については，水俣病が発生した地域を含む地方公共団体により行われることが適当である。また，水俣病が発生した地域を含む市町村においても，基礎的な地方公共団体として，積極的な協力が行われることが期待される。

1991年11月26日中央公害対策審議会は，「今後の水俣病対策のあり方について（水俣病問題専門委員会報告）」を環境庁長官に答申した。

(2) 水俣病総合対策の実施

　環境庁は，答申に基づいて予算措置を講じ，1992年4月30日，熊本県・鹿児島県・新潟県各県知事（関係県知事）に「水俣病総合対策の実施について」を通知した。

〈水俣病総合対策の実施について（平成4年4月30日環保企第228号環境庁企画調整局環境保健部長通知）[21]〉

　水俣病総合対策補助金交付要綱の規定に基づき，別紙「水俣病総合対策実施要領」のとおり定め，1992年5月1日から適用することとしたので通知する。ただし，療養費，はり・きゅう施術費及び療養手当は1992年6月1日以降に受けた療養並びにはり・きゅうについて適用する。

〈水俣病総合対策実施要領[22]〉
第1章　総　則
1　目　的
　この要領は，水俣病発生地域において，過去に通常のレベルを超えるメチル水銀の曝露を受けた可能性がある者に対し健康診査等を実施するとともに，水俣病とは認定されないものの水俣病にもみられる四肢末端の感覚障害を有する者に対して，療養費及び療養手当を支給することにより，これらの者の健康管理及び症候の原因解明を行い，もって当該地域における社会問題ともなっている健康上の問題の軽減・解消を図ることを目的とする。
2　実施主体
　実施主体は，熊本県，鹿児島県及び新潟県（関係県）とする。

第2章　健康管理事業
3　対象地域
　健康管理事業の対象地域は，過去に通常のレベルを超えるメチル水

銀の曝露の可能性があったと認められる地域として関係県知事が定める地域(対象地域)とする。
4 　健康診査　（略）
5 　健康相談　（略）
6 　普及啓発　（略）
7 　健康管理事業の実施体制の整備・運営　（略）
8 　評価・管理　（略）
9 　市町村関係機関の協力　（略）

第3章　医療事業
10　対象地域
　医療事業の対象地域は，過去に通常のレベルを超えるメチル水銀の曝露の可能性があり，水俣病患者が多発した地域として関係県知事が定める地域(対象地域)とする。
11　対象者
（1）医療事業の対象者は，次の要件のいずれかに該当することにより，通常のレベルを超えるメチル水銀の曝露を受けた可能性がある者であって，水俣病にもみられる四肢末端の感覚障害（水俣病によるもの及びその原因が明らかであるものを除く。以下「特定症候」）を有するものとする。
ア　1968年12月31日以前に，医療事業の対象地域(熊本県または鹿児島県の地域に限る)に相当期間居住しており，かつ，水俣湾もしくはその周辺の水域の魚介類を多食したと認められる者または1965年12月31日以前に，阿賀野川の対象地域(新潟県に限る)に相当期間居住しており，かつ，阿賀野川の魚介類を多食したと認められる者
イ　その他1968年12月31日以前に，水俣湾若しくはその周辺の水域の魚介類を多食したと認められる者，または1965年12月31日以前に，阿賀野川の魚介類を多食したと認められる者であって関係県知

事が適当と認める者
 （2）医療事業の対象としない者
　ア　公害に係る健康被害の救済に関する特別措置法または公害健康被害補償等に関する法律による水俣病の認定を受けた者
　イ　水俣病に係る認定の申請をしている者
12　療養手帳の交付
 （1）療養手帳の交付を受けようとする者は，関係県知事にその交付を申請しなければならない。
 （2）申請には，次の書類を添付しなければならない。
　ア　通常のレベルを超えるメチル水銀の曝露を受けた可能性があることを証する次のいずれかの資料
　　①1968年12月31日以前に，対象地域（熊本県または鹿児島県の地域に限る）に居住していたことを証する資料及び水俣湾もしくはその周辺の水域の魚介類を多食したことを証する資料または1965年12月31日以前に，対象地域（新潟県に限る）に居住していたことを証する資料及び阿賀野川の魚介類を多食したことを証する資料
　　②その他関係県知事が定める資料
　イ　特定症候についての関係県知事が指定する医療機関の医師の診断書。ただし，認定の申請に対する審査に係る検診資料があるときは，その旨を申し出ることにより，診断書の提出に代えることができる。
 （3）関係県知事は，申請を受理したときは，審査し，前項の要件に該当すると認めた場合は，手帳を交付する。
 （4）関係県知事は，手帳を交付するにあたっては，あらかじめ，学識経験者からなる判定検討会の意見を聴くことができる。
 （5）第1号の申請に対し第3号の審査を受けた者は，再度，第1号の申請をすることができない。
 （6）手帳は，交付を受けた日の属する翌月から効力を有する。

（7）手帳は，3年に限り，その効力を有する。
13　手帳の更新
　　（略）
14　申請の期間
　（1）1995年3月31日までにしなければならない。ただし，天災その他申請をしなかったことについてやむを得ない理由がるときは，この限りでない。
　（2）1995年3月31日において，現に認定申請をしている者は，その申請を棄却処分され，またはその申請を取り下げた日から，60日に限り，療養手帳の申請をすることができる。
15　手帳の失効
　手帳は，当該対象者が，次の要件のいずれかに該当するに至ったときは，失効する。
　（1）水俣病認定の申請をしたとき。
　（2）四肢末端の感覚障害の原因が明らかになったとき。
　（3）死亡したとき。
　（4）更新を受けずに，手帳の有効期間が満了したとき。
　（5）偽りその他不正の手段により療養費，はり・きゅう施術費または療養手当（療養費）の支給を受けたとき。
16　療養費の支給
　（1）関係県知事は，対象者が医療機関または薬局において特定症候に関連して社会保険各法の規定による療養を受けたときは，その者に対し，当該療養に要した費用の額を限度として，療養費を支給する。ただし，法令により，国または地方公共団体の負担による医療に関する給付を受けている者を除くものとする。
　（2）療養に要する費用の額から社会保険各法の規定による医療に関し保険者が負担すべき額を控除した額とする。（医療費の自己負担分）
17　はり・きゅう施術費の支給
　（1）関係県知事は，対象者が特定症候に関連して，はり師・きゅう

師から，はりまたはきゅうの施術を受けたときは，その者に対し，はり・きゅう施術費を支給する。
（２）はり・きゅう施術費は，月を単位として支給するものとする。
18　療養手当の支給
（１）関係県知事は，対象者が特定症候に関連して，療養手当を支給する。
　ア　療養を受けた者は，１月につき２万２,０００円
　イ　その月に療養に要した日数が，２日以上である者は，
　　①その者が７０歳以上である場合　１月につき２万０,０００円
　　②その者が７０歳未満である場合　１月につき１万６,０００円
（２）療養手当は，月を単位として支給するものとする。

　１９９２年６月２６日，熊本県は，水俣病未認定患者を対象に行う水俣病総合対策事業の実施要項を公表，同日付で施行した。[95]

〈総合対策事業に対する被害者団体の評価及び対応〉
　水俣病被害・弁護団全国連絡会議（全国連）は，総合対策について，①原告全員が対象となるのか不明，②再申請を認めていない，③３年更新の運用によっては患者切り捨てにつながる等の問題点はあるが，「裁判闘争で勝ち取った重大な成果」として申請を決めた。ただ問題点を残した対策なので申請手続きは，個人ではなく組織で対応。申請にあたっては，①特別医療事業対象者だった人は１９９２年７月１５日に一括申請（水俣病３次訴訟原告らでつくる水俣病被害者の会の会員７０４人は，いずれも同訴訟の原告で，従来の特別医療事業の適用者。同訴訟の生存原告１,２３３人の約５７％に当たる）[97]，②認定申請中の人は処分を待ち，棄却者は審査会資料で四肢末梢の感覚障害があれば総合対策に申請，なければ認定再申請する。[94]
　チッソとの直接交渉を進めている水俣病患者連合（会員４００人）の会員７６人は１９９２年７月２３日までに，水俣病総合対策事業への申請を行った。

同連合は「疫学条件と四肢末梢の感覚障害があれば水俣病。総合対策は特別医療事業の延長でしかなく真の患者救済とはならない」との立場をとっている。

しかし「総合対策事業実施に伴って廃止された，特別医療事業を受けていた人の経済的負担が大きくならないよう，申請は会員の個人の判断に委ねる」とした。今回申請した会員は，いずれも特別医療事業の適用者だった人たち。[98]

新潟県は6月29日，水俣病総合対策医療事業についての新潟県実施要綱を発表し，6月30日から事業を開始した。新潟水俣病被害者の会と同共闘会議は，同日夕，新潟市の弁護士会館で会見し，「再申請を認めず，水俣病問題の幕引きを狙う"アメとムチ"の事業だ」と強く反発，「新潟水俣病第2次訴訟原告全員に事業が適用されるよう求めていく」ことを明らかにした。続き，坂東克彦弁護団長は，「行政と医学による新たな患者線引きだ」と新潟県総合対策要綱を非難。「国の要領に追従し，地方自治の原則が貫かれていない」と，新潟県への要請が生かされなかった点を問題視した。また，被害者の会会長も「認定申請中当時，医師や看護婦から偏見，差別を受けた苦い思い出につながる」と，指定医療機関を新潟大学医学部附属病院のみとしたことに落胆していた。しかし，事業の開始そのものには「被害者らの全県キャラバン，県議会と106市町村議会での意見書採択が，新潟を対象から外した特殊疾病対策事業（1986年）のような不平等な適用を許さなかった」（坂東団長）と一定の評価をした。[234]

「水俣病総合対策事業」に対して，被害者団体は，水俣病認定申請者が事業対象から除外されたこと等から「水俣病問題の幕引きを狙ったものだ」と一様に反発する。しかし，今のところ申請の動きがないのは，大阪等に住む水俣病関西訴訟の原告だけである。[93]

〈環境庁環境保健部会水俣病問題専門委員会委員浅野直人福岡大学教授の見解〉[6]

私も中央公害対策審議会の委員会において，現在訴訟等で問題となっている方々にどのような対策が可能なのかについて大いに議論した。これらの方々の多くは医学的に水俣病とすることは困難であり，したがって民事賠償責任を基礎とした救済を図ることはかなり無理があるように思われた。ただ，地域の状況や過去の食生活等の経験からみて，今，一定の症状をもっている方々が，自分の症状が水俣病ではないかと考えられることには無理からぬものがある。行政として司法の判断とは別の考え方に基づき何らかの給付を行うことは当然許容されるものであり，今回の対策は，まさにこのような分野における行政上の救済策として実施されるものである。実施要綱をみると，必ずしもこれらの方々に完全に満足いただくことができない点もあると思われるが，水俣病とは診断できない方に，いわばこれまでの行政の枠を踏み越えて実施する施策であることを考えれば，従来の経過もあり，さまざまな制約が生じることもやむを得ないというべきであろう。いずれにせよ，今回の対策が関係者の理解を得て円滑に実施され，これを契機として水俣病問題の解決に向かって大きな一歩が踏み出されることが期待される。

〈岩尾総一郎環境庁特殊疾病対策室長の言い分〉[96]

僕は医学者として，水俣病の認定基準は間違っていないと思っている。しかし，本人が次々と症状を訴えてくるのは，こういう状態になったという36年の歴史があるわけで，それはそれで無理からぬ話だ。ただ環境行政として，やれることとやれないことがある。精いっぱいの施策が総合対策だ。

〈水俣病総合医療対策事業開始から半年間の「申請」状況〉

水俣病総合対策事業に申請しているのは，すでに行政から感覚障害が認められ，医療費の補助を受けている特別医療事業対象者ばかりだ。環境庁は，特別医療事業対象者である2,600人だけでなく，もっと広い範囲の救済を目的とし，最大6,000人と，見込んでいた。しかし，総合対

策は,一度申請して棄却されると,再申請できない仕組み。いわば「一発審査」だ。水俣市役所は「水俣病の認定審査会から何度も棄却され,行政に不信感をもっている人が多いのだろう」と分析する。[3]

下記,1992年11月末現在の「水俣病の認定処分状況」に示すとおり,熊本県において,総合対策医療事業申請数は2,305人である。[99]

水俣病の認定処分状況　　　　　　　　　　（1992年11月末現在）

	熊本県	鹿児島県	新潟県
申請実数	13,229	3,879	2,003
処分済数	10,979	3,654	1,993
認定数	1,768	487	690
棄却数	9,211	3,167	1,303
未処分数	2,250	225	10
未審査数	1,591	195	——
答申保留数	656	30	
処分保留数	3	——	
検診に応じない者	617	——	

総合対策医療事業

申請数	2,305	774	67
適用数	2,208	718	63

[4]　司法和解から政治決着へ——水俣病総合医療対策事業受付再開

(1)　政治情勢の変化

1993年1月,福岡高裁が事実上の和解案となる一時金所見を提示した後も,国は和解拒否の姿勢を変えず,和解協議は全く開かれないまま空白の1年となった。

和解への動きは,1993年8月9日に細川護熙(元熊本県知事)内閣の誕生で一気に高まっていた。その高まりは,1994年4月28日,細川首相の退陣でくじかれ,細川内閣を引き継いだ羽田孜内閣も同年6月30日に

総辞職するという政治情勢に翻弄され停滞した。混沌とした政治情勢を経て，6月30日，和解に積極的であった社会党の村山富市を首班とする内閣（自民党・社会党・新党さきがけの連立政権）が発足し，同年12月，未認定患者補償についての社会党案を軸に与党間の協議が始まり，政治的にも事態収拾への機運が高まりを見せ始めた。[100]

この高まりを誘発させる指標が示された。1995年1月12日，熊本県公害保健課野村隆課長は「未処分者が1,000人割るのは確実」と語った。未処分者は，第1次訴訟判決（1973年3月20日）で申請者が前年の4倍増となり，1,000人を突破。以来増え続け，1976年12月15日の水俣病認定業務不作為違法確認訴訟判決を契機に4,000人〜5,000人前後で推移。その後，被害者の高齢化等で減少し，また，再申請しないことを条件に医療費を公費負担する水俣病総合医療対策事業を1992年度から導入したことも，処分促進に拍車をかけたとみられる。1月12日までの水俣病総合医療対策事業への申請者総数は3,360人で，うち3,071人が適用対象者である。

未処分者が1,000人以下になる見通しが立ったことで，政府関係者は「国が現実的な対応を取れる数字で，水俣病問題の『全面解決』を目指す上で好材料になる」とみていた。[101]

(2) 政府・与党最終解決策を決定，被害者団体に提示

このような状況の中，社会党・自民党・新党さきがけの3党による連立政権が発足し，政治的決着に向けての機運が高まり，1995年9月28日夜，連立与党の政策調整会議は，政府・与党としての水俣病未認定被害者救済策の最終解決策を決めた。救済対象者に支給する一時金は，一律1人当たり260万円として1団体6,000万円〜38億円を加算する。救済対象者は約8,000人，一時金総額は約258億円とみられる。これを受け，環境庁は各被害者団体や熊本県，チッソへの提示を始め，現地の団体には吉井正澄水俣市長が伝えた。最大の被害者団体である水俣病被害者・弁護団全国連絡会議は「不満は残る」としながら，一定の評価をし

た。また，大島理森環境庁長官は30日にも水俣市を訪れ，現地被害者団体への説明・受け入れ要請を行うことになった。[102]

【政府・与党最終解決策の要旨】[102]
1 基本的な考えから
（1）①企業は一定の要件を満たす者に一時金を支払う，②国と熊本県は遺憾の意等，何らかの責任ある態度を表明する，③救済を受ける者は「待たせ賃訴訟」を除く賠償請求訴訟等の紛争を取り下げる――との枠組みで最終的，全面的な解決を図る。
（2）国，熊本県はチッソ支援，地域振興・再生等の施策に積極的に取り組む。
2 一時金
（1）対象者
①総合医療事業の対象者，②熊本，鹿児島両県が判定検討会の意見を聞いて医療事業の対象とした者。
（2）額
ア 企業が支払う一時金1人当たり260万円。水俣病被害者・弁護団全国連絡会議（新潟県を除く），水俣病患者連合，水俣病平和会，茂道水俣病同志会，水俣漁民未認定患者の会にそれぞれ加算する。
イ 団体への一括支払い一時金は構成員の合意があれば団体に一括して支払うことができる。加算額は一括して支払う。団体内の配分は，司法の和解協議の場または団体の自主的な判断で行う。
3 国・熊本県の施策
（1）総合対策医療事業の申請受付再開
判定検討会による対象者の判断は，認定審査会資料または熊本県が指定する公的総合病院の診断書と，申請者が提出する診断書を総合して行う。
（2）チッソ支援
国と熊本県は一時金支払いが確実に遂行されるよう，適切なチッソ支援策をする。

（3）地域の再生・振興

①医療事業の対象にならない者のうち判定会で認められた者に，はり・きゅう，温泉療養について一定の金額の補助，②地域の保健対策，水俣病発生地域の特性を生かした研究・教育機能の充実，社会基盤整備――等に取り組む。

4　紛争の集結

一時金を受領する者・団体は今後，損害賠償請求訴訟，自主交渉，公害健康被害補償法による認定申請をしない。救済を求める者と企業は統一的な協定を締結する。

［付属文書］

1　救済対象者の考え方と一時金の性格

（1）救済対象者

救済対象者は認定申請を棄却される人々だが，水俣病の診断蓋然性の程度の判断で，棄却はメチル水銀の影響が全くないと判断したことを意味しないこと等から，救済を求めることは無理からぬ理由がある。

（2）一時金

企業は水俣病を引き起こしたメチル水銀を排出した者としての社会的責務を認識して，一時金を支払う。

2　判定検討会における総合判断の方法

公的資料と提出診断書の一方にのみ四肢末梢優位の感覚障害があると認められる場合は，もう一方の資料・診断書の感覚障害と併せて判断し，該当すると認めることができる。

◇環境庁長官水俣病解決策受け入れ要請[103]

1995年9月30日，大島理森環境庁長官は，政府・与党の水俣病未認定の被害者救済策の最終解決策決定を受け，水俣市を訪れ，被害者5団体に解決策を正式に提示し受け入れを要請した。解決策の説明会では各団体が解決策について意見を述べた。水俣病患者連合佐々木清登会長は「政府ははっきりとした言葉で反省してほしい」と注文をつけたが，「前

向きに回答するつもり」と述べた。水俣漁民未認定患者の会の滝下松雄会長，茂道水俣病同志会の平木主永会長も「全員救済」を要望した上で解決策に理解を示した。水俣病患者平和会（石田勝会長）は29日に解決策受け入れを表明。しかし，水俣病被害者・弁護団全国連絡会議（全国連）の橋口三郎水俣病3次訴訟原告団長は「極めて不十分な内容。十分に討議，検討して結論を出したい」と態度を保留した。

◇被害者5団体「水俣病最終解決策受諾」を環境庁に回答 [104]

1995年10月30日，水俣病被害者・弁護団全国連絡会議（全国連）は，政府・与党の最終解決策の受け入れを環境庁に伝えた。被害者5団体（水俣病被害者・弁護団全国連絡会議，水俣病患者連合，水俣病患者平和会，水俣漁民未認定患者の会，茂道水俣病同志会）が正式に受け入れることによって，水俣病問題は事実上政治決着に向け新たな段階を迎える。一方，水俣病関西訴訟団は最終解決策の受け入れを拒否して訴訟継続を表明した。

◇政府「水俣病問題の最終解決策を最終決定」 [105]

関西訴訟を除く関係当事者間の合意を踏まえて，1995年12月15日，政府は「最終解決策（水俣病対策について，水俣病に関する関係閣僚会議申し合わせ）」を正式決定した。

政府最終解決策の要旨

［閣議了解，閣議決定］

関係当事者間の別添合意事項を踏まえ，水俣病問題の最終的，全面的解決を図るため速やかに国は以下の措置をする。

1　熊本，鹿児島，新潟各県が水俣病総合対策医療事業の申請受付を速やかに再開できるよう所要の措置をする。

2　熊本県水俣・芦北地域の再生・振興のため熊本県が設立する基金が行う，①チッソが支払う一時金を貸し付ける場合，②地域住民のきずなの修復，健康上の不安の解消等の事業を支援する場合──事業への同県の出資に対し財政措置（補助金），地方財政措置（地方交付税）を

し，同県が発行する地方債の全額を資金運用部が引き受ける。チッソからの地方債の償還財源の確保が困難になった場合は国が万全の措置をする。
3 　同地域の振興・再生のために市町が設立する法人への市町の出資に対し地方財政措置をし，発行する地方債の全額を資金運用部が引き受ける。
4 　国立水俣病センター（水俣市）の研究機能の充実を図り，地域の保健福祉対策を充実させる。

［別添文書］
1 　考え方
　水俣病の認定申請の棄却はメチル水銀の影響が全くないと判断したことを意味せず，今回の救済対象が救済を求めるのは無理からぬ理由がある。企業（チッソ，昭和電工）は，メチル水銀と個々人の健康被害との因果関係の有無を確定させる方法によらず，水俣病の原因となったメチル水銀を排出した者としての社会的責務を認識して一時金を支払う。
　救済を受ける者は国家賠償請求訴訟，企業への損害賠償請求訴訟，公害健康被害補償法に基づく認定申請等を取り下げ，今後行わない。

2 　一時金
　国，県は総合対策医療事業の申請受付再開，チッソ支援（熊本，鹿児島関係だけ），地域再生・振興（同）のための施策をする。
　企業は，現在の総合対策医療事業の対象者，または同事業の受付再開後に県が判定検討会の意見を聞いて対象とした者に一時金を支払う。
　一時金の額は1人当たり260万円。5つの被害者団体に6,000万〜42億4,000万円の加算金を支払う。

3 　総合対策医療事業の再開
　一定の準備期間を置き，5カ月程度の受付期間を設け，総合対策医療事業の受付を再開する。
　判定検討会における対象者の判断は認定審査会資料（または県が指定する公的総合病院の診断書）と民間診断書を総合して行う。

4　地域再生・振興

　国と熊本，鹿児島両県は，①医療事業の対象者にならない者のうち判定検討会で認められた者に，はり・きゅう，温泉療養について一定の金額の補助，②地域の保健対策，社会基盤の整備──等に取り組む。

　昭和電工は地域再生・振興のため新潟県に2億5,000万円を寄付する。

［チッソ支援等の内容］

　国は熊本県に約250億円を加え，約300億円を新設する基金に出資する。

　基金は最大約260億円（約8,000人分）を一時金支払い相当額としてチッソに貸し付ける。

　チッソから一時金支払い相当額の元利償還が終了した50年後に，基金は相当額を県に返還。県は国庫補助相当額を国に返還する。

　基金は残りの約40億円を「もやい直しセンター」（仮称）の建設・運営等に充てる。

◇政府・与党の最終解決策に沿って原因企業チッソと紛争終結協定締結へ

　1996年2月21日，水俣病患者平和会は，原因企業チッソと「今後，損害賠償を求めない」等一時金支払いに関する協定を結んだ。また団体加算金3億2,000万円については，残る15人の判定結果を待って支払われる[106]。

　1996年2月23日，水俣漁民未認定患者の会（滝下松雄会長，61人），茂道水俣病同志会（平木主会長，62人）は，原因企業チッソと「紛争の集結」を条件に一時金（一時金対象者に1人当たり260万円）を受け取る協定を結んだ。また団体加算金（両団体とも6,000万円）については，全会員の判定結果後，紛争終結を確認して支払われる[107]。

　1996年4月23日，水俣病患者連合（佐々木清登会長，373人）は，原因企業チッソと紛争終結・一時金支払いの協定書を結んだ。協定書は，①チッソは一時金対象会員（353人）に各260万円を支払う，②会員は今後

チッソに対して損害賠償請求訴訟や補償を求める自主交渉等をしない——といった内容。団体加算金7億円はチッソが紛争終結を確認して支払われる。[109]

　1996年5月19日，水俣病被害者・弁護団連絡会議（全国連，1,984人）と原因企業チッソは，未認定被害者救済の政府・与党解決策に基づき紛争終結・一時金支払いのための協定を結んだ。全国連は5月22日，23日，福岡高裁や熊本地裁等係争中の3高裁4地裁でチッソと和解し，国，熊本県への損害賠償請求訴訟を取り下げる。これにより，水俣病の認定と行政責任を問う訴訟は，関西訴訟を除き3次訴訟第1陣提訴（1980年5月21日）から，16年ぶりに決着する。全国連の協定書調印で，解決策を提示された被害者5団体の協定が出そろった。

　協定書は「チッソは原告ら及び地域住民にお詫びする」とした上で，①チッソが紛争終結を条件として，一時金対象の被害者に各260万円を支払う，②今後，損害賠償請求訴訟や補償を求める自主交渉を行わない——とする内容。団体加算金38億円は会員すべての紛争終結を確認後，一括して支払う。また，救済対象者は，①四肢末梢優位の感覚障害が認められる，②総合対策医療事業の対象者——とされ，「水俣病患者」と明確には位置づけられなかった。また胎児性・小児性患者とされる被害者への上積み補償や審査会資料のない死亡者への補償は盛り込まれず，全国連は「団体加算金で処理したい」としている。[110]

　1996年6月6日，チッソは，水俣病未認定被害者救済の政府解決策に基づき，水俣病被害者・弁護団全国連絡会議（全国連）に対し，260万円の一時金対象者1,892人分の87億1,920万円（団体加算金38億円を含む）を一括して支払った。全国連はこの日，水俣病東京訴訟等3地裁判決での仮執行金3億3,415万1,213円をチッソに返還した。

　これで，チッソは解決策で団体加算金の対象となった被害者5団体のうち，水俣病患者連合等4団体への支払いをほぼ終えた。

　残る水俣漁民未認定患者の会に対しては，一時金対象者58人の一律分の支払いは終えているが，加算分6,000万円が未払い。チッソは「紛

争終結を確認する書類がそろっていないため」と話している。
　各団体への支払総額等は次のとおり。[112]
- 水俣病患者連合　　：一時金対象者353人分の約16億1,400万円（加算分7億円を含む）
- 水俣病患者平和会　：一時金対象者327人分の11億7,020万円（加算分3億2,000万円を含む）
- 茂道水俣病同志会　：一時金対象者61人分の2億1,860万円（加算分6,000万円を含む）

◇解決策の救済措置対象者の判定手続きと方法
- 総合対策医療事業の受付を再開する。受付は，1月22日から7月1日とする。
- 判定検討会における対象者の判断は認定審査会資料（または県が指定する公的総合病院の診断書）と民間診断書を総合して行う。
- 県が判定検討会の意見を聞いて対象とした者に一時金を支払う。
- 医療事業の対象にならない者のうち判定会で認められた者に，はり・きゅう，温泉療養について一定の金額の補助。

(3) 水俣病訴訟終結

　1996年5月22日，チッソとともに，国，熊本県の水俣病の発生，拡大責任を追及していた水俣病3次訴訟は，午前中の福岡高裁での第1，2陣控訴審の終結に続き，午後には熊本地裁と熊本簡裁で3陣〜16陣（本人原告1,182人）がチッソと和解し，国，熊本県に対する訴訟も取り下げ，3次訴訟はすべて終結した。またこの日は福岡地裁，大阪高裁，京都地裁でも裁判が終結した。23日の東京高裁・地裁での和解協議等で全国連のマンモス訴訟はすべて幕を下ろすことになる。未認定被害者救済の政府・与党解決策に沿った措置で，水俣病被害者・弁護団連絡会議（全国連，1,984人）がかかわる3高裁，4地裁で損害賠償請求訴訟のうち，2高裁，3地裁で裁判が終結した。[111]
　一方，新潟水俣病第2次訴訟も政府・与党の解決策に沿って原告と昭

和電工が1996年2月23，27日の両日，東京高裁と新潟地裁で和解。原告側は国への訴えを取り下げた。和解調書は救済対象者に各260万円の一時金と，団体加算金4億4,000万円を支払う等で，同訴訟も提訴以来14年ぶりに終結した。[108]

最大の被害者団体の訴訟終結で，政府・与党の解決策がめざす「水俣病の紛争終結」は関西訴訟等を残すが，ほぼ決着した。[111]

3次訴訟第1陣提訴から16年ぶりの終結で，水俣病訴訟は，行政責任を問う関西訴訟，認定棄却処分取り消し訴訟，認定業務の遅れを追及する待たせ賃訴訟を残すだけとなった。

まだ関西訴訟が残されているとはいえ，今回の和解は司法の場で争われた行政責任，水俣病の病像論についての決着を放棄したことになり，司法救済の限界を示す形ともなった。

政府解決策は政治的妥協で生まれた。それだけに水俣病患者としての位置づけや行政責任は不明確のまま。一時金は低額となり，原告の要求に十分こたえるものではなかった。しかし裁判が長期化し，高齢化した原告らに選択の余地はなかった。[119]

ある全国連幹部は，解決策づくりが進む中，「環境庁が，われわれより千倍も強いことはわかっている」と漏らした。官僚の側に一時身を置いた人だけに実感がこもっていた。水俣病患者連盟のある幹部は，「今回の解決策をけったら当分，救済案は出てこないと言われた」と無念そうに語る。

チッソの加害責任すらあいまいな解決策の受け入れは，高齢化した未認定被害者にとって「苦渋の選択」というより，「選択肢のない選択」だったというのが実態ではないか。[118]

他方，水俣病未認定患者の救済問題で，政府解決策を集団訴訟として唯一拒否している「水俣病関西訴訟」（大阪高裁で係争中，原告患者58人）の松本健男弁護団長と原告らは，1996年5月21日，記者会見で松本弁護団長は「行政責任を否定し，原告全員を救済しなかった1審判決（1994年7月11日，大阪地裁）は認められない。このひどい判決を覆

す責任がある」と決意を語り,「水俣病を起こした責任をはっきりさせ,原告らの十分な救済を図るため訴訟は続ける」と改めて表明した。[214]

◇運動組織形態の変容

1997年1月25日,水俣病被害者・弁護団全国連絡会議(全国連)の元原告らは,水俣市で総会を開き,新たな互助組織「水俣病被害者の会全国連絡会」(橋口三郎幹事長,約2,000人)を結成した。昨年,全国連が政府・与党の解決策を受諾,訴訟を終結させたことを受け,裁判闘争のための組織から被害者の生活等を支援する組織に変わる。今後は,水俣病総合対策医療事業の継続・拡充を国,県に求めていく方針。

来賓の水俣患者連合の佐々木清登会長は「今後は各患者団体が連携して,総合対策医療事業の継続拡充を求めていく必要がある。ともに頑張りましょう」と述べた。

水俣病被害者の会全国連絡会の結成に伴い,水俣病3次訴訟原告団等5つの原告団は解散した。[113]

また,新潟水俣病が公式発見されてから1996年6月12日でまる31年になり,未認定患者"救済"問題が1995年暮れに決着したのを受けて,新潟水俣病第2次訴訟は1966年2月23日和解が成立した。だが,阿賀野川流域での被害者らの生活が変わらない今,水俣病問題はこれで終わるのか。「これからの水俣病問題」への取り組み等を,北浦・安田町の水俣病未認定患者の会事務局の簱野秀人さんと,新潟水俣病共闘会議事務局長の高野秀男さんは,次のように語った。[215]

〈北浦・安田町の水俣病未認定患者の会事務局の簱野秀人さん〉
今までは裁判が軸になっていたが,これからはそれぞれの人がそれぞれのスタイルでよいから,別の運動を仕掛けなければならなくなっている。例えば,映画「阿賀に生きる」上映会や今年3月まで阿賀野川の流域の市町村を巡回した写真展「それぞれの阿賀展」等でいろいろな人と出会え,新たな広がりを持てるようなスタイルですね。それと,差別を

受けてきた被害者らがまず，誇りを持って生き，その気持ちを子供たちに伝えていく。そして大人も子供も一緒に足元の川を見つめ直す。昨年7月に安田町の児童約150人が参加した「川とふれあう」（青少年育成安田町民会議主催）等，動きはすでに始まっており，手応えも感じている。この絆を強いものにしていくのが私たちの役割だと思っています。

〈新潟水俣病共闘会議事務局長の高野秀男さん〉

　今後の課題は，水俣病の教訓を生かすことです。新潟県は昭和電工からの地域振興資金2億5,000万円をもとに，被害者の声を取り入れながら「新潟水俣病資料館」建設と「水俣病の教訓を生かす事業」を予定しています。両事業では，なぜ熊本に続く2度目の水俣病という悲劇が起きたか，行政と企業から真実を明らかにする資料を出させる必要があります。法的責任を新たに問うのではなく，再び公害を起こさないよう，事実を次世代に伝えるためです。私が「まず教訓を」というのは，差別・偏見がいまだに大問題だからです。被害者の身体的苦痛と差別・偏見に苦しむ状態は何10年も放置されてきた。そのうえで今回，決して十分とはいえない解決を選択せざるを得なかった。それは，人為的に2度も水俣病が引き起こされ，何の落ち度もない人に一方的に被害を与えた事実や被害の実態についての理解・認識が，一般の人や，何より行政に欠けていたからです。だから箱物を造って終わりというわけにはいかない。教育，医療・福祉，司法制度，縦割り行政，産業政策等様々なことが問われると思いますが，被害者，住民と行政で確かな共通の認識を作っていかなければならない。新潟県の事業はそのきっかけであり，その先に疲弊した地域の再生がつながるのだと思います。

◇「水俣病問題に絡む紛争状態はほぼ解決した」との認識を示した国・熊本県

　1997年3月17日，福島譲二熊本県知事は，水俣病総合対策医療事業対象者の最終判定結果公表後，会見で「水俣病問題に絡む紛争状態はほぼ解決した」との認識を示した。知事はまず「救済対象者の一時金受給者が熊本・鹿児島両県合わせて1万人を超えたことについて『解決策の

基準に基づき公正公平に判断した結果。多いか少ないかは言えないし，当初の見込み（8,200人）を修正した範囲（1万1,000人）に収まったということだ』」と述べるにとどめた。今後の課題については「（関西訴訟等）一部の訴訟が残っており，新たなチッソ金融支援や水俣・芦北地域の振興等大きな懸案もある」と述べた。

環境庁の石塚正敏・特殊疾病対策室長は「1万人を超えたのは環境が整い，これまで（認定申請等に）手を挙げられなかった人たちも出てこられるようになったからでは。水俣病問題の全面・最終解決を目指す解決策の趣旨が広く浸透した結果だ」と強調した。

水俣病の原因企業・チッソの石田紀生総務部長は，未認定被害者の救済対象者を決める判定作業が終了したことについて「（未認定被害者の救済問題の解決をうたう）3党合意の内容がほぼ実現したということだと思う」と述べた。また救済対象者数が当初見込みを大幅に上回ったことに対して，チッソ水俣本部の寺園成信本部長（常務）は「とやかく言う立場にない。総額の見通しがある程度ついたと考えている」と話した。[114]

1997年8月12日，熊本県は，旧水俣病総合対策医療事業からの切り替え手続きの確認を終え，1997年8月1日現在で最終確定数をまとめた。熊本県分は，政府解決策に基づく水俣病未認定被害者の救済で，水俣病の原因企業チッソが一時金260万円を支払う救済対象者を7,992人と最終的に確定。既に確定している鹿児島県分と合わせると，10,353人に上る。

その結果，判定検討会での審査数は5,989人。このうち一時金対象者は3,851人だった。これに旧医療事業分3,374人と死亡者分767人を加えた熊本県の一時金対象者は7,992人になった。一方，鹿児島県の審査数は2,170人で，このうち一時金対象者は1,340人。これに旧医療事業分や死亡者分を加えた全体の一時金対象者は2,361人だった。両県合わせた最終的な一時金対象者は，解決策が当初予想した救済対象者約8,200人を2割以上も上回った。[117]

〈水俣病認定申請者の未処分者の減少〉

　1996年5月17日，福島譲二熊本県知事は，熊本県認定審査会（会長・三嶋功水俣市立明水園名誉園長）の答申に基づき，35人の認定申請を棄却した。この結果，水俣病認定申請者の未処分者は493人となり，1992年6月26日，再申請しないことを条件に棄却者の医療費を公費負担する水俣病総合対策医療事業の導入等で処分が進み，1972年度以来24年ぶりに500人を割った。[115] 1997年3月28日には，熊本県の水俣病認定申請者の未処分者は98人。このうち21人は，認定申請から半年程度待たされる通常の処分待ち。残り77人は処分困難者で，内訳は県外居住者7人，往診対象者5人，未検診死亡者6人となった。[116]

[5]　水俣病関西訴訟最高裁判所判決の影響及びその波及

（1）　関西訴訟及び熊本水俣病第二次訴訟の損害賠償容認判決確定原告に対する措置

損害賠償容認判決確定原告に対する措置は，以下に示す。

メチル水銀に係る健康影響調査研究事業要綱2005年5月24日[18]
　　環境事務次官通知「メチル水銀の健康影響に係る調査研究について（環保企第050524001号）」

　第1　趣旨・目的
　水俣病関西訴訟及び熊本水俣病第二次訴訟において損害賠償を容認する判決が確定した原告に対して，医療費等を支給することにより治療を促すとともに，長期にわたる経過の中で集積された病態等に係る知見を適宜活用することにより，メチル水銀の健康影響に関する調査研究の推進に資することを目的とする。
　第2　具体的な内容等
1　実施主体
　この事業は，環境省が実施し，事務の一部を熊本県に委託するものと

する。
2　対象者

　対象者は，水俣病関西訴訟最高裁判所判決及び同訴訟大阪高等裁判所判決並びに熊本水俣病二次訴訟福岡高等裁判所判決において，損害賠償を認容する判決が確定した者とする。

3　調査研究事業の内容

（1）研究治療費等の支給

　　対象者に対して，以下の措置を講じるものとする。

①医療手帳の交付

　　本事業の適用を受けようとする者の申出に基づき，2の要件に該当する者に対し，メチル水銀に係る健康影響調査研究事業医療手帳（以下，医療手帳という）を交付するものとする。

②研究治療費の支給

　　医療手帳の交付を受けた者が，疾病等（メチル水銀の曝露に起因するものでないことが明らかな疾病等を除く）に関して，社会保険各法の規定による医療を受けたときは，その者に対し，当該医療に要した費用の額を限度として，研究治療費を支給するものとする。ただし，その者が，社会保険各法その他国または地方公共団体による給付を受けることができる場合には，当該医療の限度において支給するものとする。

③はり・きゅう・マッサージ施術療養費の支給

　　医療手帳の交付を受けた者が，はり，きゅうまたはマッサージの施術を受けたときは，その者に対し，次に定める額と支払額を比較していずれか少ない方の額を支給する。ただし，支給の対象とする施術回数は，はり，きゅうまたはマッサージを合わせて1月5回（はり・きゅう併用の場合には1回として計算する）を限度とする。

　　　1）はりまたはきゅうのみの場合　　1回につき　　　1,000円
　　　2）はり・きゅう併用の場合　　　　1回につき　　　1,500円
　　　3）マッサージの場合　　　　　　　1回につき　　　　600円

④研究治療手当の支給

　医療手帳の交付を受けた者が，②に規定する医療または③に規定するはり，きゅうまたはマッサージの施術を受けた場合には，1日につき500円を支給し，さらに，離島に居住し，かつ，島外の医療機関等へ通院した場合には，実日数に500円を乗じた額を加算する。

⑤介添手当の支給

　医療手帳の交付を受けた者が介添えを受けたときは，次に掲げる額を介添手当として支給する。

　1）その月において，介添を受けた日数が20日以上の場合 10,000円
　2）その月において，介添を受けた日数が10日以上20日未満の場合 7,500円
　3）その月において，介添を受けた日数が10日以上の場合 5,000円

（2）医療手帳の失効

　医療手帳の交付を受けた者が旧公害に係る健康影響の救済に関する特別措置法（昭和44年法律第90号）または公害健康被害の補償等に関する法律（昭和48年法律第111号）による水俣病に係る認定を受けた場合には，医療手帳は失効するものとする。

（3）調査研究の実施

　環境庁は，本調査研究事業と他の水俣病の水俣病に関する調査研究との連携を図りつつ，メチル水銀の健康影響に関する調査研究を進める。

(2)「水俣病被害者の救済及び水俣病問題の解決に関する特別措置法」制定を経て第2の政治決着へ

①「水俣病被害者の救済及び水俣病問題の解決に関する特別措置法」制定に至る経緯

〈認定申請者の急増〉

2004年10月28日，水俣病関西訴訟最高裁判決後初めて，水俣市の70歳代の女性が，熊本県へ申請した。この申請で，熊本県の未処分者24

人。一方，鹿児島県は最高裁判決以降，これまで2人が認定申請しており，鹿児島県の未処分者は7人。このほか，水俣・芦北地区の未認定患者グループや，鹿児島県出水市の患者団体も集団認定申請する準備を続けている。[120]

　2004年12月24日，最高裁判決後わずか2カ月半で，熊本県への認定申請者数は207人に上った。このうち，1995（平成7）年の政府解決策に伴う総合対策医療事業で保健手帳（一定額を限度に，はり・きゅう費，温泉療養費を支給）の対象者が32人含まれ，手帳の返還もしくは失効を覚悟して申請した。2004年度の申請者数は216人，未処分者230人。いずれも政府解決策（未認定患者救済策）以降では最高となった。また鹿児島県でも，「水俣病出水の会」が集団申請する等して，判決後の申請数は204人に上っている（12月24日現在）。

　一方，熊本県の認定審査会は委員不在の異常事態が続く。熊本県は「従来通り認定業務を続けても，棄却された人が裁判で患者と認められる可能性がある」と判断し，任期が切れた全委員の委嘱を見送っている。また，再任に難色を示す委員も多く，「現状では委員の確保は困難」となり潮谷義子熊本県知事は「国に実情を訴える」としている。このまま未処分者が滞留することになれば，混乱を来すかもしれない。[121]

　2005年3月10日，鹿児島県出水市の「水俣病出水の会」（尾上利夫会長）が，公害健康被害補償法に基づく54人分の水俣病認定を鹿児島県に申請した。これで昨年10月15日の水俣病関西訴訟最高裁判決以降，熊本，鹿児島両県への認定申請者は1,000人を突破した。新規申請者を診察した水俣市の医師らは「これまで申請をしていなかったからといって軽症者とは限らず，多くが水俣病と言える」と指摘している。水俣病関西訴訟最高裁判決以降の認定申請者は3月10日現在，熊本564人，鹿児島479人の計1,043人となった。

　水俣病関西訴訟最高裁判決以降約，160人の申請希望者を診察した水俣市の「協立クリニック」院長の高岡滋医師（神経内科）は，このうち102人について症状のデータをまとめた。38％の39人が60歳未満の比

較的若い世代で，初めての申請者は72％だった。

　それによると，水俣病主要症状のうち感覚障害はほぼ全員にあり，その22％が全身性で，四肢末梢性は64％に上った。さらに視野狭窄かその疑いがあるのは37％，運動失調は下半身ほど顕著で，73％の人に見られた。高岡医師は「認定患者や（1995年の政府解決策に伴う）総合対策医療事業の対象者と大差はない」として9割以上を「水俣病」と診断したという。

　高岡医師は「濃厚汚染前後の昭和20〜40年代に水俣に住んで魚を食べ，少なくとも四肢末梢の感覚障害があれば水俣病と認めるべきだ」と主張。補償体系に関しても「重症者の症状を基に決めるのではなく，日常生活にどの程度の障害があるのかで考えるのが妥当」と話す。

　同市の「山田クリニック」の池田晃章医師（神経内科）は熊本大医学部に勤務した約10年間，認定審査会の判断資料を作成する検診医を務めた。その経験から複数症状の組み合わせを求める認定基準を「厳しすぎる。患者数を抑えるためと思われても仕方ない」と批判する。

　池田医師は判決後，約130人を診察，「ほぼ全員，水俣病を否定しきれない」と言い切る。中には，感覚障害を調べるために血が出るまで顔に針を刺しても痛みを訴えない人や，生まれながらに精神や運動能力に障害があり，胎児性とみられる重症者も含まれるという。「こうした人たちが名乗りを上げてこなかったことに被害の深刻さをあらためて感じる」と池田医師。

　水俣病の発生当初から診察に携わってきた芦北郡津奈木町の「松本医院」院長の松本央（なかば）医師（血液内科）は判決後，全国から訪れる約730人の診断書を作成した。「家族内に認定者や医療事業の対象者が多いのにもかかわらず，何の救済も得られていない人が少なくない」と驚き，「小手先の対策では問題は永遠に終わらない。国は認定制度がゆがめてきた病像を見つめ直し，再構築すべきだ」と訴えている。

　水俣病関西訴訟の最高裁判決で水俣病の被害拡大をめぐる行政責任が確定したことを受け，環境省と県は対応策について今月9日から協議を

始めた。同省は同訴訟原告らへの療養費支給等を打ち出したが，原告らが強く求める患者認定や認定基準の見直しについては拒否している。[122]

　2005年5月17日，鹿児島県出水市の「水俣病出水の会」の尾上利夫会長ら4人が，熊本県庁を訪れ，公害健康被害補償法に基づき33人の水俣病認定を申請した。国と熊本県の行政責任を認めた水俣病関西訴訟最高裁判決後の熊本県への認定申請者は1,348人で，鹿児島県の662人と合わせ，2,010人となった。2,010人のうち初めて申請する人が87.3％の1,754人。[123]

　2005年10月12日現在，熊本，鹿児島両県に認定申請し，結論が出てない未処分者は，3,121人に達した。最高裁判決前，熊本，鹿児島両県に認定申請し，結論が出てない未処分者はわずか28人だった。[238]

〈相次ぐ患者団体の結成——うねりの胎動〉

　2005年2月5日，熊本県に水俣病の認定を申請している芦北郡津奈木町等の住民ら約40人が，新たな未認定患者の団体「水俣病被害者芦北の会」（森下紀裕会長）を結成した。水俣病関西訴訟最高裁判決後の被害者団体設立は初めて。鹿児島県出水市の「水俣病出水の会」（尾上利夫会長）が集団申請等しており，「熊本県内でも申請者の組織が必要」（森下会長）として会結成に踏み切った。

　同会によると，会員は津奈木町を中心に芦北町，水俣市の50〜70代の男女。1995（平成7）年の政府解決策に伴い実施された総合対策医療事業で対象外となった人が大半。約10人は初申請という。また，はり・きゅう等療養費の一部が支給される同事業の保健手帳を返納し，認定申請した人が数人いるという。発起人の男性は「高齢化し，手足のしびれや耳鳴り等体の不調を訴えている人が多いのに，（政府解決策の）医療事業でも救済されなかったのは納得できない。個人の活動には限界があるので，団体で訴えたい」と話している。同会は，患者団体に所属していない認定申請者へ入会を呼びかける一方，近く要望項目等をまとめ，熊本県に提出する。[127]

　2005年5月20日，水俣病関西訴訟最高裁判決後，新たに患者認定を

申請した未認定患者でつくる「水俣病不知火患者会」が結成された。総会には約30人が出席，会長に元チッソ社員で申請者の大石利生さんを選んだ。大石会長は「申請者が団体として動かなければ，願いは達成できないのではないかと考えた。簡単には救済されず長い運動になるかもしれないが，皆さんと一緒に進んでいきたい」とあいさつした。総会で，療養費や一時金の支給等を求める国，熊本，鹿児島両県への要求項目を決めた。

　要求は，（1）熊本県の認定審査会の体制整備と，現行認定基準での被害者の早期救済，（2）1995年の政府解決策に伴う総合対策医療事業に相当する解決策の策定と，療養費や一時金等の支給，（3）被害実態把握のための不知火海沿岸住民の健康・環境調査の3項目。

　5月21日に熊本県に提出するほか，環境省には郵送，鹿児島県にも近く提出する予定。

　水俣病関西訴訟最高裁判決後の被害者団体の結成は，2月5日に結成された「水俣病被害者芦北の会」に次いで2つ目。不知火患者会事務局によると，会員は水俣・芦北地域を中心に，熊本市や鹿児島県，福岡県等に住む40～80代の39人。さらに今後の認定申請を経て入会を希望する芦北町，天草郡御所浦町等の居住者が約340人いるとしている。会員と入会希望者の大半は今回が初めての申請という。[126]

　2005年6月3日，水俣病関西訴訟最高裁判決後に患者認定申請した水俣市等の男女24人が，申請者団体の「水俣病被害者互助会」を設立した。同判決後の新たな認定申請者でつくる団体の発足は，水俣病被害者芦北の会，水俣病不知火患者会に続き3団体目。被害者互助会事務局によると，24人は水俣市のほか，芦北郡や鹿児島県出水市，関西地区等に住む40代半ばから80代半ばまでで，40～50代が中心。全員が手足のしびれや頭痛，視力や聴力の低下等を訴えているという。過去に認定申請を棄却され，不服審査を請求している人も4人含まれている。この日，水俣市を通じて県に会員8人分の認定申請書を提出，会見した佐藤英樹会長は「40歳を過ぎて頻繁に手の痛みやひきつり等を感じるようになっ

た。私と同世代の被害者はまだ多くいるはず」と話した。今月中に熊本，鹿児島両県へ認定申請する入会予定者が，さらに約20人いるという。また，未認定患者対策として今秋にも再開される保健手帳の申請受付には応じない方針も示した。

　同会の活動は，1次訴訟原告らでつくる水俣病互助会（諌山茂会長）が支援。近くチッソや環境省，県，市に対し，（1）加害責任の検証，（2）被害の全容解明，（3）認定制度の抜本改革を求める要望書を連名で提出する計画[124]。

　2006年8月2日，水俣病の患者認定を申請している鹿児島県長島町の獅子島の住民と同島出身者約45人が，「水俣病被害者獅子島の会」を発足させた。専門医療の不足等離島特有の事情を訴え，会員全員の救済を目指す。今後，要求内容をまとめ，9月初めにも熊本，鹿児島両県と環境省に文書で提出する予定。訴訟による救済も検討する。

　獅子島は水俣市の沖合約13キロにある，人口約920人。獅子島の会によると，会員は30歳代後半〜70歳代後半の男女で，3割超が島内の漁業従事者。約30人の同島出身者は関西，関東等に在住している。会員のほぼ全員が，家族や親せきに認定患者や1995（平成7）年の政府解決策に伴う総合対策医療事業の医療手帳所持者がいるという。会員のうち約10人は患者認定か同医療事業に申請したが対象外となった。残りは初めて認定申請している。獅子島のコミュニティー施設であった発会式には，会員や家族ら25人が出席。会長に漁業滝下秀喜さんを選んだ。滝下会長は「水俣病を診てもらえる病院がなかったり，島外への通院費がかさむ等の事情を抱えている。同じ生活環境の被害者で要求をまとめることが必要と考えた。全員が納得できる救済を勝ち取りたい」と話している[134]。

　一方新潟では，2007年6月23日，新潟水俣病の未認定患者で作る新たな患者団体「新潟水俣病阿賀野患者会」が，新潟市で設立された。構成員は水俣病関西訴訟最高裁判決（2004年10月15日）後に名乗り出た患者46人。阿賀野患者会には新潟，阿賀野両市の50〜80代の男女46人が

参加。手足の感覚障害等を抱えるが、全員が差別や偏見を恐れ、報道機関に匿名を希望している。会長の新潟市の男性は「水俣病の診察を受けるだけで、周囲から金目当て等と言われてきた。患者と認めてもらうことで差別をなくしたい」と話している。今後、新潟水俣病共闘会議にも参加する予定。[216]

〈闘いのうねり〉

2005年9月26日、水俣病出水の会（尾上利夫会長、鹿児島県出水市）は、「水俣病関西訴訟最高裁判決後の原因企業チッソの対応に誠意がない」として、水俣市野口町の同社水俣本部正門前で抗議の座り込みを始めた。同会は昨年10月15日の水俣病関西訴訟判決後に熊本、鹿児島両県に認定申請した約1,250人で構成。判決以降、チッソや環境省、両県に対して、チッソ負担の一時金を含む医療手帳並みの被害者補償や同会への団体加算金支給等、1995（平成7）年の政府解決策と同等の対策を求め交渉を続けてきた。しかし依然、国の水俣病新対策に要求が反映されていないことから"実力行使"に踏み切った。尾上会長のほか、両県在住の会員約40人が午後1時から「会員全員を水俣病と認めろ」「出水の会に加算金を支払え」等と書かれた横断幕を掲げ座り込みを開始。同本部の吉本恵一郎・事務部長が応対に出たが、「話し合っても変わらない」（尾上会長）として交渉はしなかった。

同3時40分過ぎ、5人を残して全体は解散したが、座り込みは会員が交代しながら24時間・無期限の構えで継続するという。尾上会長は「原因者であるチッソは先頭に立って補償すべきなのに前向きな対応が一切ない。会長、社長が水俣に来てわれわれとの交渉に応じるべきだ」としている。

吉本部長は「本社に横断幕に書かれた要望を伝え、今後の対応を協議したい」と話した。

政府解決策が決まった95年にも、当時の水俣病被害者・弁護団全国連絡会議や水俣病出水申請者の会が、議員会館や旧環境庁前で水俣病の早期解決や団体加算金支給等を求めて座り込んだ。[128]

2005年10月3日，水俣病被害を拡大させた行政責任を認めた2004年10月15日の関西訴訟最高裁判決後に，患者認定を申請した「水俣病不知火患者会」（大石利生会長，1,170人）の50人が，国と熊本県，原因企業チッソに1人当たり850万円，総額4億2,500万円の損害賠償を求める訴えを熊本地裁に起こした。原告・弁護団によると，最終的な原告数は1,000人規模に膨らむ見通し。

　未認定患者に一時金と医療費を支給する1995（平成7）年の政府解決策の際，多くの訴訟が取り下げられて以降，初の集団提訴となる。原告らは裁判所に和解勧告で最高裁判決をベースにした救済基準を示すよう働きかける方針で，3年以内に新たな救済システム確立を目指す。

　訴えたのは，水俣市や芦北郡芦北町，天草郡御所浦町，鹿児島県出水市等に住む50〜80代の50人。11月14日には第2陣として数100人が提訴，その後も順次追加提訴する。

　訴状によると，国と県は1960（昭和35）年1月以降，水質二法（水質保全法，工場排水規制法）等の権限を使ってチッソ水俣工場の廃水を規制する義務を怠り，水俣病被害を発生・拡大させたと主張。チッソは有害な廃水を放流し，住民の安全確保を怠ったとしている。

　一方，病像については「一定の感覚障害があればメチル水銀中毒と認められる」とした関西訴訟等を踏まえ，幅広く水俣病と認められるべきだとしている。

　水俣病の認定申請をめぐっては，最高裁判決後に申請が急増。熊本，鹿児島両県で3,000人を超えている。しかし，環境省は「最高裁は認定基準の是非に触れていない」と見直しを拒否。患者認定とは別に，医療費の全額支給等を柱とする新対策で決着を図ろうとしているため，原告らは「不十分な対応だ」と強く反発している。[125]

●原告患者らの怒りの声

「残念だが，提訴しか救済の道はない」。水俣病被害者の救済をめぐる争いがまた司法に持ち込まれた3日，国と熊本県，チッソを相手に訴え

を起こした水俣病不知火患者会の会員らは，最高裁で行政責任が確定してもなお全面救済に取り組もうとしない国の姿勢に怒りの声を上げた。

「最高裁の判決が確定しているのに，なぜ今，裁判に立ち上がらなければならないのか。それは行政が正当な救済をしようとしないからだ」。同日午後2時半，熊本地裁前での提訴前集会。水俣病不知火患者会会長の大石利生さんは切々と訴えた。厳しい残暑の日差しの中，「すべての水俣病患者を救済せよ」等と書かれた横断幕を手にした原告や支援者ら約100人が「頑張ろう」とこぶしを突き上げた。

最高裁判決が事実上否定した現行認定基準の緩和を期待して認定申請した被害者は既に3,000人を突破。今回の原告50人もその一部だ。しかし国は基準見直しを拒否。その影響から水俣病かどうかを判断する認定審査会は機能停止に陥ったままだ。この間，同患者会は国や県等に1995（平成7）年の政府解決策当時と同等の補償を求めてきた。

だが，環境省が急増する申請者への対応として打ち出した新対策は，医療費自己負担分の全額支給等が柱。同会が求める一時金260万円等の上乗せは一向に実現しない。11月の第2陣の提訴に加わるという同会副会長の山口広則さんは「同じ被害を受けながら，補償に差があるのは不公平」と訴えた。

原告・弁護団は，今回の訴訟を「ノーモア・ミナマタ国賠訴訟」と名付けた。弁護団長の園田昭人弁護士は「発生・拡大に責任がある者による正当な補償が実現してこそ水俣病のような悲惨な公害を根絶できる，との願いを込めた」と強調。場当たり的な解決策で幕引きを図ろうとする行政を激しく非難した。

来年は水俣病公式確認から50年。しかし，この裁判はマンモス訴訟への発展が確実な上，別の申請者団体にも提訴の動きがある。水俣病問題はまたも混迷の度を深めながら節目の年を迎える。

会長の大石さんは提訴後の集会で苦しい胸中を明かした。「この日を迎えたくはなかったが，裁判でしか私たちの救済は実現できない。残念だが仕方ない」。

●重く受け止める　　潮谷義子知事の話

　訴訟が提起されたことは重く受け止めている。まだ訴状を見ていないので，届き次第，内容を十分検討した上で，国と協議しながら県として適切に対応していきたい。

●訴状見ないと……　　環境省の滝澤秀次郎環境保健部長の話

　何を争点として訴えられているか，訴状を見ないと分からない。現時点で，環境省としては県と連携し，新保健手帳の交付申請受付の再開と認定審査会の早期立ち上げに全力を挙げたい。

●まことに残念　　チッソの石田紀生取締役専務執行役員のコメント

　訴訟が提起されたことは，まことに残念。当社の主張は訴訟の場で明らかにして参りたい。[125]

　一方，新潟では，2007年4月27日，新潟水俣病の未認定患者12人が，国や県，原因企業の昭和電工（東京都）を相手取り，1人当たり1,200万円の損害賠償等を求め，新潟地裁に提訴した。新潟水俣病では1967年提訴の第1次訴訟，1982年提訴の第2次訴訟に続く「第3次訴訟」となる。新潟水俣病訴訟で県が被告となったのは初めて。

　訴えたのは，新潟市と阿賀野川流域に住む40代から70代の男性9人と女性3人。周囲の偏見等を恐れ1次，2次訴訟には加わらなかったが，退職や子どもの結婚等で名乗り出る条件が整ったほか，2004年10月15日の関西訴訟最高裁判決で国の認定基準が事実上否定された後も，国が基準見直しを否定し続けていること等から提訴に踏み切った。

　訴状によると，国は当時の水質二法（水質保全法と工場排水規制法）に基づいて昭和電工の排水を規制すべき義務を怠った。同社には，熊本県で水俣病が発生した後も工場廃液を垂れ流した責任があるとした。1次，2次訴訟で被告にならなかった県については，県の漁業調整規則に反して規制権限の行使をせず，作為義務違反に当たると主張。関西訴訟最高裁判決では，国のほかに熊本県の責任も認めており，本訴訟でも県の責任を認めるべきだとしている。

　原告が水俣病患者であることを認めるほか，同社に対しては年金等の

支払い義務があること等も求めている。

環境省特殊疾病対策室は「県を通じて訴状が届いたが、現段階でコメントできない」、昭和電工広報室は「（提訴について）確認していないので申し上げられない」としている。

泉田裕彦知事は会見で「公害病に苦しむ人が救済されるよう対応したいが、裁判は訴状を見てから考えたい」とコメントした。[235]

〈熊本県，第2の政治決着及び「医療手帳」再開　政府・与党に要請へ〉

2004年10月15日，水俣病関西訴訟最高裁判決後，水俣病認定申請者が熊本（熊本県のみで2,500人超え），鹿児島両県で3,800人を超え，申請者は増加の一途だが，申請者の検診や審査は中断した状態が続く。認定申請者が水俣病かどうかを判断する水俣病認定審査会の委員（医師）が，行政と司法で異なる病像の"二重基準"を理由に委員再任を固辞しているからである。同様に鹿児島県の認定審査会も，今年3月に委員の任期が切れた状態が続いている。

熊本県は，混迷を深めている閉塞状態の解決には認定制度を維持した上で，政府解決策で最も手厚い救済措置だった医療手帳交付の再開しかないと判断した。

熊本県が検討している医療手帳の内容は，患者への一時金（政府解決策時は260万円，チッソが負担），医療費の全額支給，入院時等の療養手当等。95年の政府解決策の枠組みを踏襲する第2の政府解決策にしたい方針を固めた。[130][131]

2006年5月25日，熊本県は1995年の政府解決策の柱だった一時金支給を含む医療手帳交付の再開を，県議会と一体となって政府・与党に求めていくことを，県幹部らが県関係国会議員に非公式に打診した。[130]

2006年5月31日，潮谷義子知事と県議会水俣病対策特別委の中原隆博委員長は，東京・霞が関の環境省を訪れ，水俣病問題の早期解決に向け，1995年の政府解決策と同じ被害者救済策等，"第2の政治決着"を求める要請書をそれぞれ提出した。

県と県議会の要請は，（1）95年と同様，被害者1人当たり260万円を上限とした一時金の支払いと，医療費や療養手当を支給する医療手帳の交付再開，（2）県認定審査会の早期再開に向けた助言等6項目。県議会はさらに，同省が要請に応じない場合は，県が法定受託している認定審査業務を同省自らが行うよう求めた。

潮谷知事と中原委員長は「大変ご苦労をかけるが，われわれの思いをくんでいただきたい。もう一度，政治決着を考えてほしい」と訴えた。

応対した江田康幸環境副大臣は「きちんと国の責任を果たしていくときにきている。与党が，国の責任をどういう形で果たすべきか本質的な議論を始めた。この政治の判断を注視しながら，行政も連携して全力で取り組む」と答えた。潮谷知事らは，県関係国会議員らにも要請書を手渡して回った。[129]

2006年6月1日，自民，公明両党の国会議員でつくる与党水俣病問題に関するプロジェクトチーム（PT）は，1995年の政府解決策と同じ内容の被害者救済策を柱とした"第2の政治決着"に向け，検討に入ることを決めた。与党PTは，8月の来年度政府予算概算要求をめどに具体的な内容を詰める。「全面解決でないと意味がない」との方針で臨むという。閉塞状態に陥っていた水俣病被害者の救済策が，新たな局面に向けて動き始めた。[132]

〈与党プロジェクトチームの第2の政治決着への方針に対する被害者団体の評価〉

水俣病救済策として自民，公明の与党水俣病問題プロジェクトチーム（PT）が検討を始めた"第2の政治決着"について，これまでのところ，被害者4団体のうち，水俣病被害者芦北の会（約210人）と，水俣病出水の会（約1,700人）が救済策を評価。これに対し，水俣病不知火患者会（1,660人）が拒否し，国，熊本県，チッソに対する損害賠償請求訴訟を継続する方針を決め，新たな国家賠償請求訴訟を検討している水俣病被害者互助会（110人）も否定的見解を示しており，地元は真っ二つに割れている。公健法に基づく県水俣病認定審査会は，審査会委員の専門医不

在で機能まひ状態。県にとっては申請者を放置する「不作為状態が続いている」(県環境生活部)。

熊本県と県議会は対応に苦慮。村田信一県環境生活部長は「国を動かすためにも，地元の理解を得られるよう努力を積み重ねるしかない」。中原隆博県議会水俣病対策特別委員長も「被害者が高齢化する中，早期救済を実現するには"第2の政治決着"しかないことを分かってほしい」と，あくまで，与党PTが検討中の救済案で解決を目指す考えだ。[133]

〈水俣病認定申請者数　5,000人突破，国賠訴訟原告1,000人突破〉

2007年2月16日，水俣病関西訴訟最高裁判決後，熊本，鹿児島，新潟3県への水俣病認定申請が，5,000人となった。3県によると，認定申請者は熊本県3,227人，鹿児島県1,751人，新潟県22人。このうち初申請は熊本県で92.9％の2,997人，鹿児島県で92.1％の1,612人に上っている。

認定申請者のうち，水俣病不知火患者会の1,150人が，国と熊本県，チッソを相手取って損害賠償請求訴訟を起こしており，3月には100人以上が追加提訴を予定。新潟県でも未認定患者が3月，国と原因企業の昭和電工に損害賠償を求めて提訴する見通し。

一方，環境省が2005年10月から受付を始めた新保健手帳の交付者は3県合計で7,879人。交付条件である認定申請取り下げに応じ，新保健手帳に移行した認定申請者は4.2％の333人である。[135]

〈新たな救済策とセットで「審査会」再開〉

2007年3月10日午後9時，熊本市の熊本テルサで審査会を終えて会見に臨んだ岡嶋透熊本県認定審査会会長が，「新たな救済策が動き出したから審査会を再開した」と再開の背景をあらためて強調した。金澤和夫熊本県副知事も「(現行の)基準を満たす人のため審査会をしっかり動かし，満たさない被害者のために新たな救済策を実現させたいというのが県のスタンス」と述べ，両者が不可分であることを指摘した。審査会は当面，2カ月に1度のペースになる見通し。現実には検診医の確保さえ難しい状況で，検診を済ませて審査を待つ段階まできている人は数10

人にすぎない。それだけに，未処分者について，政治決着による救済策へ"移行"してもらおうという国，県の思惑も透けて見える。与党PT（与党水俣病問題プロジェクトチーム）座長の園田博之衆院議員も「救済策をまとめる際に重要なのは，どれだけたくさんの人から協力を得られるかだ」と力を込める。環境省の田村義雄次官は3月12日の定例会見で，「与党PTと連携し，関係自治体と協力して水俣病対策を一層進める」と述べた。しかし，審査を待つ未処分者は約3,300人に膨らみ，処分がいつ終わるのか見通しは立たない。国と県，与党は，審査会の再開と与党水俣病問題プロジェクトチーム（PT）が取りまとめを急ぐ新たな救済策のセットで事態の解決を図る考えだが，先行きは不透明だ。

こうした行政と政治の共同歩調に対し，1,150人が国と県，チッソ相手に損害賠償請求訴訟を起こしている水俣病不知火患者会の大石利生会長は「大量棄却という厳しい現実を見せつけ，一気に政治決着への流れをつくろうとしているのではないか」と審査会再開に警戒を強める。

与党PTは6月中に救済策をまとめる方針だが，環境省が予定している被害者の実態調査には不知火患者会等3団体が協力拒否を打ち出し，政治決着に前向きな水俣病出水の会も救済策の内容次第では訴訟も辞さない構えだ。[137]

〈水俣病関西訴訟最高裁判決から3年　混乱・混迷深まる〉
　◇新保健手帳該当者1万人超え，水俣病認定申請者数も5,600人超える

国と熊本県の賠償責任を認めた水俣病関西訴訟最高裁判決を受け，2005年11月に交付が始まった熊本県の新保健手帳交付者が2007年10月1日，1万人を超えた。このうち，公害健康被害補償法に基づく水俣病の認定申請を取り下げて交付を受けた人は2.7％で，交付1年後の5.0％からさらに低下。新保健手帳が認定申請者の減少に結び付かない実態が浮き彫りとなった。熊本県は同日までに，新たな交付対象者544人を決定。10月分から医療費の自己負担が全額支給される。23カ月間の累計審査数は1万2,405人（認定申請者は303人）で，交付該当とされた対象

者は90.3％の1万436人となった。交付対象になっても認定申請を取り下げない人が10人おり，実際の交付者は1万426人。新保健手帳は，最高裁判決を受けて環境省が打ち出した未認定患者対策の柱。95年の政府解決策に基づく総合対策医療事業のうち，比較的症状の軽い人に交付された保健手帳を拡充し，医療費の自己負担分を全額支給する。交付には認定申請や訴訟の取り下げが条件で，環境省は認定申請者が申請を取り下げて新保健手帳に移行することを期待していた。鹿児島県の交付者は2,264人，新潟県は145人。一方，最高裁判決後の認定申請者数は熊本県3,558人，鹿児島県2,029人，新潟県30人。[138]

◇与党プロジェクトチーム（PT）水俣病未認定患者「救済策案」公表

2007年10月26日，「新たな救済策の基本的な考え方」を文書としてまとめた，水俣病未認定患者の救済問題で与党プロジェクトチーム（PT座長・園田博之衆院議員）は，園田座長案（一時金150万円，療養手当月1万円の支給）を了承した。[139]

1995年に続く政治解決について，文書は，「①いかなる意味でも政治が取り組む最後の救済策と規定，②訴訟中の団体との交渉も進めるほか，最高裁で認定された行政責任を踏まえ，原因企業チッソの新たな負担に伴う財政支援策等を検討する，③救済対象は水俣病の認定申請者と新保健手帳の所持者のうち，四肢末端優位の感覚障害が認められる人とし，病状判定は公的機関に限定。申請には期限を設け，現行の新保健手帳の受付は終了させる」としている。

PTは95年の政治決着時と同様，訴訟や認定申請の取り下げを救済の前提とする方針。訴訟や認定申請を続けた場合，判決や審査の時期，結果によって救済対象から除外される可能性もあり，救済案取りまとめにはなお曲折が予想される。

PTの会合には潮谷義子熊本県知事らも出席。医療費負担の増加や，患者を診断する医師の確保等も課題と訴え，政府・与党の対応を求めた。

■救済基本案骨子
- 1995年の政治決着の対象者に準じる人を救済する
- 公健法に基づく認定申請者と新保健手帳保持者のうち四肢末端優位の感覚障害のある人が対象
- 一時金150万円,療養手当月1万円,医療費の自己負担分を給付
- 新保健手帳の受付は終了し,制度全体の必要な見直しを行う
- いかなる意味でも政治が取り組む最後の救済策とする
- 全面解決に向け,訴訟中の人にも理解を最大限得るように努める
- 原因企業に費用負担の合意を求めていくとともに,国,県の対応の具体化を求める[239]

■PTは今後,(1)原因企業チッソとの費用負担交渉,(2)訴訟を進める団体の説得,(3)団体の活動経費に相当する団体向け支出の検討を本格化する。

会合に出席した潮谷義子知事は公的診断に関連し,不足する専門医の確保に向け国の協力を要請。終了後,「PTに感謝している。県として被害者に救済策の正確な情報を届けていく必要がある」と話した。

PTは,1995年の政治決着に漏れた人の救済を基本に検討したが,客観的証明は難しく,その症状を現在持っている人を広く救済対象ととらえた。このため一時金260万円,療養手当月額2万円前後を支給した95年時より低額になるとして,救済策に前向きな被害者2団体と交渉。大筋で同意を得た。訴訟中の団体は救済策を拒否している。

95年は約1万2,000人が政治決着に応じた。今回,救済対象となりうる認定申請者と新保健手帳所持者は9月末で,計約1万8,500人に上る。[139]

■「露骨な裁判つぶし」地元団体反発の声

与党水俣病問題プロジェクトチーム(PT)が10月26日,新保健手帳の受け付け終了方針を示したことに,地元被害者団体からは「露骨な裁判つぶしだ」と,強い反発の声が上がった。

国賠請求訴訟を起こした水俣病不知火患者会は熊本市内で緊急会見。園田昭人弁護団長は「裁判をする権利を不当に狭める」と激しく批判した。

新保健手帳は最高裁判決（2004年10月）で国，熊本県の法的責任が確定した後，救済漏れの被害者に医療費等を支給するため2005年10月に開始。受付期間は5年程度をめどにしていた。

　しかし，認定申請中や裁判原告の間は受給できない。園田弁護団長らは「切り崩しだ」「（被害者を分断させる）水俣病の歴史を繰り返す」と訴訟派への"揺さぶり"と憤った。会の内部には「裁判から新救済策へ流れる者が出るのでは」と動揺を懸念する声もあり，11月4日に臨時総会を開き司法救済への結束を図る。

　今月提訴した水俣病被害者互助会の佐藤英樹会長も「与党PTは救済より早く終わらせるのが目的なのだろう。加害者なのに責任のかけらもない」と厳しく批判した。

　新救済策の受諾に前向きな団体間でも意見が割れた。水俣病被害者芦北の会と水俣病被害者獅子島の会は「もう少し長く残してほしい」と困惑気味。水俣病出水の会は「問題の解決には打ち切りが必要だ」と賛同した。[239]

　◇熊本県認定審査会2年7カ月ぶり再開するも　未処分者の滞留解消見通せず

　●与党PT新救済策　先行きは不透明

　与党PTは2007年7月3日，「一時金の支給水準は，95年の260万円を下回らざるを得ない」とした上で，発症時期が95年の前か後かで救済対象をランク分けする考え方を提示した。しかし，証明が難しいこと等から，被害者が反発。結局，10月26日に示された案は救済対象が一本化され，「一時金150万円，療養手当月1万円，医療費無料」という内容になった。

　芦北の会は，いち早く承諾。村上喜治会長は「早期救済の実現には政治決着しかない」と訴える。出水の会は，与党PTが「活動経費程度」としている加算金について「20億円は譲れない」とするものの，一時金や療養手当の額には同意した。

　これに対し，国と熊本県，チッソを対象に損害賠償請求訴訟を起こし

ている不知火患者会と被害者互助会は，政治決着を拒否した。「最高裁判決を踏まえておらず，救済から漏れる人が必ず出てくる。被害者全員の救済にはつながらない」と不知火患者会の大石利生会長。いずれも訴訟継続を決め，被害者団体の賛否は真っ二つに割れた。

一方，原因企業チッソも新救済策の費用負担拒否を表明した。

後藤舜吉会長は11月19日，東京都内で会見。「（新救済策を受け入れても）また救済問題が再燃しない保証はない」とし，「解決への展望が持てない」と説明した。また，「株主や従業員，取引先等に説明できない」とも主張。県議会や水俣市議会でも同様の説明を繰り返した。"企業の論理"を振りかざす姿勢に，被害者団体は「加害者意識が感じられない」と怒りを爆発させた。

チッソが新救済策を拒否する陰で，分社化に向けた動きも表面化。チッソの経営課題に関する自民党の検討部会は，分社化とそれに伴う税制優遇措置を盛り込んだ特別措置法案の素案をまとめた。環境相が対象会社を指定し，指定を受けた会社は親会社として，事業再編計画を作り，環境相の許可を受けるという内容。さらに，国や熊本県等に対する公的債務の一部を資本に振り替える「債務の株式化」（デット・エクイティ・スワップ）も盛り込んだ。

後藤会長は12月17日，水俣市議会全員協議会に出席し，分社化に強い意欲を示した。これを受け市議会が分社化の是非を検討するよう政府に求める意見書を賛成多数で可決したが，被害者団体は「分社化より被害者救済を優先させるべきだ」と反発。環境省も「分社化すれば加害責任が不明確になる」と，分社化に難色を示した。[142]

●認定審査会再開すれども再び休止状態に陥る

2007年3月，2年7カ月ぶりに熊本県は認定審査会再開に踏み切った。それは，水俣湾関西訴訟最高裁判決後の認定申請者が3,000人を超える中，水俣病認定業務の遅滞がかつて不作為違法確認訴訟の判決で指摘された「2年」の目安を上回り，再び不作為違法を問われかねなかったことにあった。[140]しかし，審査会は，2007年7月29日の第3回審査会を最後

に10カ月間開かれず,再び休止状態に陥っていた。2007年3月の再開後,3回の審査会では,最高裁判決前から認定申請していた人のうち,検診が終わった8人を審査（認定3人,棄却5人）しただけ。判決後に申請した3,722人（2008年5月28日現在）については1人も審査会に諮問していない。[144]

●審査会機能停止,滞留する未処分者の解消のめど立たず

2004年10月15日の関西訴訟最高裁判決をきっかけに,認定審査会委員の引き受け手がいなくなり機能停止した。同判決が容認した水俣病の判断基準が現行の行政認定基準と異なり,審査会の判断が司法の場で覆る可能性が強まったためである。

環境省は「行政と司法の判断は別」と認定基準の見直しを否定。安倍晋三首相も2007年3月7日午後の内閣記者会とのインタビューで,水俣病の認定基準見直しについて「最高裁判決も認定基準の見直しは求めていない。今の段階では考えていない」と述べ,否定的見解を示した。[136] 潮谷義子知事も「認定審査は法定受託事務であり,基準を再検討する考えはない」と明言。

こうした状況の中,与党が新たな未認定患者救済策による第2の政治決着に向けた議論を本格化させた。任期が切れた前委員たちはこの動きに期待し,「審査会の認定から漏れた人も救われる受け皿ができる」と再任要請を承諾。しかし,この期待に反し,政治決着の動きは,被害者団体の賛否が分かれている上,原因企業チッソが救済策の受け入れを拒み続け,停滞したままである。救済策実現を目指す熊本県は,救済策の具体化を材料に委員を説得してきた経緯があるだけに,「認定制度と救済策は車の両輪。救済策が動き出したら審査会もすぐに動いてもらうが,今は政府・与党の救済策の動きを見守るしかない」と,新たに諮問しきれずにいる。一方で,検診医の不足も解消できておらず,3,700人に上る未処分者の滞留を解消するめどが立つような状況になかった。[143] さらに,認定申請して処分を待つ未処分者は増え続け,年度末ベースで過去に最も多かった1978年度の6,213人を超えた。環境省によると,全国

の未処分者数は2008年12月10日現在で6,236人（熊本県3,729人，鹿児島県2,473人，新潟県10人，新潟市24人）。1978年当時と今を比べて大きく異なるのは，1978年当時の認定審査会は機能していた。これに対し今の認定審査会（鹿児島県審査会は2004年9月以降中断）は休止状態にある。[147]

◇裁判提起相次ぐ[141]

「行政と司法の判断は別」と認定基準見直しを拒否し続ける環境省。そのかたくなな姿勢に対する失望と怒りが，被害者たちを次々に司法の場に向かわせている。現在，係争中の裁判は6件で，このうち4件が2007年に起こされた。

i 認定申請者でつくる水俣病被害者互助会（佐藤英樹会長）の会員9人は2007年10月11日，国と熊本県，チッソに損害賠償を求める訴訟を起こした。原告は，胎児性・小児性患者と同じ40〜50代。胎児性は過去に一部の劇症，重症者しか認定されていない上，病像の研究も進んでいない。このため同会は「ようやく名乗りを上げ始めた若い世代の救済に地平を開く訴訟」と位置付ける。最高裁が支持した病像をベースとしながら，現行の基準では対象から漏れてしまう可能性が高い胎児性や小児性の被害実態を明らかにしていく方針だ。

ii 2007年5月には，熊本県に行政認定を求める2件の訴訟が大阪地裁（5月16日提訴，原告F氏，認定申請棄却取消・認定義務付けの訴え），熊本地裁（5月18日，原告川上敏行・カズエ夫妻，不作為違法確認・認定義務付けの訴え）で起こされた。訴えたのは，いずれも関西訴訟の勝訴原告。最高裁から被害者と認められながら，患者と認定しない行政への強い怒りが込められており，認定基準の違法性を正面から問う。

iii 一方，母親が診察を受けた病院調査を県が死後17年間放置したとして，2001年12月19日に水俣市の溝口秋生さんが母親の認定棄却処分取り消し等を求めて始まった溝口訴訟は2007年7月6日，熊本

地裁で提訴から5年半ぶりに結審した。水俣病事件で初めて認定義務付けを求めた訴訟で，同様の訴訟に与える影響は大きい。

ⅳ 国と熊本県，チッソに損害賠償を求めた水俣病不知火患者会（大石利生会長）の集団訴訟は，2005年10月3日提訴から3年を経た2008年11月7日，追加提訴を重ねた原告数は1,500人を突破し，1,547人のマンモス訴訟に膨れ上がった。[145] 原告側は1陣50人の判決を得た上で，和解による司法救済制度づくりを模索する構え。しかし熊本地裁は，個別の症状の立証について原告側が主張する「共通診断書」だけでなく，新たに病院のカルテ提出を求めた。原告側が早期救済を求めて掲げる「2008年度中の判決」が実現するか，予断を許さない状況だった。

ⅴ 新潟水俣病では2007年4月27日，第3次訴訟が起きた。未認定患者12人が，国と新潟県，原因企業の昭和電工に損害賠償を求めて新潟地裁に提訴した。[235]

② 「救済法案」から「水俣病被害者救済及び水俣病問題解決に関する特別措置法」制定

〈チッソの救済策受け入れ拒否から受け入れ容認に至る紆余曲折〉

◇チッソ後藤舜吉会長与党PT新救済策受け入れ拒否を表明

2007年11月19日，チッソ株式会社後藤舜吉会長は，東京都内で会見し，与党プロジェクトチーム（PT）の未認定患者新救済策について「解決への展望が持てない」と，費用負担を拒否する意向を正式に表明した。後藤会長は1995年の政治決着について「最終決着と思い，清水の舞台から飛び降りる気持ちで受け入れた」と強調。今回，PT案を受け入れても「また（救済問題が）再燃しない保証はない」と新救済策が全面解決につながらない，との認識を示した。

その拒否する理由については，19日の記者会見で説明。

- 私たちは1995〜96年の政治解決を正面から受け止め，問題解決に取り組んだ。今日の事態は全くの予想外。与党PTの尽力に敬意を表するが，会社の立場もある。株主や社員もおり，金融機関や取引

先の特別な支援もある。こういった人に「何だ」と言われることはできない。
- 解決の展望が持てないから，まだ大きな訴訟が継続している。また同様の問題が再燃しないとは考えにくい。支払能力の問題もある。（補償が）いくらになるか分からない。国，熊本県から借金をして際限なく支払うほど，チッソは打ち出の小づちじゃない。[172]

報道陣の質問に対しては次のように答えた。

――どんな救済策が出ても拒否するのか。
「現状について話をした。先のことは言えない」
――今回こそ決着をつける考えはないのか。
「解決はしたい。だが不用意な解決なら，あの地域はどうなるだろうか。また10年たって年とった人が，手がしびれるからといってお金が欲しくなることもあり得る」
――その発言の意図は。
「（救済策による）一定の判断で，そうなっては困る。いつまでも水銀の影響が残っているはずはないだろう。本当の見分けがつかないのがこの問題の苦しいところ。95年に片付いたことが急に（申請者が）増えたというのは，あいまいな救済がなされたということ」
――水銀の影響がない人も名乗り出ているということか。
「それは現地に聞いてほしい。私は医者じゃない。水銀の影響がある人も含まれているし，そうでない人もいる」
――同じ失敗の繰り返しとは95年解決が失敗だったということか。
「株主から見て100％成功ではなかったということ」
――有機水銀の影響を受けた未認定患者の救済策が思い浮かばないというのは無責任だ。
「知恵がない。あなたが私の立場で考えてどうするというのか」

◇後藤舜吉会長は，2008年のチッソグループ全従業員等に配布する社内報の年頭所感で，与党プロジェクトチーム（PT）がまとめた未認定患者の救済策について，集団訴訟や膨大な公的債務等を理由に「受け入れられない」とする姿勢をあらためて示した。そして，同社がこれまでに患者補償や水俣湾のヘドロ埋め立て事業等で2,840億円を支出したことを挙げ，「倒産しかあり得ない状況だったが，政府支援も得て必死に頑張り，補償責任を果たしてきた」と強調。被害者への一時金等を負担した1995（平成7）年の政治決着を「最終全面解決との方針があったため，思い切って受け入れた」とした。年頭所感の最後に，同社の受け入れ拒否姿勢への批判に対し，「事態は当社の努力の限界を超えており，『原因者だから払え』という単純な論理だけで従うわけにいかない。この上は主張すべきは主張することに何ら臆することはない」と結んでいる。[171]

　◇チッソの救済策受け入れ拒否に対する各組織の対応
　●被害者患者団体の受け止め方
　既に新救済策の受け入れを決めている水俣病被害者芦北の会の村上喜治会長は，芦北郡津奈木町の合串公民館で「原因企業の態度とは思えない。被害者に対して，金がないからでは済まされない。最後まで責任を果たすべきだ」と批判。村上会長は近くチッソ本社へ出向き，負担受け入れを求める抗議文を出すという。

　約3,000人の会員を抱える水俣病出水の会の尾上利夫会長は「加害企業に拒否する資格はない。国やPTに救済対象をより厳しく振るい落とすように迫る，汚いやり方だ」と批判。しかし，「政治決着が先延ばしになるようならチッソ本社への座り込みも辞さないが，PTが説得してくれると信じている」と，今後の交渉への期待も口にした。

　さらに，チッソが拒否の理由として「訴訟の存在」を挙げたことに対し，訴訟派の2団体もそれぞれ水俣市の事務所で会見し，「団体間の分裂が狙いだ」と怒りをあらわにした。

　水俣病不知火患者会の会長，大石利生さんは「政治決着では，すべての被害者を救うことができないことがはっきりした」としながらも，

「訴訟派の団体が解決を邪魔していると世間を誤解させる意図があるのではないか」と反発。水俣病被害者互助会会長の佐藤英樹さんは，チッソが「全面解決の後に補償問題が再燃した」と認識していることについて，「全面解決かどうかを決めるのはチッソではない。加害企業としての自覚が全く見られない」と憤った。[172]

●水俣市議会の対応

2008年2月7日，松本議長は東京・永田町の衆院議員会館や自民党本部を訪れ，チッソへの支援強化等を求める要望書を与党水俣病問題プロジェクトチーム（PT）に提出し，「未認定患者救済の問題解決とチッソ支援は表裏一体」と訴えた。

これに対し，PT座長の園田博之衆院議員（熊本4区）は，昨年10月に取りまとめた未認定患者の新救済策をチッソが拒んでいる現状を踏まえ，年度末をめどに救済策が実行できるよう努力する姿勢を示した。[174]

●与党・環境省の対応

2007年12月4日，自民党税制調査会では，自民党環境部会がチッソへの特例措置を要望していた。しかし，チッソがこれまでに，救済策に伴う費用負担に「応じられない」とする姿勢を表明していたのを受けて，チッソの法人税等の負担を軽くする特例措置について，2008年度税制改正では導入を見送ることを決めた。[173]

2008年2月20日，鴨下一郎環境相は，水俣病の原因企業チッソの後藤舜吉会長と会い，水俣市で犠牲者慰霊式が開かれる5月1日をめどに問題解決に努力するよう要請した。両者の会談は初めてで，環境省大臣室で非公開で行われた。同省によると，鴨下環境相は「5月1日の慰霊式に，現在救済を求めている人も含めてみんなが安心して出席できるよう，関係者として解決の方向性を出すよう努力してほしい」と求めたという。面会後，後藤会長は「かねてよりごあいさつしたいと面会を申し入れていた」と説明。公的債務や認定患者補償などを本社に残し，事業部門を子会社化する分社化構想については「初対面であり，説明しなかった」と語った。[164]

●熊本県の対応

 後藤会長の拒否発言について潮谷知事は，「大変残念であり，被害者のことを考えると社会的に許されるのか」「原因企業としての真摯な対応を求めたい」とのコメントを発表。熊本県は，2007年11月8日から新救済策の内容などを地元に出向いて説明する相談会を始めたばかりで，同県環境生活部の谷崎淳一水俣病保健課課長は「これまでも，チッソが同意していないという情報は住民に伝えてきた。後藤会長が会見で拒否したことも正確に伝える」としながらも，険しい表情を見せた。[172]

 2008年3月7日，金澤和夫熊本県副知事は，東京都千代田区のチッソ本社を訪れ，同社の後藤舜吉会長に，水俣病の未認定患者の新救済策受け入れを求める潮谷義子知事名の申し入れ書を手渡した。申し入れ書は「県議会の決議を県民の総意ととらえ，責任を今一度重く受け止め，早期解決の実現に向けた決断を一日も早く行われること」を求めた。後藤会長は「議会の意見を謙虚に受け止め，頭に入れながら対応したい。PTとも話し合いを続けさせていただく」と答えた。

 面会後，金沢副知事は「完全に硬直した姿勢ではないことが確認できた。（新救済策を）受け入れていない患者団体もいるなど課題は残っており，それぞれの立場で一歩ずつ進めていきたい」と話した。[221]

◇チッソ後藤舜吉会長与党PT新救済策の受け入れを改めて拒否

 2008年4月24日，後藤舜吉会長は，鴨下一郎環境相と会談し，与党プロジェクトチーム（PT）がまとめた新救済案の受け入れ拒否を改めて伝えた。[222]

●被害者患者団体の受け止め方

 主要患者4団体のうち，PT案受け入れを表明している「水俣病被害者芦北の会」（津奈木町）の村上喜治会長は「チッソは今も亡くなっていく人たちに何と言うつもりか。企業の都合しか言わないで世の中通るのか」と怒った。

 同じく受け入れを決めている「水俣病出水の会」（鹿児島県出水市）の尾上利夫会長は「会員に説明がつかない。国もPTもこんなに力がない

のか」と落胆。

　一方，国や県，チッソを相手取り損害賠償請求訴訟を起こしている「水俣病被害者互助会」(水俣市)の谷洋一事務局長は「中途半端な解決ではだめということが明確になった。訴訟で決着をつけるしかない」。同じく提訴している「水俣病不知火患者会」(同市)の瀧本忠事務局長も「チッソが受け入れても訴訟は続く。司法解決が正しいことが証明された」と述べた。[222]

　◇与党PTチッソ分社化法案検討に着手

　2008年6月10日，与党PTは，チッソの分社化法案(累積する公的債務を抱える水俣病の原因企業チッソから，業績好調な事業部門を子会社として切り離す分社化に道を開く特別措置法の素案)を，自民党水俣問題小委員会に示した。小委員会は東京の自民党本部で約1時間，非公開で開かれた。園田委員長が冒頭に「今回は承認はしない」とあいさつ。素案についても「これからもむ(議論する)」として，今回は意見をとりまとめず，自由に議論した。素案については，検討してきた杉浦正健衆院議員が記者会見で「現時点ではこれ以上ない案に仕上がった」と胸を張り「環境相の承認を取るとか，(工場は)水俣を離れないとか，関係者の意向に配慮した」と説明した。

　分社化が実現すればチッソは，事業部門を別会社として残しながら，患者補償を担う会社本体はいずれ清算され，原因企業自体は消滅することになる。[4]

　●被害者患者団体の受け止め方

　「チッソ分社化」の動きについて，被害者患者団体からは反発や戸惑いの声が相次いだ。

　水俣病被害者芦北の会(津奈木町，270人)の村上喜治会長は「被害者救済に一言も触れていない。加害者救済が先なのか」と怒った。一方，水俣病出水の会(鹿児島県出水市，3,100人)の尾上利夫会長は「PT案は膠着状態。分社化以外に救済策が進まないのならやむを得ない」と理解を示した。

国，熊本県，チッソを相手に損害賠償請求訴訟を起こしている水俣病不知火患者会（水俣市，2,000人）の大石利生会長は「恒久的な救済策が出ない中で，チッソの支援策ばかり検討するのは本末転倒だ」と批判した。同様に損害賠償請求訴訟を起こしている水俣病被害者互助会（水俣市，150人）の谷洋一事務局長は「加害者救済の先行は，水俣病事件が起きた当初，国がチッソを擁護した構図と同じだ」と語った。

行政認定患者団体・チッソ水俣病患者連盟（水俣市，46人）の高倉史朗事務局長は「今後新たな患者が出ることを考えても，株を売却したら責任がなくなるという考えは到底受け入れられない」と話した。[4]

●水俣市議会の対応

2008年7月14日，水俣市議会は，臨時議会を開き，水俣病問題をめぐる原因企業チッソの「抜本支援策」堅持と分社化を含めた健全経営への支援を国や熊本県などに求める意見書を9対8の小差で可決した。意見書は，市の現状について「新たな訴訟が進み，混沌とした水俣病問題の影響で産業全般の疲弊など閉塞状況が続いている。市の発展はチッソの存続なしに考えられない」と強調されている。その上で抜本支援策を「すばらしい成果」と評価。「国や県のさらなる連携で支援策を堅持し，分社化を含めた健全経営と地域振興への尽力を強く要望する」としている。

これに対し，質疑討論では，非自民系市議は文案について「被害者の裁判が産業を疲弊させるとみるなど，不見識も甚だしい」「意見書は被害者の救済が抜け落ちており，議会の資質が問われる」「分社化は時期尚早だ」などと批判。「地元の意思を示すべきだ」として対照的な意見書案を提出した。[175]

●環境省の対応

2008年6月13日，鴨下一郎環境相は閣議後会見で，「分社化によって（水俣病の）責任の所在が不明瞭になることを心配している」と，懸念を表明した。鴨下環境相は「分社化の議論を妨げはしない」としつつ，「訴訟も起こっている中で，将来的に債務がどの程度になるのかが不透

明な間に，分社化が進んでいくのはどうなのか」と述べた。環境省としての対応については「与党プロジェクトチームがまとめた救済策によって多くの人が救済されることが，まず先にあってしかるべき」と，引き続き救済策実現に努力する考えを表明した。[165]

2008年11月13日，環境省の西尾哲茂環境次官は定例会見で，与党が策定した新救済策の財源負担を原因企業チッソが拒否していることについて，「チッソが考え方を変えなければ展望が開けず，チッソ自身が行き詰まる」と述べ，西尾次官は，新救済策を受諾しなければ分社化は認められないとの認識を示した。これに対し，チッソの大衡一郎総務部長は同日，東京本社で行った2008年9月期中間決算（連結）発表の会見の席上で，「新救済策は受け入れ難いとの状況に変化はない」と話した。（チッソの中間決算では，売上高は1,494億8,900万円（前年同期比13.8％増）と増収となったが，経常利益は世界的な景気後退や石油高騰の影響で83億400万円（同20.5％減）。税引き後利益は38億2,200万円（27.6％減）。水俣病認定患者への補償金などを含む特別損失は23億6,000万円を計上した。[250]

●熊本県議会の対応

2008年6月24日，熊本県議会水俣病対策特別委員会（西岡勝成委員長）は，チッソへの支援見直しを求める意見書案を全会一致で可決した。意見書は，福田康夫首相ら抜本金融支援の関係5府省の大臣あて。政府・与党が実現を目指す未認定患者の救済策を受け入れないチッソに対し，「被害に苦しむ多くの方々がいる現状を直視せず原因企業としての責任の自覚もない」と痛烈に批判している。その上で，現行の抜本金融支援に基づくと，チッソが新規投資に確保できる資金（内部留保）が県への公的債務返済額を上回る事態もあるため，「返済額の増額など，支援の在り方の早急な見直し」を求めている。この日の委員会では，自民党が検討するチッソ分社化法案についても論議。「責任の所在が不明確だ」「原因企業が消滅する枠組みが出てくること自体，理解できない」「地域振興の責任を遂行させる担保がない」など批判が相次いだ。分社

化法案の今後の見通しについて，西岡委員長は「県議会の了解なくして法案の国会提出はあり得ないと思っている」との認識を示した[166]。

2008年11月13日，県議会と県の代表は，水俣病の原因企業チッソの後藤舜吉会長や斉藤鉄夫環境相らと会い，水俣病問題の解決を訴えた。膠着状態から脱却するための材料は得られなかった。

熊本県議会水俣病対策特別委の西岡勝成委員長，村田信一熊本県環境生活部長ら4人が上京し，まず与党プロジェクトチーム（PT）の園田博之座長と会い，「政治決着に応じないチッソの姿勢が膠着の要因」との認識を再確認した。そして，チッソ本社で後藤会長と面談。西岡委員長は「解決の糸口をつかみにきた」とPTの政治決着案の受け入れを要請。後藤会長は，持論である分社化の必要性をとうとうと語り，協力姿勢を示さなかった。西岡委員長は，園田PT座長・後藤チッソ会長との面談後，斉藤環境相に膠着状態解決を要請した。斉藤環境相は「PT案の実施にはチッソの合意がいる。皆さんと一緒に説得に取り組みたい」と述べるにとどまり，具体的な説得の期限や方法については示さなかった。一連の要請を終えた西岡水特委委員長は「これという進展はなかったが，各方面で連携して解決の道を探るしかない」と語った[167]。

●自民党税制調査会の対応

2008年12月2日，自民党税制調査会は，チッソの法人税負担などを軽くする特例措置の導入について，2009年度税制改正での導入を見送った。与党プロジェクトチーム（PT）が提案した未認定患者の救済策が，チッソの受け入れ拒否で全容が固まっていないことが理由。ただ，今後も「長期的な課題」と位置付け，検討対象としては残す。税調幹部は「PTがチッソ説得を続けているので，その推移を見守りたい」と話した[168]。

●与党PTの対応

2008年12月18日，半年ぶりとなる与党水俣病問題プロジェクトチーム（PT）の会合において園田博之座長は，最近チッソと非公式に接触した際，「チッソの分社化への強い思いと新救済策への歩み寄りの姿勢を

感じた，何としても来年度中に解決したい。救済策を待ち続けている人がいる」。そして園田座長は，膠着状態が続く未認定患者新救済策の打開に向け，チッソが切望する分社化法案の検討も視野に，年明けにも再度チッソの説得に乗り出すことを強調した。前回会合では分社化に異論を唱えた公明党は，患者補償の完遂などを条件に法案検討に同意した。他方，熊本県議会水俣病対策特別委の西岡勝成委員長も，チッソの新救済策受け入れを最優先に挙げ，「懸念が払拭される分社化法案なら検討もやむを得ない」と述べた。

　会合では，チッソの費用負担を前提としたチッソ支援経費を，財務省が20日内示する来年度予算に追加要望することも確認した。[169]

　◇チッソ後藤舜吉会長，与党PT新救済策の受け入れを表明

　2008年12月19日，後藤舜吉チッソ会長は，与党がチッソの分社化法案検討を容認したことを受け，「分社化は将来にわたって責任を果たしていくために必要なこととして，かねてから与党PTにお願いしていたことで，その方向性が示されたことはありがたい」として，これまで拒んできた未認定患者救済策の費用負担に「前向きに取り組む」と救済策の協議に応じる考えを示した。一方，斉藤鉄夫環境相も同日の閣議後会見で，救済策へのチッソの協力を条件に分社化法案の検討を認める姿勢を表明。斉藤環境相は，後藤会長の発言を「重要なメッセージ」と評価，「新救済策を完遂し，患者の救済につながるならば（分社化法案も）検討する」と述べた。ただ，「与党PT案が100％実行されるという大前提の下での話」とくぎを刺した。[170]

　●2009年1月7日，年始あいさつに訪れた県庁で，救済策受け入れについて記者団の質問に答えた。

　後藤会長は「（分社化と救済策を）同時に進めるという方向は，（救済策受け入れの）重要な必要条件」と述べた。受け入れに向けた協議は「拒むものではない」と語り，1月中にも与党幹部と会いたいとした。その他の条件としては「リーズナブルな解決案であることだ」とした上で，今回の救済策のチッソ負担について「何らかの支援がなければ自力で払

える状況ではない」と強調。国などの支援が不可欠との認識を示した。[157]

●2009年1月15日，園田PT座長は，自民党本部で蒲島郁夫熊本県知事，伊藤祐一郎鹿児島県知事と会談。その後記者団に対し，今年に入って行ったチッソの後藤舜吉会長との交渉内容を説明した。その中で，園田氏は「立法化の前提条件はチッソが最後まできちんと補償責任を負うこと。最終的に熊本県が責任を引き継ぐような仕組みはまずい，という基本的な考え方を確認した」と語った。後藤会長からは異論が出なかったという。ただ「立法化には，チッソ相手に裁判を続ける被害者団体の了解も要る」と強調。分社化を徹底して批判する「訴訟団体の説得」という課題も挙げた。チッソは，園田氏との交渉自体は認めたが「中身は明らかにできない」としている。[158]

◇与党自民党，民主党とも「救済法案」を国会提出
●与党PT「救済法案」

2009年2月13日，水俣病未認定患者の救済問題で，与党水俣病問題プロジェクトチーム（PT）は，全面解決に向けた方向性を取りまとめた。一時金として患者1人あたり150万円を払うことを柱とする救済内容を確認したほか，原因企業チッソを補償のための会社と収益を目指す事業会社に切り離す「分社化」を，救済と並行して進める。これらを盛り込んだ特別法案を3月上旬までに国会に提出し，遅くとも3年以内の救済完了を図るとしている。

PTの園田博之座長（自民党衆院議員）は会見で，PT案に反対している訴訟原告らの患者団体や，独自の救済法案を検討中の民主党の理解を引き続き得るよう努力する考えを示した。

PT案によると，公的診断で一定の感覚障害が認められた人を対象に一時金と医療費，手当を支給する。これらは新たに設立する基金を通じて支給する。

一時金を負担するチッソには救済資金を援助する一方，チッソが要求していた分社化については，分社化後も補償責任を明確にするため，救済終了まで事業会社を上場させないよう定める。[146][223]

水俣病の未認定患者救済と原因企業チッソの分社化に向けて，与党が国会への提出を目指している特別措置法案の概要を，以下に示す。

水俣病被害者救済及び最終解決に関する特別措置法案（概要）[148]
第1章　総則
第1条【目的】
　水俣病被害者を救済し問題の最終解決をする。救済措置の方針及び最終解決に向け行うべき取り組みを明らかにする。これらに必要な補償の確保等のための事業者（チッソ）の経営形態の見直しに係る措置等を定める。
第2条（略）
第3条【救済及び最終解決の原則】
　継続補償受給者（認定患者）等に対する補償が確実に行われること。救済を受けるべき人々があたう限りすべて救済されること。事業者が救済に係る費用の負担について責任を果たすとともに地域経済に貢献すること。
第4条【国等の責務】
　国，関係地方公共団体，事業者，地域住民は，最終解決が図られるように努めなければならない。
第2章　救済措置の方針等
　第5条
1　政府は，関係県の意見を聴いて，過去に通常起こり得る程度を超えるメチル水銀の曝露を受けた可能性があり，かつ，四肢末梢優位の感覚障害を有する者を早期に救済するため，一時金，療養費及び療養手当の支給に関する方針を定め，公表する。
2　前項の方針には，既に水俣病に係る補償または救済を受けた者及び認定の申請，訴訟の提起，これらの救済措置以外の手段により水俣病に係る損害のてん補等を受けることを希望している者を救済措置の対象としない旨を定める。

3，4（略）
5　事業者は一時金を支給する。
6　（略）
7　関係県は，療養費及び療養手当を支給する。
8　政府は，関係県が前項の支給を行うときは，予算の範囲内で，当該関係県に対し必要な支援を行う。

第3章　水俣病問題の最終解決に向けた取り組み等
　第6条【最終解決に向けた取り組み】
1　政府，関係県及び事業者は，最終解決に向け次に掲げる事項に早期に取り組まなければならない。（1）救済措置の実施，（2）認定等の申請に対する処分の促進，（3）紛争の解決，（4）新規認定等の終了。
2　政府，関係県及び事業者は，救済措置の開始後3年以内をめどに救済措置の対象者を確定し，速やかに支給を行うよう努めなければならない。
3（略）
　第7条【地域指定等の解除】
　政府は救済を受けるべき人々があたう限りすべて救済されることが確定した後，地域及び疾病の指定を解除する。

第4章　事業者の経営形態の見直し
　第8条（略）
　第9条【事業再編計画】
1　指定を受けた事業者は，事業の再編に関する計画を作成し環境相の認可を申請しなければならない。
2　環境相は申請があった場合，事業再編計画が次の各号のいずれにも適合すると認めるときは認可する。（1）補償協定の履行，公的支援に係る借入金債務の返済に支障が生じない。（2）（3）（4）（略）
3　（略）
　第10，11条（略）

第12条【事業会社の株式の譲渡】
1　事業者は，事業会社株式の全部または一部を譲渡しようとするときは，環境相の承認を得なければならない。
2　環境相は，前項の承認をしようとするときは総務，財務両相に協議する。
3．4（略）
第13条【株式譲渡の暫時凍結】
　　事業会社の株式の譲渡は，救済の終了及び市況の好転まで暫時凍結する。
第14～16条（略）
第5章　指定支給法人
第17条（略）
第18条【業務】
　　指定支給法人は次に掲げる業務を行う。（1）事業者から委託を受け一時金を支給する，（2）継続補償受給者に対し補償給付の支給に相当する支給を行う，（3）（略）
第19条（略）
第20条【補償基金】
　　指定支給法人は補償支給業務に関する基金を設け，事業者が補償賦課金として納付した金額を充てる。
第21～29条（略）
第6～7章，附則（略）

●被害者患者団体の受け止め方
　水俣病被害者芦北の会の村上喜治会長は「新救済策の早期実現で最終解決は望むが，地域指定解除は，既に認定や救済を受けた人たちの間にも混乱を招く」と戸惑いの表情をみせた。
　水俣病出水の会の尾上利夫会長は「団体加算金が認められないのなら新救済策受け入れは白紙撤回するしかない」と強調し，「何割の会員が

救済から外れるか分からないのに認定審査終了には同意できない」と憤った。

　一方，チッソを相手に訴訟を続ける水俣病不知火患者会の大石利生会長は「今も声を上げられない被害者が多い。認定申請を終わらせるというのは切り捨て以外の何ものでもない」と強調した。

　水俣病被害者互助会事務局の谷洋一さんは「関西訴訟の最高裁判決を全く無視した内容で問題をこじらせるだけだ」と憤慨した。

　1995年の政治決着に応じた水俣病患者連合の高倉史朗事務局長は「内容が安易。加害者が得する形で幕引きを図るのはあまりに露骨」と批判。[159]

　2009年3月25日，未認定患者救済とチッソの分社化，公害地域の指定解除による「最終解決」を目指すとして与党が国会提出した特別措置法案に対し，認定患者団体や1995年の政治決着を受け入れた団体を含む11団体は，熊本県庁で分社化と指定解除の撤回を求める共同声明を発表した。

　水俣病事件史で，11団体が統一行動を取るのは異例。共同声明に参加したのは▽認定患者団体の水俣病互助会，チッソ水俣病患者連盟など▽政治決着を受け入れた水俣病患者連合，水俣病被害者の会全国連絡会など▽現在の認定申請者団体。新潟県や東海地方の団体も名を連ね，会員の合計は4,000人を上回る。

　11団体の代表らは，蒲島郁夫知事と面会し，松崎忠男患者連盟委員長が「分社化を『加害者の救済，免責』，指定解除を『国，県の責任放棄』として法案を再検討するよう求める」声明を読み上げた。患者団体側が「地元の実情を知った上で問題のある法案だと表明してほしい」などと訴えたのに対し，蒲島熊本県知事は「早期救済のため，超党派で法案審議を進めてほしいと与野党に呼びかけている」と述べるにとどめた。

　11団体は，声明をチッソや国，与野党のほか関係自治体に送付。4月中旬にも環境省などを訪れて直接要請する予定。[160]

●熊本県，熊本県議会，環境省の受け止め方

　救済策の早期実現を求めてきた県や県議会は，期待感を強める半面，おおむね3年後の地域指定解除という"幕引き"の検討に戸惑いも見せた。2008年2月13日，PTに出席した村田信一環境生活部長は「ノーコメント」と硬い表情。

　同日夕方の県庁。駒崎照雄熊本県環境生活部次長は「認定申請者が多数に上る中，大事なのは救済策の実現。一歩前進だ」と述べた。ただチッソの存続などを求めてきた分社化法案については「県の懸念に具体的に応えていない」「法案化作業の中で，詰めたい」と話した。

　園田博之座長が，地域指定の解除に言及したことには「救済策の受け入れを拒んでいる患者団体を刺激する恐れがある」と懸念を示した。

　PTの会合に出席した西岡勝成委員長は「分社化法案でも議会の懸念は概ね払拭できた」と満足げな表情で，「患者は待っており，民主党との話し合いが順調に進むことを期待したい」と語った。

　蒲島郁夫熊本県知事は，「救済策実現に向けてさらに一歩進んだことは大変喜ばしい」と歓迎。「分社化を含めて，被害者をはじめとする県民の不安が払拭されるよう，県議会と協議し対応したい」と述べた。

　西尾哲茂環境省事務次官は，PTが3年以内の救済実現を打ち出したことについて「1995年の政治解決時も1年以上かかった。今回は人数も増えるだろうが，救済を待ち望んでいる人がいる。何とかこの範囲で実現したい」と意欲的に語った。[159]

●民主党「水俣病被害の救済に関する特別措置法案」

　2008年3月4日，民主党は，党独自の救済法案の骨子を公表した。被害拡大に対する国と熊本県の責任を認めた水俣病関西訴訟の最高裁判決（2004年10月15日）を重視して国の責任を明確にし，患者に支給する一時金は国が負担した後で原因企業チッソに請求するとしている。今国会に提出する方針。[224]

2009年4月17日，民主党が，参院に提出した水俣病被害の救済に関する特別措置法案の概要は次のとおり。[149]

水俣病被害の救済に関する特別措置法案の概要
1　趣　旨
　　水俣病の公式確認から50年以上が経過した今もなお，さまざまな症状に苦しむ多くの水俣病の被害者が救済を求め続けている。この状況にかんがみ，水俣病の問題について原因事業者のみならず国と関係する県も責任を負うべきことを踏まえ，水俣病の被害者すべてについて救済を図るため，水俣病被害者給付金と医療費等の支給について必要な事項を定める。同時に健康管理事業，特定疾病多発地域に居住していた者等の健康に係る調査研究等について定める。
2　法案の対象となる水俣病被害者
　　次の疫学要件と疾病要件を満たしている者を水俣病被害者とする。ただし，公害健康被害補償法（公健法）の認定等を受けた者を除く。
【疫学要件】
（1）後天性水俣病
　ア　熊本水俣病
　　　昭和43年12月31日以前に，八代海の沿岸地域のうち特定疾病が多発した地域として政令で定める地域（特定疾病多発地域）に居住・通勤・通学すること等により，水俣湾・水俣川に排出されたメチル水銀に汚染された魚介類を多食したと認められること。
　イ　新潟水俣病
　　　昭和40年12月31日以前に，阿賀野川の下流地域のうち特定疾病が多発した地域として政令で定める地域（特定疾病多発地域）に居住・通勤・通学すること等により，阿賀野川に排出されたメチル水銀に汚染された魚介類を多食したと認められること。
（2）先天性水俣病（胎児性水俣病）
　　　（1）のア，イの者がメチル水銀に汚染された魚介類を多食したと

認められる時期以降の時期にその者の胎児であったこと。
【疾病要件】
次の特定疾病（1）～（5）（メチル水銀中毒以外の原因によることが明らかであるものを除く）のいずれかにかかったこと。
（1）四肢末梢優位または全身性の触覚または痛覚の感覚障害
（2）口の周囲の触覚または痛覚の感覚障害
（3）舌の二点識別覚の障害
（4）求心性視野狭窄（きょうさく）
（5）大脳皮質障害による知的障害，精神障害または運動障害

　水俣病被害者給付金または医療費等の支給のため水俣病被害者の認定を行う際は，主治医の判断を尊重すべきことを明記する。公健法の認定申請中の者や訴訟提起中の者も対象から除外しない。

3　水俣病被害者給付金
　（1）支給対象者
　　　水俣病被害者（水俣病被害者がこの法律の施行日前に死亡している場合は，その遺族）
　（2）請求期限
　　　この法律の施行日から5年以内（この法律の施行日以後に特定疾病にかかった者は，かかったと認められる日の翌日から5年以内）
　（3）支給額　300万円
4　医療費等
　（1）支給対象者
　　　水俣病被害者
　（2）支給額
　　　医療費　自己負担分相当額
　　　療養手当　公健法の療養手当（現行月額2万3,000円～3万5,900円）
　　　　　　　と同等額
　　　特別療養手当　月額1万円

5 健康管理事業等

健康管理事業，相談事業等の実施について規定する。

6 調査研究

国は，特定疾病多発地域に居住していた者と，その子孫の健康調査等の調査研究を速やかに行い，プライバシー等に配慮した上で，その結果を公表する。国は，調査研究の結果を踏まえ，これらの者のメチル水銀中毒による健康被害の救済に関し，特定疾病の範囲の拡大等の必要な措置を講ずる。

7 費用負担

（1）水俣病被害者給付金の支給に要する費用は，国が支弁し，特定疾病多発地域を含む県・原因事業者に対し，その負担方法・割合について協議の上，同意を得て定めた基準に基づき求償する。

（2）医療費等の支給に要する費用は，その全額を国の負担とする。

8 施行期日

この法律は，公布の日から起算して6月を超えない範囲内で政令で定める日から施行する。

●与党 「修正・救済法案」提示

2009年6月12日，与党側は，国会内であった民主党との協議で救済範囲や地域指定解除など与野党の対立点について大幅な譲歩を加えた修正案を提示した。[217]

◆与党側の法案修正概要

▽国の責任

　当初案：明記なし

　修正案：国や県の責任を認めた関西訴訟最高裁判決（04年）に触れ，
　　　　　政府として被害拡大を防げなかった責任を認めて謝罪＝前文

▽救済範囲

　当初案：四肢末梢優位の感覚障害を有する者

　訂正案：対象者の症状を「四肢末梢優位の感覚障害」のほか「（この障
　　　　　害に）準ずる者を含む」と拡大

▽チッソ分社化
　　当初案：分社化後の水俣工場操業継続に向け「地域経済の安定に支障
　　　　　　を及ぼさない」
　　修正案：「地域経済の振興及び雇用確保に資する」に修正
▽地域指定解除＝「関係首長や住民の意見を広く聴く」との文言を入れ
　　　　　　た上で，（1）地域指定解除への言及を削除，（2）「救
　　　　　　済確定から概ね2年後」に解除──との2案を提示
　　当初案：政府は救済を受けるべき人々があたう限りすべて救済される
　　　　　　ことが確定した後，地域及び疾病の指定を解除する。
　　修正案：「関係首長や住民の意見を広く聴く」との文言を入れた上で，
　　　　　　（1）地域指定解除への言及を削除
　　　　　　（2）「救済確定から概ね2年後」に解除──との2案を提示
▽被害者手帳
　　当初案：明記なし
　　修正案：現行の「新保健手帳」に相当する「水俣病被害者手帳」を創設

◆修正案への患者団体の評価[217]
　村上喜治水俣病被害者芦北の会会長（津奈木町）は，「民主党に大幅に歩み寄った内容で，決着に向けて大きく進展するはず。次回協議では与野党合意に踏み込んでほしい」と期待を寄せた。
　与党と協調姿勢を取っている「水俣病出水の会」（鹿児島県出水市）の尾上利夫会長は「全身性感覚障害など救済対象となる症状を明示した民主党案と比べ，修正案の『準ずる者を含む』だけでは納得できない。多くの会員が救済から漏れる可能性がある」と疑問を呈した。
　与党案に反対して裁判を続けている「水俣病被害者互助会」「水俣病不知火患者会」（ともに水俣市）は「チッソ分社化を最優先に考えた小手先の修正だ」と批判した。

●与党・民主党「救済法案合意」
　水俣病未認定患者の救済法案をめぐり，自民，公明の与党と民主党は

2日，国会内で法案修正を協議し，原因企業チッソ（東京）の分社化を認め，救済対象者の範囲を拡大することで合意した。救済法案は3党合意の特別措置法案として3日に衆院，来週参院で可決される予定で，今国会で成立することが確実になった。

合意によると，分社化はチッソを患者補償会社（親会社）と事業会社（子会社）に切り離し，子会社の株式売却益を将来の補償に充てた上で親会社は清算する。今回の救済策で一時金を負担するチッソが「より自由な企業活動を目指す」として実現を求め，与党も法案に分社化を盛り込んだ。しかし，患者団体は親会社が将来，消滅することに反発。民主党も分社化に反対していたが，一時金の支給にチッソが同意するまでは行わないとすることを条件に容認。

また，救済の対象となる症状については，95年の政治決着で盛り込まれ，今回も与党が当初掲げた手足の先ほどしびれが強い「四肢末梢優位の感覚障害」のほか，民主党の主張を受け入れ，条件付きで（1）全身性感覚障害，（2）舌への刺激が1カ所か2カ所かを判別できない舌の2点識別覚障害，（3）口の周りの感覚障害，（4）視野狭窄——に拡大した。民主党が求めた症状のうち残る「大脳障害による知能障害」については法案への明記を見送られた。[218]

◇「水俣病被害者の救済及び水俣病問題の解決に関する特別措置法案」成立

2009年7月8日午前，水俣病未認定患者の救済措置とチッソの分社化からなる特別措置法は，参院本会議で，自民，民主，公明各党などの賛成多数で可決，成立した。共産，社民両党は反対した。

国の認定基準に満たない未認定患者を「被害者」と位置付けた上で，対象者には一時金や療養手当を支給し，医療費を無料化する。一時金の額は与党案150万円，民主党案300万円と開きがあり，法に明記せず，被害者団体とも協議して今後決める。

対象となる症状については，1995年の政治決着が示した「手足の先ほどしびれる四肢末梢優位の感覚障害」のほか，全身性の感覚障害を追加。

口の周囲の触覚・痛覚障害，舌の識別覚障害，視野狭窄も「考慮」する。

認定申請中や損害賠償訴訟を続けている人は対象外としており，申請や訴訟の取り下げが条件となる。3年をめどに，全対象者を確定する。

現在，未認定患者に交付され，医療費を無料にしている新保健手帳は「水俣病被害者手帳」として継続する。

分社化は，現チッソを患者補償や公的債務返済を担う親会社と，液晶など事業を営む子会社に分ける。親会社が持つ子会社株の配当や売却益を補償などの原資とする計画だが，法は「救済が終了し，市況が好転するまで子会社株売却は凍結する」と制限を設けた。[161]

水俣病被害者の救済及び水俣病問題の解決に関する特別措置法[36]

前　文

水俣湾及び水俣川並びに阿賀野川に排出されたメチル水銀により発生した水俣病は，八代海の沿岸地域及び阿賀野川の下流地域において，甚大な健康被害と環境汚染をもたらすとともに，長年にわたり地域社会に深刻な影響を及ぼし続けた。水俣病が，今日においても未曾有の公害とされ，我が国における公害問題の原点とされるゆえんである。

水俣病の被害に関しては，公害健康被害の補償等に関する法律の認定を受けた方々に対し補償が行われてきたが，水俣病の被害者が多大な苦痛を強いられるとともに，水俣病の被害についての無理解が生まれ，平穏な地域社会に不幸な亀裂がもたらされた。

平成16年のいわゆる関西訴訟最高裁判所判決において，国及び熊本県が長期間にわたって適切な対応をなすことができず，水俣病の被害の拡大を防止できなかったことについて責任を認められたところであり，政府としてその責任を認め，おわびをしなければならない。

これまで水俣病問題については，平成7年の政治解決等により紛争の解決が図られてきたところであるが，平成16年のいわゆる関西訴訟最高裁判所判決を機に，新たに水俣病問題をめぐって多くの方々が救済を

求めており，その解決には，長期間を要することが見込まれている。

こうした事態をこのまま看過することはできず，公害健康被害の補償等に関する法律に基づく判断条件を満たさないものの救済を必要とする方々を水俣病被害者として受け止め，その救済を図ることとする。これにより，地域における紛争を終結させ，水俣病問題の最終解決を図り，環境を守り，安心して暮らしていける社会を実現すべく，この法律を制定する。

第1章　総　則

（目　的）
第1条　この法律は，水俣病被害者を救済し，及び水俣病問題の最終解決をすることとし，救済措置の方針及び水俣病問題の解決に向けて行うべき取り組みを明らかにするとともに，これらに必要な補償の確保等のための事業者の経営形態の見直しに係る措置等を定めることを目的とする。

（定　義）
第2条　この法律において「関係事業者」とは，水俣病が生ずる原因となったメチル水銀を排出した事業者をいう。

（救済及び最終解決の原則）
第3条　この法律による救済及び水俣病問題の解決は，継続補償受給者等に対する補償が確実に行われること，救済を受けるべき人々があたう限りすべて救済されること及び関係事業者が救済に係る費用の負担について責任を果たすとともに地域経済に貢献することを確保することを旨として行われなければならない。

（国等の責務）

第4条　国，関係地方公共団体，関係事業者及び地域住民は，前条の趣旨にのっとり，それぞれの立場で，救済を受けるべき人々があたう限りすべて救済され，水俣病問題の解決が図られるように努めなければならない。

第2章　救済措置の方針等

（救済措置の方針）

第5条　政府は，関係県の意見を聴いて，過去に通常起こり得る程度を超えるメチル水銀の曝露を受けた可能性があり，かつ，四肢末梢優位の感覚障害を有する者及び全身性の感覚障害を有する者その他の四肢末梢優位の感覚障害を有する者に準ずる者を早期に救済するため，一時金，療養費及び療養手当の支給（以下「救済措置」という）に関する方針を定め，公表するものとする。

 2　前項の方針には，次に掲げる事項を定めるものとする。
  ①既に水俣病に係る補償又は救済を受けた者及び補償法第4条第2項の認定の申請，訴訟の提起その他の救済措置以外の手段により水俣病に係る損害のてん補等を受けることを希望している者を救済措置の対象としない旨
  ②四肢末梢優位の感覚障害を有する者に準ずる者かどうかについて，口の周囲の触覚若しくは痛覚の感覚障害，舌の二点識別覚の障害または求心性視野狭窄の所見を考慮するための取扱いに関する事項
  ③費用の負担その他の必要な措置に関する事項
 3　第1項の方針のうち一時金の支給に関する部分については，関係事業者の同意を得るものとする。
 4　政府は，関係事業者に対し，第1項の方針に基づき一時金を支給することを要請するものとする。

5　関係事業者は，前項の要請があった場合には，一時金を支給するものとする。
6　関係事業者は，前項の支給に関する事務を第17条第2項の指定支給法人に委託することができる。
7　関係県は，第1項の方針に基づき療養費及び療養手当を支給するものとする。
8　政府は，関係県が前項の支給を行うときは，予算の範囲内で，当該関係県に対し必要な支援を行うものとする。

（水俣病被害者手帳）
第6条　政府は，前条第1項の方針において，同項及び同条第2項に定めるもののほか，関係県が水俣病にも見られる神経症状に係る医療を確保するためこの法律の施行の際に現にその医療に係る措置を要するとされている者に対して交付する水俣病被害者手帳に関する事項を定めるものとする。
2　関係県は，前条第1項の方針に基づき水俣病被害者手帳の交付をした者に対して，療養費を支給するものとする。
3　政府は，関係県が前項の支給を行うときは，予算の範囲内で，当該関係県に対し必要な支援を行うものとする。

第3章　水俣病問題の解決に向けた取組

第7条　政府，関係県（補償法第4条第3項の政令で定める市を含む。第3項において同じ）及び関係事業者は，相互に連携を図りながら，水俣病問題の解決に向けて次に掲げる事項に早期に取り組まなければならない。
　①救済措置を実施すること。
　②水俣病に係る補償法第4条第2項の認定等の申請に対する処分を促進すること。

③水俣病に係る紛争を解決すること。
　　　④補償法に基づく水俣病に係る新規認定等を終了すること。
　２　政府，関係県及び関係事業者は，早期にあたう限りの救済を果たす見地から，相互に連絡して，救済措置の開始後3年以内を目途に救済措置の対象者を確定し，速やかに支給を行うよう努めなければならない。
　３　政府及び関係県は，救済措置及び水俣病問題の解決に向けた取組の周知に努めるものとする。

第4章　公的支援を受けている関係事業者の経営形態の見直し

（指定）
　第8条　環境大臣は，関係事業者から申請があった場合において，次の各号のいずれにも該当すると認めるときは，当該関係事業者を，この章の規定等の適用を受ける者として指定することができる。
　１　当該関係事業者が公的支援を受けていること。
　２　当該関係事業者がその財産を持って債務を完済することができないこと。
　３　当該関係事業者が第5条第5項の一時金の確実な支給を行うために必要があると認められること。
　４　水俣病に係る補償を将来にわたり確保するために必要があると認められること。

（事業再編計画）
　第9条　前条の規定による指定を受けた特定事業者は，事業の再編に関する事業再編計画を作成し，環境大臣の認可を申請しなければならない。

●2009年7月8日午前，参院本会議傍聴席

　8日午前，参院本会議場に「被害者の声を聞け」という悲痛な声が響く中，水俣病特措法が成立した。歓迎と抗議が交錯し続けた2度目の政治決着は，禍根を残したまま動き出す。

　午前10時の本会議開会を前に，賛成，反対それぞれの立場の被害者が詰めかけた傍聴席。特措法成立を待ち望んだ水俣病出水の会の尾上利夫会長らは，議場に顔見知りの自民党議員を見つけ，笑顔で手を振った。

　水俣病不知火患者会のメンバーや弁護団が陣取る席では「被害者救済にならないぞ」「加害企業の免罪じゃないか」と怒号が飛ぶ。これに対し，議場の議員から「つまみ出せ」と容赦ない罵声。慌てたように数人の衛視が2人を取り囲み，議場外に連れ出した。

　水俣病不知火患者会の大石利生会長は「悔しい，残念というより，国会議員の良識を疑う」と怒りあらわ。「すべての被害者救済に向け最後まで闘っていく思いを新たにした。これで水俣病問題が解決するとは思えない」と力を込めた。

　同じく傍聴席にいた水俣病被害者互助会の佐藤英樹会長は「結局，与党に屈した」と与野党協議で与党側と合意した民主党への失望を口にした。「われわれは司法の場で徹底して闘っていく」と決意を語った。

　傍聴席には，法案に反対する胎児性患者の姿も。厳しい表情で議場を見つめていた永本賢二さんは「こんなに簡単に決まってしまって，残念でたまらない」と悔しそう。長井勇さんも「法案は被害者の声をもとに作ってほしかった」。

　与党案に反対し，与野党協議の途中で交渉役を外された民主党の松野信夫参院議員は採決時，険しい顔で腕組みしたまま。閉会後，報道陣に囲まれると「棄権した。水俣病の最終解決につながるものではなく，チッソの救済法に過ぎない」と批判した。

　一方，熊本でも被害者らが採決の結果を待った。津奈木町の自宅で朗報を聞いた水俣病被害者芦北の会の村上喜治会長は「政治決着を求めて

頑張ってきた願いが，やっと現実のものになった」と胸をなで下ろした。

　水俣病不知火患者会は熊本市で会見。中嶋武光副会長は抗議声明を読み上げ，「良識の府とされる参議院に期待していたが裏切られた思い」と悔しさをにじませた。

　園田昭人弁護団長は「現場の議論を飛び越えるような形で党トップが与党との合意を図った責任は極めて重い」と述べ，民主党を痛烈に批判した。

　●後藤舜吉チッソ会長のコメント

　この法律で水俣病問題が解決に向かって大きく前進すると期待します。成立に尽くされた国会議員，関係省庁，地元県，市などの皆さまのご努力に心から敬意を表したい。法律に従って最大限の努力を行い，責任を果たしてまいります。[161]

③第二の政治決着に向けて
　〈民主党政権誕生〉
　●小沢鋭仁環境相就任

　2009年9月17日，小沢鋭仁環境相は，環境省での就任会見で水俣病未認定患者の救済問題に触れ「我々（民主党）も賛成して法律を作ったわけで，法律に基づいてしっかり対応していくことが重要で基本だと思っている」と述べ，7月に成立した救済特措法に基づく解決を目指す方針を強調した。

　特措法を巡っては患者団体の間で賛否が分かれている。小沢環境相は「役所の皆さん，患者の皆さんの話も聞いてみたいなと思っているが，法律に沿って対応していくというのが第一歩としてあっていいのではないか」と語った。

　患者に支払う一時金の額など具体的な救済措置のあり方が今後の焦点となるが，小沢環境相は「私自身はこの問題に直接関係していなかったので，これから関係者，地元の議員の意見をしっかり聞いてからにさせていただきたい」と話すにとどまった。[220]

●田島一成環境副大臣　水俣病訴訟和解への意向を表明

　2009年10月31日午前，鳩山内閣の政務三役として初めて水俣市を訪れた田島一成環境副大臣は，水俣病被害者9団体との意見聴取会で，一部の被害者団体との間で続いている裁判について，「可能であるならば，和解による解決を図りたい」と明言し，裁判所での和解に向け関係団体と個別に事前協議を開始する考えを表明した。意見聴取会では，国や県，原因企業チッソを相手に裁判を続けている水俣病不知火患者会（会員約2,400人，原告1,876人）の大石利生会長が「全面解決するには，国が裁判上の協議のテーブルに乗ることがカギだ」と強調。国に対し，訴訟継続から和解への方針転換を迫った。これに対し，田島副大臣は「和解協議への要請を誠実に受け止める。まずは裁判での和解協議が成立する条件などについて，今後，事前協議を開始することをこの場で申し上げる」と語った。

　環境省幹部は同日，田島一成環境副大臣が，水俣病訴訟での和解に前向きな姿勢を示したことについて，「今は政治決断がすべてなので，副大臣の発言は省の方針。（和解という方向性については）省内でも十分検討し，大臣も含めて承知している」と述べた。[150][176]

●水俣病不知火患者会，国側の和解提案に応じる

　2009年11月7日夜，水俣病不知火患者会（大石利生会長）は，水俣市で世話人会を開き，国と熊本県，チッソを相手に続けている損害賠償請求訴訟で，国側が和解に向けて提案した「事前協議」に応じることを了承した。世話人会には約30人が出席。司法救済制度の確立や最高裁判決に基づく一時金，医療費や療養手当といった恒久対策の実現などの基本要求を携えて事前協議に臨むとする役員らの説明に対し，世話人から異論はなかったという。大石会長らが11月9日からの週に上京，事前協議に応じることを環境省に正式に伝える。[162]

●特措法救済と和解「同時期，同条件で解決」を目指すと環境相

　2009年11月20日の衆院環境委員会において，公明党の江田康幸議員（比例九州）が，「特措法による解決を受け入れる団体とは，今月から救

済の措置方針策定に向けた協議が開始され，一方で，国，県とチッソを相手に損害賠償請求訴訟を起こしている水俣病不知火患者会との間でも，和解に向けた事前協議が始まっている」「特措法救済と訴訟和解をどのような設定で進めているのか」と質問。小沢鋭仁環境相は，「水俣病特別措置法に基づく被害者救済と，訴訟和解について，同時期に同条件での解決を目指す考えである」と答弁。[163]

●環境省救済措置方針案公表

2009年11月25日，環境省は救済措置方針案を公表した。

水俣病被害者の救済及び水俣病問題の解決に関する特別措置法の「救済措置の方針」等についての考え方（環境省案）2009年12月25日 [25]

「水俣病被害者の救済及び水俣病問題の解決に関する特別措置法」の「救済措置の方針」などをどのような内容とするかについて，これまで環境省は，水俣病被害者団体や関係県をはじめとする関係の方々からご意見を伺ってきました。頂戴したご意見を活かして，以下のとおり，現時点での環境省の考え方をとりまとめました。これを土台として，引き続き関係の方々のご意見をお伺いいたします。

1　救済措置

公害原因企業のチッソ・昭和電工の責任と，平成16年のいわゆる関西訴訟最高裁判所判決において公害防止政策が不十分であったと認められた国・熊本県の責任とを踏まえて，水俣病被害者の方々をあたう限りすべて，また，迅速に救済します。このため，以下のような措置を行います。

（1）対象となる方

①通常起こり得る程度を超えるメチル水銀の曝露（メチル水銀を体内に取り入れること）を受けた可能性がある方のうち，（ァ）四肢末梢優位の感覚障害（手足の先の方の感覚が鈍いこと）を有する方に加え，（ァ）にあたらない方であっても，（ィ）全身性の感覚障害を有

する方その他の四肢末梢優位の感覚障害を有する方に準ずる方とします。
②通常起こり得る程度を超えるメチル水銀の曝露を受けた可能性がある方とは，熊本県及び鹿児島県においては，昭和43年12月31日以前，新潟県においては，昭和40年12月31日以前に，（ァ）「対象地域」に相当の期間居住していたため，熊本県及び新潟県においては阿賀野川の魚介類を多食したと認められる方に加え，上記と同様の年月日以前に，（ィ）「対象地域」に相当の期間居住していなかった方であっても，熊本県及び鹿児島県においては水俣湾又はその周辺水域の魚介類を，新潟県においては阿賀野川の魚介類を多食した（母体を経由する場合を含む）と認めるのに相当な理由がある方とします。
③「対象地域」とは，そこに住む方が，通常起こり得る程度を超えるメチル水銀の曝露を受けた可能性があり，水俣病患者が多発した地域として具体的に定める地域です。なお，この地域に相当の期間居住していなくても，②（ィ）にあたる方は，①の症状があれば対象となります。

（２）対象となる方の判定方法
①国及び関係県は，申請受付の広報を徹底し，救済措置を受ける必要がある方から，確実に申請していただけるよう努めます。救済措置の受付期間については，今後検討の上，定めます。
②申請をした方は，関係県が指定する神経内科のある公的病院（別に発表します）で検診を受けていただきます。
③関係県は，各県が設置する判定検討会の意見を聴いて，対象者を判定します。
④判定検討会における対象者についての判定は，公的病院の診断書と，申請者が提出する，別途定める要件に該当する医師の診断書（提出は任意）とを総合して行います。
⑤判定検討会においては，上記の公的病院の診断書のみでは四肢末梢

優位の感覚障害などが認められない方であっても，ご家族の中に既に患者となられた方などがいらっしゃるなど，メチル水銀の影響を受けた可能性が高い一定の要件を満たす方については，もう1回公的病院の診断を受けていただき，その診断書の追加提出を受け付けることを今後検討します。

（3）支給内容

対象となることが決まった方は，下記の支給が受けられることとなります。

- 一時金金額については引き続き検討します
- 療養費医療費の自己負担分
- 療養手当金額については引き続き検討します

なお，一時金の支払い方法等については今後検討します。また，治療を受ける際の交通費負担が大きい離島地域の取扱いや，一時金のうち被害者の方々の団体を通じて支給するものについても今後検討します。

(注) この救済措置等は，これまで水俣病の被害に係る補償や救済を受けてこられなかった方を対象とします。また，訴訟の提起や公害健康被害の補償等に関する法律の認定申請を行っている方は，そのまま続けることもできますし，これに代えてこの救済措置等の申請を行うこともできます。

2　水俣病被害者手帳

　　一時金の対象となるような程度の感覚障害を有しないまでも，一定の感覚障害を有する方で，「こむらがえり」や「見える範囲が狭い」などの，水俣病にも見られる様々な症状を有する方々にも，水俣病被害者として安心して治療を受けていただけるようにします。

①水俣病被害者手帳は，これを病院で提示すると医療費の自己負担が不要となる手帳です。交付を受ける方法は以下のとおりです。

②保健手帳を持っている方については，救済措置の申請をせず水俣病被害者手帳の申請をした場合1.(2)の判定を行わず，直ちに，水

俣病被害者手帳を交付します。なお，保健手帳の新規受付は，救済措置の方針の策定後は，終了することとなります。
③救済措置を申請した方については，1.(2)の判定を受けていただく必要があります。水俣病被害者手帳は，通常起こり得る程度を超えるメチル水銀の曝露を受けた可能性がある方（1.(1)②の要件に該当する方）であって，1.(2)の判定において，水俣病にも見られる神経症状を有すると認められる方に交付します。

3　医療・福祉施策やもやい直し等に関する施策の実施

　　上記1.及び2.の措置を実施することに加えて，将来にわたって水俣病被害者などの方々が安心して暮らしていける社会を実現することが重要と考えています。このため水俣病発生地域における医療・福祉施策やもやい直しや健康調査等を適切に実施することとします。

　　これらの施策は，地元のニーズを適切に織り込んだ内容となるよう，引き続き，ご意見を伺い，以下のような内容を実施することを検討します。

（1）医療・福祉施策

高齢化が進む胎児性患者とその家族の方々などが安心して住み慣れた地域で暮らしていけるよう，必要な通所やショートステイ等の在宅支援サービスや医療との連携のあり方などの医療・福祉施策について検討しつつ，所要の取組を行います。

（2）もやい直し

水俣病に関する偏見・差別の解消と，水俣病問題で疲弊した地域の再生を図るため，地域社会の絆の修復，地域の再生・融和（もやい直し）についての所要の取組を行います。

（3）健康調査等

メチル水銀が人の健康に与える影響を把握するための調査研究（熊本・鹿児島においては昭和44年以降，新潟においては昭和41年以降に

出生した方々のうち，メチル水銀による汚染を受けたのではないかと心配されている方々の健康影響についての継続的な調査研究），高度な治療に関する調査研究，効果的な疫学調査（地域において，メチル水銀汚染と悪影響との関係を把握する調査）を行うためのその手法の開発などの調査研究を進めます。

（4）国立水俣病総合研究センター

水俣病における医療・福祉や調査研究，国内外への情報発信等において中核となるような役割を適切に果たすこととします。

（5）環境モデル都市としての取組，その他の地域振興

水俣市などにおける環境に対する高い市民意識や蓄積された環境産業技術などを積極的に活かして，市民や企業による環境学習，自主的な環境活動も組み込みながら，環境負荷を少なくしつつ，経済発展する新しい形の地域づくりを積極的に進めます。

4　その他の事項

これらの措置の実施に当たり，原因企業がその責任を確実に果たせるようにするための関係県の措置に関しては，国としても適切な措置を講じることとしたいと考えています。

以上の他，必要な事項があれば，これについて定めます。

◇公表された「救済措置方針案」に対する患者団体の反応

公表された救済措置方針案は，救済の対象地域についてはチッソ水俣工場がある熊本県水俣市などを挙げ「相当期間居住していた」ことを求める一方，汚染魚の多食が認められれば対象地域外であっても県の判断で救済と対象地域の居住要件緩和が明記。しかし，患者団体は潜在患者の広がりを指摘し，対象地域そのものの拡大を要望。年代制限は従来の救済策と同じく，熊本，鹿児島県の場合はチッソが水銀排出を止めた1968年生まれまでとされた。患者団体から「排出をやめてもすぐに汚染がなくなるわけではない。69年以降，安全になったという確証もない」

と批判が集中。[178][225]

　◇一方，蒲島郁夫熊本県知事は県庁で取材に応じ「一定の疫学条件を満たす人への再検診など，12月11日に環境省に要望した項目がほぼ盛り込まれており，評価している。詰められていない部分を早急に詰めてほしい」と歓迎する意向を示した。

　知事は12月11日，田島一成環境副大臣と面会し，救済措置方針の早期策定のほか，（1）家族に認定患者がいるなど一定要件を満たす人への再検診実施，（2）救済策の十分な周知，（3））交通費負担が大きい離島への配慮，などを求める要望書を提出していた。[178][225]

●不知火患者会国家賠償請求訴訟原告らと被告国・熊本県・チッソ
　和解を目指し和解協議入り

原告側　不知火患者会

　2010年1月11日，水俣病不知火患者会（大石利生会長）は，水俣市文化会館で総決起集会を開き，原告ら約1,100人が参加。熊本地裁で被告国などとの和解協議に入ることを決めた。まず，弁護団が2005年の第1陣提訴の際には和解による解決を拒否していた国が姿勢を転換した点や，裁判所を介して医療費，療養手当の支給内容の協議を進められる利点を説明。和解協議で，現行の救済制度で対象から外れている地域や年代の被害者救済，訴訟遂行費用なども要求していく方針を報告。園田昭人弁護団長は「国を裁判所のテーブルにつかせるところまで来たが，救済内容の協議はこれからが重要な局面だ」と述べ，大石会長も「和解協議ですべての被害者救済を目指す」と語った。[151]

被告側　国・熊本県・チッソ

　2010年1月12日，小沢鋭仁環境相は，水俣病不知火患者会が和解協議入りの方針を決めたことを受け，同日，国と県，チッソが話し合って合意し，県やチッソとともに和解協議入りする意向を表明した。小沢環

境相は，会見で「不知火患者会の決定を重く受け止め，熊本県，チッソと相談の結果決めた」と述べた。不知火患者会と同じく1月15日に熊本地裁に和解協議入りの意思を伝える。

小沢環境相は和解協議入りの理由について「苦しんでいる被害者の皆さんのため早期解決するのがわれわれの基本方針」と説明。他の被害者団体が求める水俣病特別措置法による救済と同時期に決着するため「ちょうどいい時期」と述べた。その上で水俣病犠牲者慰霊式がある5月1日の救済開始を目標として「全面決着を目指す」と意欲を示した。

蒲島郁夫熊本県知事は「国，県，チッソで対応を協議した結果，県も『裁判上の和解協議に入る意思がある』ことを表明し，国とともに熊本地裁に伝える」とのコメントを発表。

チッソも「国，熊本県と話し合い，和解協議入りで合意した。『水俣病特別措置法に基づいた解決』という前提で和解に参加する」（同社総務部）と表明した。[152]

●原告側と被告側とも熊本地裁に和解勧告を要請

2010年1月15日，原告不知火患者会側と被告国・県・チッソ側は，熊本地裁に和解勧告を要請する書面をそれぞれ提出した。原告側は要請書で「水俣病の病像は関西訴訟で決着済み」とし，提訴後の4年間で原告47人が死亡したことを挙げ，「和解による早期決着が求められる」と強調。一方，被告側は上申書で，原告側の考えと開きのある対象者の決め方や，一時金の額などについて「合意を目指して引き続き協議する」とした。

和解勧告の要請について，不知火患者会の園田昭人弁護団長は会見で「誰がどんな資料に基づいて，対象者かどうかを判断するのかが最大の焦点」と指摘。大石利生会長は「勧告の時点で，ようやくスタートライン」と述べた。

蒲島郁夫知事は「不知火患者会との話し合い解決は被害者救済を進める上で重要な要素。協議が進むようしっかり取り組む」とコメント。環境省の椎葉茂樹特殊疾病対策室長は「22日午前に和解勧告を出してもら

い，午後に和解協議に入れるように取り計らってほしい」と述べた。
　チッソ総務部は「早期解決に努力する」と話した。[153]

●熊本地裁　原告と被告双方に和解を勧告

　2010年1月22日午前，熊本地裁は，原告不知火患者会側と被告国・県・チッソ側双方に和解を勧告した。和解勧告後に地裁前で開いた集会で，患者会の大石利生会長は「すべての水俣病被害者救済への新たな闘いが始まった。心を1つにして共に頑張りましょう」と述べた。午後から和解協議が始まった。未認定患者の訴訟派のうち，9割以上を占める不知火患者会との合意が成立すれば，国が進める水俣病救済策は，実現に向けて加速することになる。和解協議では，患者に支払う一時金や療養手当の額，救済対象者の判定方法などが焦点になる。

　特措法に基づく救済措置について，水俣病出水の会（鹿児島県出水市，3,700人）など3団体は既に受け入れ方針を表明。環境省はこれら受け入れ団体と訴訟派団体を，同時期に同内容で救済を図る意向を示している。一方，残る訴訟派団体の水俣病被害者互助会（水俣市，170人）は被害の全容解明など，より抜本的な解決を求めて裁判を続ける意向を表明した。

　田島副環境相は，水俣市で水俣病犠牲者慰霊式が開かれる5月1日までに救済措置の開始を目指す意向を表明した。[219]

●熊本地裁　和解所見を提示

　2010年3月15日，「水俣病不知火患者会」集団訴訟の和解協議で，熊本地裁（高橋亮介裁判長）が示した「所見」の要旨は次のとおり。[177]

熊本地裁和解所見要旨

【対象者判定】　原告と被告が設置する「第三者委員会」で実施。判定は
　　「共通診断書」と「第三者診断結果書」に基づき，被告が提出した
　　「対象者の判定について」「曝露を受けた可能性のある者と『対象
　　地域』の関係について」「1969年以降に生まれた者の取り扱いに
　　ついて」に関する資料で行う。その他の事項は第三者委の運営協

議会で協議する。

【支給内容】　一時金は1人当たり210万円で，チッソが原告団に一括支給。療養手当は入院治療を受けた人が月額1万7,700円，通院治療した70歳以上が1万5,900円，70歳未満は1万2,900円。国と熊本，鹿児島両県が支払う。一時金への加算金は29億5,000万円で，チッソが支給。対象者の医療費の自己負担分を，国と両県が設ける被害者手帳制度で支給する。

【責任とおわび】　チッソは責任とおわびの具体的な表明方法を検討する。国と熊本県は水俣病特別措置法前文に掲げる責任とおわびについて再度深く受け止め，具体的な表明方法を検討する。

【紛争解決】　原告全員の判定が終了したときは，速やかに和解を成立させる。年内をめどに解決が終了するよう努力する。

　　水俣病不知火患者会が起こした国賠訴訟の和解協議で，熊本地裁が示した所見を政府が大筋で受け入れる方針を固めたことに対し，同じ被告の熊本県と原因企業チッソは17日，「対応は，まだ決めていない」と答えた。

◇所見に対する原告側　被告側の受け止め方

　記者会見で，原告団の大石利生不知火患者会会長は所見への対応について「今，どうこうするなどと私の口からは言えない」と硬い表情で語った。

　園田昭人弁護団長も所見への評価を避け，「地区集会で原告1人1人の意見を慎重に聞き，総会で諾否の結論を出す。皆さんの意見をきちんと反映した形にしなければならない」と説明。会見後，原告団の山口広則副会長は「内容の検討はこれからだが，所見が出たこと自体は1歩前進だ」と気を引き締めた。

　一方，被告の国，県，チッソも慎重にコメント。和解協議に出席した環境省特別参与の西尾哲茂元事務次官は「持ち帰って分析する。裁判所が解決のご努力をされたことはありがたい」。県議会一般質問の最中に

速報を伝えられた県環境生活部の駒崎照雄部長は「今後，国や県議会と協議していく。まだまだこれからだ」と本会議後に話した。

チッソ総務部は「一時金や加算金の額を含め，今後どう対応するか，慎重に検討する」と説明。森田美智男常務執行役員名で「次回和解協議の場で意見を申し述べたい」とのコメントを出した。後藤舜吉会長は，所見への対応について「機関決定が必要。私の一存で決められる話ではない」と述べた。一時金などの額には「ノーコメント」と評価を避けた。

◇不知火患者会以外の患者団体の受け止め方

尾上利夫出水の会会長は「うちの会への正式提示ではない」と前置きしながらも，「一時金はこの額で前向きに応じたい。国は団体間が不公平にならない救済と言うので，団体一時金も期待したい」と評価した。

水俣病被害者獅子島の会の滝下秀喜会長も「所見が今日出たことが大きな前進。『5月1日開始』が期待できそうだ」。

水俣病被害者芦北の会の村上喜治会長も「前回の政治決着には届いていないが，いい給付内容だと思う」と好意的に受け止め，28日に開く総会で会員に報告する方針を明らかにした。

一方，別の法廷で15日，国賠訴訟の口頭弁論に臨んだ水俣病被害者互助会佐藤英樹会長は「判定方法などに不透明な部分もあり，不知火患者会が訴えてきた全員救済が実現するのか心配だ」と話し，自らの訴訟は「最後まで闘い続ける」と言い切った。[177]

3月16日，小林光環境省事務次官は津奈木町と水俣市で水俣病未認定患者3団体と面会，15日に出された熊本地裁の和解所見を伝えた。水俣病特別措置法に基づく救済を求める水俣病被害者芦北の会は，特措法による給付内容を今週中に提示するよう要望した。

芦北の会との面会終了後，小林次官は，同会など訴訟外で救済を求めている団体への給付内容提示について，「(所見への諾否を裁判所に回答する)3月29日より前にしたいが，役所に戻って各方面に相談する。所見への対応を含めて一括検討することになると思う」との見通しを示した。

また，芦北の会の村上喜治会長は，一時金210万円などの和解所見について「頭に描いたとおりの額で評価する。われわれにも早く正式提示してもらい，3月22日の総会で諮りたい」と話した。
　一方，新保健手帳所持者らでつくる水俣病患者連合は，同手帳を引き継ぐ形で新設される「水俣病被害者手帳」の取り扱いを質問。訴訟を起こしている水俣病被害者互助会は，政治決着によらず加害者責任に基づく正当な補償を求めた。[154]

●不知火患者会と国，県，チッソが熊本地裁所見を受諾

　2010年3月29日午後，「水俣病不知火患者会」集団訴訟の第5回和解協議が，熊本地裁（高橋亮介裁判長）で開かれ，原告・被告双方が熊本地裁の和解所見を受諾，和解を成立させることで基本合意した。

　熊本地裁が和解協議で示した所見は，一時金210万円，療養手当1万2,900～1万7,700円（月額），原告団に加算する一時金（団体加算金）29億5,000万円が柱。救済対象の判定方式のほか，対象とする症状，出生年・居住歴などの要件は，環境省の提案を，ほぼそのまま採用した。

〈和解所見要旨〉
基本合意した和解所見の要旨は次のとおり。

【対象者判定】　原告と被告が設置する「第三者委員会」で実施。判定は「共通診断書」と「第三者診断結果書」に基づき，対象とする症状，地域や対象者の出生年などは被告が提出した資料で行う（出生年は1969年11月生まれまで）。その他の事項も含め第三者委の運営協議会で協議する。

【支給内容】　一時金は1人当たり210万円で，チッソが原告団に一括支給。療養手当は月額1万2,900～1万7,700円。国と熊本，鹿児島両県が支払う。団体加算金は29億5,000万円で，チッソが支給。対象者の医療費の自己負担分を，国と両県が設ける被害者手帳制度で支給する。

【責任とおわび】　被告3者は責任とおわびの具体的な表明方法を検討
　　する。
【紛争解決】　原告全員の判定が終了したときは，速やかに和解を成立
　　させる。年内をめどに解決が終了するよう努力する。

　所見の提示後3月16日，鳩山由紀夫首相が所見を受け入れる考えをいち早く示し，その後，県，チッソも受諾を相次ぎ表明。一方，不知火患者会は3月28日，原告団総会で和解所見の受け入れを決めた。大石利生団長は，水俣病不知火患者会の原告団総会で約1,000人の原告を前に，表情を崩さず「今日は通過点。闘いの途中だ。すべての被害者救済へ結束しよう」と繰り返した。[155]

●政府「救済措置の方針案」を閣議決定
　2010年4月12日，政府は，水俣病特別措置法に基づく未認定患者の救済措置方針を閣議決定した。[156]
　閣議決定した「水俣病特別措置法に基づく未認定患者の救済措置方針」は次に示す。[16]

水俣病被害者の救済及び水俣病問題の解決に関する特別措置法の救済措置の方針

閣議決定
　水俣病は，その発生から半世紀以上にわたり，水俣病の被害者に多大な苦痛を強いるとともに，地域社会に深刻な影響を及ぼしており，今なお新たに多くの方々が救済を求めている。こうした事態を看過することはできないことから，救済を必要とする方々を水俣病被害者として受け止め，その救済を図るため，水俣病被害者の救済及び水俣病問題の解決に関する特別措置法（以下「特措法」という）が制定された。
　特措法に基づく取組に関しては，いのちを守るとの基本的な考え方の下，これまで関係各方面から広く意見を聞くよう努めてきたところであ

り，水俣病被害者を，迅速に，かつあたう限り救済するため，メチル水銀への曝露や症状に関する要件を適正で可能な限り幅広いものとし，また，対象となる方の判定のプロセスを公正で可能な限り丁寧なものとすることとして，検討を行ってきた。

　このような検討の結果を踏まえ，特措法第5条及び第6条の規定に基づき，救済措置の方針を次のとおり定める。

1　救済措置

　水俣病が生ずる原因となったメチル水銀を排出した事業者（以下，「関係事業者」といいます）であるチッソ株式会社，昭和電工株式会社の責任と，平成16年のいわゆる関西訴訟最高裁判所判決において公害防止政策が不十分であったと認められた国及び熊本県の責任とを踏まえて，水俣病被害者の方々をあたう限りすべて，迅速に救済します。

　このような基本的考え方の下，以下のような措置を行います。

（1）対象となる方

①通常起こり得る程度を超えるメチル水銀の曝露を受けた（メチル水銀を体内に取り入れること）可能性がある方のうち，（ァ）四肢末梢優位の感覚障害（手足の先の方の感覚が鈍いこと）を有する方に加え，（ァ）に当たらない方であっても，（ィ）全身性の感覚障害を有する方その他の四肢末梢優位の感覚障害を有する方に準ずる方を対象とします。

②通常起こり得る程度を超えるメチル水銀の曝露を受けた可能性がある方とは，熊本県及び鹿児島県においては，昭和43年12月31日以前，新潟県においては，昭和40年12月31日以前に，（ァ）③に定める「対象地域」に相当の期間（注1）居住していたため，熊本県及び鹿児島県においては水俣湾又はその周辺水域の魚介類を多食したと認められる方，あるいは，新潟県においては阿賀野川の魚介類を多食したと認められる方に加え，上記と同様の年月日以前に，（ィ）「対象地域」に相当の期間居住していなかった方であっても，熊本県及び鹿児島県においては水俣湾又はその周辺水域の魚介類を，新潟県においては阿賀野

川の魚介類を多食したとそれぞれ認めるのに相当な理由がある方（母体を経由してメチル水銀の曝露を受けた可能性がある場合を含みます）（注2）とします。

　（注1）1年以上とします。

　（注2）熊本県及び鹿児島県においては昭和44年11月末までに生まれた方，あるいは，新潟県においては昭和41年11月末までに生まれた方については，胎児期の曝露の可能性を考慮して，救済措置の地域要件（③に詳述），症候要件（（2）⑥に詳述）と併せて総合的に判断することとします。また，熊本県及び鹿児島県においては昭和44年11月末以降に，新潟県においては昭和41年11月末以降に生まれた方であっても，臍帯，胎毛筆（赤ちゃん筆）の毛又は（妊娠中の）母親の毛髪における高濃度のメチル水銀の曝露の可能性を示すデータなどの科学的なデータのある方については，どこでメチル水銀の曝露を受けた可能性があるか原因を確認した上で，救済措置の地域要件，症候要件と併せて総合的に判断することとします。

③「対象地域」とは，そこに居住している方が，通常起こり得る程度を超えるメチル水銀の曝露を受けた可能性があり，水俣病患者が多発した地域として関係県が具体的に定める地域です。なお，この地域に相当の期間居住していなくても，②（ィ）に当たる方は，①の症状があれば対象となります。

④亡くなられた方については，認定審査会の提出資料その他公的な診断による資料がある方は，その資料により申請することができます。（2）による判定の結果，対象となられた場合には，遺族の方に一時金を支給します。

　（2）対象となる方の判定方法

①国及び関係県は，申請受付の広報を徹底し，救済措置を受ける必要のある方が，確実に申請していただけるよう努めます。

②一時金等の申請をした方は，関係県が指定する医療機関(注3)(以下，「指定医療機関」といいます)の医師による診断を受けていただきます。

③関係県は，各県が設置する判定検討会の意見を聴いて，一時金等対象者を判定します。

④判定検討会における一時金等対象者の判定は，指定医療機関の医師による診断の検査所見書及び申請者が任意に提出する医師(注4)の診断書(以下，「提出診断書」といいます)を総合して行います(注5)。

 (注3)指定医療機関

   国立水俣病総合研究センター及び神経科もしくは神経内科があり，かつ，次の(a)(b)の要件のいずれをも満たす医師が在籍している公的医療機関から，申請される方の利便の観点から所在地を勘案して県が指定する機関とします。

    (a)現在，神経内科，神経科又は精神科のある医療機関に在籍していること。

    (b)一定の施設基準を満たす医療機関に3年以上在籍した経験を有し，かつ，1年以上の臨床神経学的診療経験を有すること。

 (注4)申請者が任意に提出する，提出診断書を発行する医師の要件(a)及び(b)の要件のいずれをも満たす医師とします。

 (注5)なお，④の提出診断書が申請から3ケ月以内に提出されなかった場合は，検査所見書のみによって判定を行うことになります。

⑤検査所見書の様式は，申請する方の居住歴などメチル水銀曝露に関する疫学要件や提出診断書における診断内容等が参照しやすいものを，環境大臣が定めます。

⑥対象となる症状

 (ァ)検査所見書と提出診断書の両方の診断書において四肢末梢優位又は全身性の感覚障害がある場合は，対象となります。

 (ィ)四肢末梢優位の乖離性の感覚障害は，全身性の感覚障害と同等

に扱います。

(ゥ)(ァ)に該当しない場合で，いずれか一方の診断書において四肢末梢優位又は全身性の感覚障害がある場合は，他方の診断書における次の所見を踏まえ，判定検討会における総合判断により判定します。

- 口周囲の触覚又は痛覚の感覚障害
- 舌の二点識別覚の障害
- 求心性視野狭窄

⑦提出された資料のみでは四肢末梢優位の感覚障害などが認められない方であっても，ご家族の中に既に認定患者となられた方がいらっしゃるなど，メチル水銀の影響を受けた可能性が高い一定の要件を満たすと判定検討会が認める方については，判定検討会は，もう1回，検査所見書又は提出診断書の追加提出を受け付け，再検討することとします。

⑧なお，関係県が判定検討会の委員を選任する際には，原則として，判定を受けられる個々人の検査所見書又は提出診断書を作成した医師を選任しないこととします。しかし，選任すべき特段の理由がある場合は，これを認めることとします。この場合は，当該委員が作成した診断書を用いた判定には参加できないこととし，この判定には，別途選任する臨時委員が参加できることとします。

（3）支給内容

一時金等対象者となることが決まった方は，以下の支給が受けられることとなります。

①一時金

　関係事業者は，一時金等対象者に対して，一時金として次の金額を支給します。（注6）

　（注6）ここでの関係事業者とは，熊本県及び鹿児島県関係はチッソ株式会社，新潟県関係は昭和電工株式会社を指します。以下，支給等に関する規定については，同じとします。

(ｱ) 一時金等対象者1人当たりの金額210万円
(ｲ) 一時金等対象者であって，一時金の支給等を要望する活動を行ってきた次の団体に所属している方に関しては，1人当たりの金額の他に一定の金額を加算します。この金額については所属する団体ごとに次に定める金額とします。

　水俣病出水の会20億円

　　　上記金額のほか，社会福祉法人を設立し，鹿児島県出水市又は近隣市町村において，胎児性水俣病患者等の地域生活支援事業を行うための施設整備費及び10年以上の運営費に充てる金額として9億5,000万円を同団体に所属している一時金等対象者に加算します。

　水俣病被害者芦北の会1億6,000万円

　水俣病被害者獅子島の会4,000万円

(ｳ) 一時金の加算金額は，当該団体に対し一括して支給し，団体の合意によりこれを各人に対して配分するものとします。その支給に当たっては，団体の会員の方々が，団体として一括して一時金の加算金額の支給を受けること及び関係事業者や国・関係県との間で争いのある状態を終了させることについて合意することが必要です。

②療養費

　関係県は，一時金等対象者に水俣病被害者手帳を交付します。水俣病被害者手帳の交付を受けた方が，通常起こり得る程度を超えるメチル水銀の曝露を受けたことによって発症すると考えられる症状(以下，「特定症状」といいます)に関連して，社会保険各法の規定による療養を受けたときは，社会保険の医療費の自己負担分を支給します。

　また，関係県は，水俣病被害者手帳の交付を受けた方が特定症状の軽減を図るために，はり師又はきゅう師から，はり又はきゅうの施術を受けたときや，温泉療養を行ったときは，月7,500円を上限として，要した費用を支給します。

③療養手当

　関係県は、一時金等対象者が特定症状に関連して社会保険各法の規定による療養を受けたときは、療養手当として次の金額を支給します。

　入院による療養を受けた方1月につき1万7,700円

　通院による療養を受けた日数が1日以上の70歳以上の方1月につき1万5,900円。通院による療養を受けた日数が1日以上の70歳未満の方1月につき1万2,900円

（4）申請の受付

①一時金等の申請は、十分な周知措置を講じた上で、いずれかの時点では、終了することとなりますが、平成7年の政治解決に際しても、その内容を十分に知らなかった、四囲への遠慮から申請を行わなかった、などの事情で申請漏れをした方がいると指摘されていることを考慮して、十分慎重に取り運ぶ必要があります。

②このため、救済措置の開始に当たってはあらかじめ申請の受付の時期を定めることはしませんが、特措法第7条にかんがみ、極力速やかに対象者を確定し支給を行うこととします。

③まずは、平成22年5月1日において保健手帳（注7）の交付を受けている方及び公害健康被害の補償等に関する法律（以下、「補償法」といいます）第4条第2項の水俣病に係る認定の申請を行っている方で、これらに代えて一時金等の申請を行おうとする方については、原則として平成22年度中にはその申請に基づき判定を終え、一時金等対象者及び2.(3)で定める療養費対象者を確定して救済を行うこととします。

④その上で、新たに救済を求める方については、平成23年末までの申請の状況を、被害者関係団体とも意見交換の上で十分に把握し、申請受付の時期を見極めることとします。

　（注7）水俣病総合対策医療事業の保健手帳のことです。

2　水俣病被害者手帳

　一時金等の対象となる程度の感覚障害を有しないまでも，一定の感覚障害を有する方で，水俣病にもみられる症状のいずれか（注8）を有する方にも，関係県は，水俣病被害者手帳を交付し，水俣病被害者として安心して治療を受けていただけるようにします。

　　（注8）具体的には，次の10症状。

　　　　　しびれ，ふるえ，カラス曲がり（こむら返り，痙攣，足がつる），見える範囲が狭い・はっきり見えない，耳が遠い・耳鳴り，味覚・嗅覚の異常，言葉を正確に発せない，めまい・立ち眩み，つまずきやすい・ふらつく，物を落としやすい・手足の脱力感。

（1）水俣病被害者手帳は，これを病院で提示すると医療費の自己負担分の支払が不要となる手帳です。1.（3）②に定められた療養費の支給を受けることができます。

（2）水俣病被害者手帳は，一時金等の受付を開始した後，速やかに，少なくとも3ケ月以内に交付を開始することとします。

（3）水俣病被害者手帳の交付開始に伴い，保健手帳はこれに統合することとし，以下に定める療養費対象者に交付します。

①現に保健手帳の交付を受けている方であって，今後も療養費の支給のみを求める方（即ち，水俣病に係る，一時金等の申請，補償法第4条第2項の認定の申請又は裁判による請求をしない方）に対しては，公的診断や判定を受ける必要はないこととし，3ケ月以内に水俣病被害者手帳への切り替えを実施します。

②一時金等の申請をした方については，その方が一時金等対象者と判定されて1.（3）②により水俣病被害者手帳の交付を受けている場合のほか，一時金等対象者と判定されなかった場合にも，一定の感覚障害を有する方で，水俣病にもみられる症状のいずれかを有すると判定された方に，水俣病被害者手帳を交付します。

③手帳の統合に伴い，保健手帳の申請・交付はなくなりますが，

1.(4)のとおり当分の間は，一時金等の申請を受け付けていますので，症状に不安のある方は，その申請をして，一定の感覚障害を有する方で，水俣病にもみられる症状のいずれかが認められれば，水俣病被害者手帳が交付され，安んじて医療を受けることができることとなります。

3　その他
(1) 関係事業者，国及び熊本県は，直近の適切な機会において，水俣湾の周辺地域及び阿賀野川流域における，すべての水俣病被害者の方々に対し，おわびの意を表します。
(2) 1.及び2.の施策の実施に当たっては，国，関係県及び関係事業者は，緊密に連絡をとりつつ実施体制を整備し，また，申請を行う方にその内容を丁寧に説明するとともにご意見を伺うよう努め，円滑な申請を行うことができるように心がけることとします。
(3) 一時金については，関係事業者，国及び関係県との間で争いのある状態を終了させ，今後とも争わない旨の協定を関係事業者との間で締結の上，支給するものとします。また，一時金のうち1.(3)①(ｲ)により加算される金額については，1.(3)①(ｲ)に掲げる各団体と関係事業者，国及び関係県との間で争いのある状態を終了させ，今後とも争わない旨の協定を関係事業者との間で締結の上，一括して支給するものとします。
(4) 既に水俣病に係る補償又は救済を受けた方及び補償法第4条第2項の認定の申請，訴訟の提起その他の救済措置以外の手段により水俣病に係る損害のてん補等を受けることを希望している方は，一時金等対象者または療養費対象者となることはできません。また，一時金等対象者となる方は，今後ともこれらの手段を取らないように約束していただきます。水俣病被害者手帳の交付を受けながらこれらの手段を取ることができないことも同様です。
(5) 環境大臣は，特措法第4章の規定に基づき，公的支援を受けている関係事業者の経営形態の見直しが行われる場合には，個別補

償協定に係る補償債務の履行や特措法の救済措置の実施が確実に果たされるように対応します。
（６）国，関係県及び関係事業者は，特措法第７条にかんがみ，裁判による解決を求めている方とも，争いのある状態を早期に終了できるよう取り組みます。
（７）この救済措置の方針の細目その他実施に必要な事項は，環境大臣が別に定めます。

　（参考資料）

　　救済措置の実施と併せて行う，水俣病発生地域における地域再生・振興及び健康調査・環境調査等に係る施策の具体的事項について国及び関係地方公共団体は，引き続き水俣病問題に真剣に向き合い取り組むこととし，関係事業者による取組や地域の幅広い関係者と連携協力しつつ，次のような施策を進めます。

１　医療・福祉施策
（１）高齢化が進む胎児性患者とその家族の方など関係の方々が安心して住み慣れた地域で暮らしていけるよう，国，関係地方公共団体，関係事業者及び公益団体などの協力の下，必要な通所やショートステイ等の在宅支援サービス，地域の医療との連携などの医療・福祉施策について所要の取組を行います。
（２）一時金等対象者又は療養費対象者のうち，熊本県天草市御所浦町と鹿児島県出水郡長島町獅子島などの離島（島外の医療機関への交通手段が船舶又は航空機以外にない島をいいます）に居住する方が，月１回以上，島外の病院に通院した場合には，関係県は離島加算を支給します。

２　地域社会の絆の修復
水俣病に関する偏見・差別の解消と，水俣病問題で疲弊した地域の再生を図るため，地域社会の絆の修復，地域の再生・融和（もやい直し）について所要の取組を行います。

3　水俣病に関する健康調査

　水俣病に関する調査研究を進め，水俣病被害者の方などの症状の改善，地域全体の環境管理に役立てていきます。

（1）メチル水銀が人の健康に与える影響を把握するための調査研究
　　（健康不安者のフォローアップ）

　　　将来に水俣病被害者が存在するか否かの可能性とそれに関する対応については，今後の調査研究による新しい知見によるべきものですが，当分の間，過去に相当の期間，熊本県及び鹿児島県においては水俣湾又はその周辺水域の魚介類を食べたことに伴い，あるいは，新潟県においては阿賀野川流域の魚介類を食べたことに伴い，健康不安を訴える方について，以下のとおり健康診査等を実施し，その推移をモニタリングします。

①対　象
　（ァ）一時金等の申請を行った方で，一時金等対象者又は療養費対象者のいずれにもならないとされた方のうち，熊本県及び鹿児島県においては，昭和49年末までに1年以上，水俣湾又はその周辺水域の魚介類を，新潟県においては，昭和46年末までに1年以上，阿賀野川流域の魚介類を食べたことに伴い，健康不安を訴え，登録する方

　（ィ）平成22年5月1日現在において補償法上の認定申請を行っている方で，一時金等の受付が終了した後に棄却処分となって一時金等の対象とならなくなった方のうち，熊本県及び鹿児島県においては，昭和49年末までに1年以上，水俣湾又はその周辺水域の魚介類を，新潟県においては，昭和46年末までに1年以上，阿賀野川流域の魚介類を食べたことに伴い，健康不安を訴え，登録する方

②内　容
　（ァ）健康に不安のある方を登録して，医師による健康診査，保健師による保健指導が無償で受けられるようにします。

　（ィ）希望者には，必要に応じて，国立水俣病総合研究センターが実

施する研究に参加し，脳磁計（ＭＥＧ）等による高度な検査が受けられるようにします。なお，この研究では，今回の一時金等の対象となった方も含め，幅広い方々の参加を求めていきます。

（２）高度な治療に関する調査研究

胎児期に脳がメチル水銀の影響を受けたことによりしびれや疼痛，不随意運動などがある者に対して脳磁計などの検査を行い，障害部位を特定し，将来的に磁気刺激や電気刺激などによる治療に結びつけるための研究を行います。

（３）効果的な疫学調査を行うための手法の開発

関係する地域に居住している方の水俣病に関する不安を解決することに向け，関係者の協力や参加の下，毛髪中水銀値等の過去のメチル水銀曝露データを持っている方について，高曝露地域に居住していた集団，低曝露地域に居住していた集団，対照集団に分けて，それぞれ，長期的に健康状態の追跡調査を行いながら，水銀値及び健康影響との関係について，比較して分析を行います。

（４）その他の健康調査

以下のような健康調査を継続して行っていきます。

- 胎児期のメチル水銀の低濃度曝露による健康影響に関する研究
- メチル水銀に対する細胞感受性の解明など水俣病の発症機序に関する研究
- メチル水銀曝露による健康影響に関する国際的なレビュー

4　水質汚濁状況の監視の実施

原因企業が排出したメチル水銀による環境汚染を将来にわたって防止するため，水質汚濁の状況の継続的な監視やその他必要な所要の措置を講じます。

5　国際協力

メチル水銀に関する海外の研究者や環境・公害行政の担当者等の受け入れを積極的に行い，国内の研究者や行政担当者との交流を進めます。また，国内でのメチル水銀に関する研究成果や水俣病の教訓などを，国

内外に広く発信していきます。加えて，水俣病発生地域の研究者や行政担当者，技術専門家，水俣病被害者などを，現在，公害問題の発生している開発途上国や新興国に派遣し，直接，研究成果や知見，技術，教訓などを伝えていきます。

6　国立水俣病総合研究センター

水俣病における医療・福祉や調査研究，国内外への情報発信等において中核となるような役割を適切に果たすこととします。

7　環境教育・学習，環境モデル都市としての取組，その他の地域振興

水俣市の進める環境モデル都市づくりや，みなまた環境大学構想の検討に協力するとともに，水俣病に関する経験と教訓を学ぶ学校・企業・団体研修等の受け入れ，環境教育プログラムの充実，市民や企業による環境学習や環境意識啓発を積極的に進めるなど，水俣病発生地域が，地域内外の環境人材育成を図るための拠点となって，幅広い世代への環境教育を積極的に進めます。

新潟においても，阿賀野川流域の環境資源を活用した地域づくりや環境学習を行うフィールドミュージアム事業，環境と人間のふれあい館を活用した環境学習・体験学習など，地域に根付いた取組を積極的に進めます。

また，環境に対する高い市民意識や蓄積された環境産業技術，美しい自然や豊富な地域資源などを積極的に活かして，エコツーリズムをはじめ，環境負荷を少なくしつつ，経済発展する新しい形の地域づくりを積極的に進めます。

（以上）

●政府「救済措置の方針案」に対する被害者患者団体の評価

水俣病出水の会の尾上利夫会長は「長年の被害掘り起こしを理解してもらい，要望どおりの団体加算金が実現した。鳩山政権に感謝の言葉しかない」と晴れやかな表情。地元出水市の下名地区も対象地域に追加され，「私たちの訴えをくんでもらった」と評価した。

水俣病被害者芦北の会の村上喜治会長も「これで5月1日の救済開始準備が整った。政府は大変な苦労があったと思う」と安堵の笑みをみせた。
　水俣病被害者獅子島の会の滝下秀喜会長は「5年の道のりは長かったが，今日は心に残る日だ」と喜んだ。
　また，特措法での救済とは別に熊本地裁で国などと和解で基本合意している水俣病不知火患者会の大石利生会長は「前進だが，（和解手続きの）第三者委員会での救済対象者判定が終わるまで気は抜けない」と冷静に受け止めた。
　一方，国などを相手にした訴訟継続を表明している水俣病被害者互助会の佐藤英樹会長は「水俣病は病像など未解明な部分が多い。実態調査もこれからなのに，閣議決定されたのは残念」と批判した。[179]

●鳩山首相　水俣病慰霊式出席
　鳩山首相が，5月1日に熊本県水俣市で営まれる水俣病犠牲者慰霊式に，歴代首相で初めて出席することが正式決定した。国の代表として謝罪の言葉を述べる。複数の政府関係者らが明らかにした。政府関係者の1人は27日，「直接，現地でおわびするために行くといってもいい」と話した。
　鳩山首相自らも4月29日配信のメールマガジンで「被害の拡大を防ぐことができなかったことについて，国を代表して，あらためておわび申し上げたい」と表明。「被害に遭われた方々の思いを正面から受けとめ，このような事態を2度と起こしてはならないと誓い，水俣病の真実，歴史を風化させることのないよう，世界，次の世代に語り継いでいかなければならない」と記した。[240][251]

◇2010年5月1日　水俣病慰霊式
　「公害の原点」と呼ばれる水俣病の公式確認から54年を迎えた1日，水俣病犠牲者慰霊式が水俣市月浦の水俣湾埋め立て地で開かれ，患者や遺族，市民ら約1,100人が参列した。水俣病特別措置法に基づく未認定患者救済への道筋がついた節目として，鳩山由紀夫首相が歴代首相で初めて出席。国を代表し，被害拡大を防がなかった責任を認めて謝罪，

「悲惨な経験を再び繰り返さない」と誓った。

　慰霊式は，犠牲者の冥福を祈り，公害の教訓を後世に伝えようと水俣市などが主催。小沢鋭仁環境相や蒲島郁夫知事，原因企業チッソの後藤舜吉会長らも参列した。

　式では，亡くなった認定患者27人の名簿を奉納。鎮魂の鐘が響く中，参列者が黙とう，献花台に菊の花を手向け，犠牲者の魂に祈りをささげた。

　患者・遺族を代表し，小児性水俣病患者の前田恵美子さん，祖父母や父を水俣病で亡くした吉永理巳子さんが「祈りの言葉」を朗読。「犠牲になられた皆さまの命，願いをつないでいく」と述べた。[180]

◇祈りの言葉　鳩山由紀夫総理大臣　　2010年5月1日 [14]

　水俣病犠牲者慰霊式に臨み，水俣病によって，かけがえのない命を失われた方々に対し，心から哀悼の意を表します。

　本日は，我が国の首相として初めて，水俣病犠牲者慰霊式に参列できましたこと感無量でございます。

　今，この地に立ち，水俣が生んだ明治の文豪徳冨蘆花が一幅の「生命（いのち）踊る油絵」とたたえた美しい海を見るに及んで，このすばらしい海を汚し，深刻な健康被害をもたらし，そして，差別・偏見・不和など地域全体のきずなを破壊してしまったことについて，思いを深く感ぜずにはいられません。

　熊本，鹿児島にとどまらず，さらに後年，新潟で第2の水俣病が引き起こされたことは，誠に痛恨の極みであります。こうして各地で，長きにわたる大変な苦しみの中でお亡くなりになられた方々，御遺族の方々，地域に生じた軋轢に苦しまれた方々，また，今なお苦しみの中にある方々に対し，誠に申し訳ないという気持ちでいっぱいであります。

　ここに，政府を代表して，かつて公害防止の責任を十分に果たすことができず，水俣病の被害の拡大を防止できなかった責任を認め，あらためて衷心よりおわび申し上げます。国として，責任を持って被害者の方々への償いを全うしなければならないと，再度認識いたしました。

昭和31年5月1日，チッソの付属病院の野田医師が，水俣保健所に患者の発生を報告するべく飛び込んでいったのが，54年前の今日のことです。そして，昭和40年6月12日，新潟においても水俣病の患者の発生が発表されました。

　公式確認から54年という長い年月を経た今日に至るまで，水俣病問題の解決に関して様々な方が努力されてきましたが，なお大きな課題が残されております。

　特に，今日なお，救済を求めておられる方々が多くいらっしゃいます。御高齢の方も大勢いらっしゃいます。

　こうした事態を放置できないことから，「水俣病被害者の救済及び水俣病問題の解決に関する特別措置法」が制定されました。

　鳩山内閣は，「いのちを守る政治」の具体化として，被害者団体や関係者と何度も話し合い，一心に解決を模索努力した結果，今般，「救済措置の方針」の制定に至りました。この上は，いのちを守るとの基本的な考えのもとに，水俣病被害者を迅速に，かつ，あたう限りすべて救済いたします。

　万感の思いを込めて，本日，5月1日から，申請の受付を開始することを，表明させていただきます。

　また，裁判をしておられる方々とも和解できないかと，何度も話し合いを重ね，この度，ノーモア・ミナマタ訴訟原告団の方々と裁判所において基本的合意を成立させることができたことは，大きな成果であったと思います。

　しかしながら，水俣病問題がこれで終わるなどとは決して思っておりません。むしろ，今日のこの日を，新たな出発の日にしたいと思います。

　水俣病問題の解決のためには，すべての被害者の方々はもとより，地域の皆様が安心して暮らしていけることが何よりも大切であり，将来に向かって，地方公共団体と連携しながら，胎児性患者の方をはじめとする方々の医療・福祉や健康不安者の健康モニタリング，地域のきずなの

修復・もやい直しを進めるとともに、環境対策に熱心に取り組むことで地域が発展し、成長するモデルを作り出せるよう、全力で取り組んでまいる決意であります。そして、水俣病の教訓を世界に発信していきます。

　私は、水俣病と同様の健康被害や環境破壊が、世界のいずれの国でも繰り返されることのないよう、国際的な水銀汚染の防止のための条約づくりに積極的に貢献していく所存です。このため、まず来年1月に開催される第2回の交渉会議を我が国において開催することといたします。

　さらに、最終的にこの条約の採択と署名を行うために2013年ごろ開催される外交会議についても我が国に招致することにより、「水俣条約」と名付け、水銀汚染の防止への取り組みを世界に誓いたいと思います。

　水俣病のような悲惨な経験を再び繰り返さないようにしていくことが大切でございます。

　国として、地方公共団体、事業者、国民の皆様とともに、いのちを守り、公害のない、持続可能な社会の実現に向けて、また、恵み豊かな自然環境を保全し、将来に継承していくため、全力で取り組んでいくことを、ここにお誓い申し上げます。

　最後に、あらためて、水俣病の犠牲となりお亡くなりになられたすべての方々のご冥福をお祈り申し上げ、私の「祈りの言葉」とさせていただきます。

　●特措法に基づく「救済」受付開始

　2010年5月1日、水俣病犠牲者慰霊式の後、会場近くの水俣病情報センターに初日のみの臨時窓口が設けられ、水俣病特別措置法に基づく未認定患者の救済手続き給付申請の受付が、始まった。熊本県の47人と鹿児島県の22人の計69人が申請を済ませた。

　開設式では、小沢鋭仁環境相が「かつてメチル水銀で汚染された魚を食べ、健康不安のある方は、こぞって申請していただきたい」とあいさつ。田島一成副大臣が揮毫した「水俣病被害者申請窓口」の看板を熊本県の蒲島郁夫知事と鹿児島県の山田裕章副知事に手渡した。

　臨時窓口は両県がそれぞれ開設。水俣病出水の会、水俣病患者連合な

ど4団体は，計66人分の給付申請書や魚介類の摂取状況を申告する書類をまとめて提出した。

4団体以外では，水俣市の会社員男性と玉名市の姉が訪れ，入院中の母親を含む3人への給付を申請。

水俣病情報センターでの救済申請受付窓口の開設セレモニー。小沢鋭仁環境相の言葉が響く。水俣病犠牲者慰霊式での厳かな顔つきとは一転し，笑みがこぼれた。

熊本県の蒲島郁夫知事は「この日に向けて最大限の努力をしてきた」と呼応。鳩山由紀夫首相の慰霊式出席を「国が本気で取り組んでいる象徴だ」と，喜びを隠さなかった。

今回の政治決着の発端となったのが関西訴訟最高裁判決。同訴訟の原告団長を務めた川上敏行さん，慰霊式会場から遠く離れた東大阪市の自宅でこの日を迎えた。「国の認定基準は私たちの裁判で否定されたのに，国は変えようとせず，今度の政治決着も認定基準の問題はあいまいにしたまま。判決は結局何だったのか」と怒りをあらわにした。[181]

[6] 第2の政治決着

(1) 第三者委員会設置

2010年5月12日，水俣病不知火患者会による損害賠償請求訴訟で，原告・被告双方が同意した和解所見に基づき，一時金などの対象となる原告を判定する「第三者委員会」の第1回運営協議会が，熊本県庁において非公開で開催された。協議会は，原告弁護団のほか被告の国，熊本県，原因企業チッソの代表ら約30人が出席した。原告・被告双方によると，委員会の運営要領では，「双方が合意した座長ら5人の委員会メンバーのほか，判定材料となる診断書の作成者と委員が重なる場合などを考慮して，別に選ぶ臨時委員を参加させることができること。協議会の事務の一部は，水俣市に委託すること。今月内に第1回委員会を開き，原告数10人を判定することを確認すること。委員会では，原告側が提出する民間診断書と，被告側が提出する公的検診による診断書とを

対等に扱って判定すること」などを決めた。判定の今月内スタートが決まったことで，公的検診が近く開始される。[182]

　2010年5月30日，水俣病不知火患者会国賠訴訟で，熊本地裁の和解所見に基づき，原告2,500人が救済の対象となるかどうか判定する第三者委員会の初会合が，水俣市であり，原告49人を判定した。第三者委は，原告と被告が合意して座長に選んだ吉井正澄・元水俣市長のほか，双方が2人ずつ推薦する委員の計5人で構成。原告の民間診断書と被告による公的検診で得た診断書を対等に扱い，救済対象を判定する。この日の判定結果は「すべての判定が終わった後，まとめて公表する」として公表しなかった。吉井氏以外の委員の氏名と第三者委の会場も，委員への配慮などから明らかにしなかった。

　初会合で判定対象となった49人は，15日にあった第1回公的検診の受診者。今後は週1回のペースで公的検診を，月1回のペースで第三者委を，それぞれ開催し，和解所見が目標として掲げた年内の紛争解決を目指す。

　●第三者委終了後の会見で，大石利生原告団長は「公平，公正な審議がなされたと思う」と述べた。

　●小林光・環境事務次官は「丁寧に議論してもらった。第三者委でいい結果が生まれるよう期待したい」と語った。

　●第三者委員会の座長に就任した元水俣市長の吉井正澄氏は，会見で「救われるべき人が漏れないよう，丁寧に審議していきたい」と抱負を述べた。

　吉井座長は，就任要請を引き受けた理由について「原告，被告双方からの信頼を真摯に受け止めた」とした上で，「（1995年の）政治解決で現職市長として市を挙げて国に早期解決を陳情し，1万人を超す被害者が救済された。しかし現在の状況をみると，努力が足りなかったのではないかとの思いがある」と述べた。また被告の国が熊本地裁の和解所見を進んで受け入れた点などに触れ「国が早急に救済する姿勢が見えたことも決断の理由」とした。

一方，吉井座長は第三者委が水俣病特別措置法による未認定患者救済に及ぼす影響について「一連の救済の先駆けで前例にもなり，とても重要だ。第三者委の判定をしっかりやることで，特措法に基づく救済も促進されると思う」と強調した。[183]

(2) 新潟・熊本の国家賠償請求訴訟和解成立
①新潟水俣病第4次訴訟

　2010年2月8日，新潟水俣病の未認定患者らが国と原因企業の昭和電工に損害賠償などを求めて新潟地裁に提訴している新潟水俣病第4次訴訟で，「新潟水俣病阿賀野患者会」と国との和解に向けた初の事前協議が，東京都内で行われた。双方とも今後も協議を続ける意向を確認し，患者会側は，「信頼関係ができるかが鍵」とした。和解協議は非公開で，患者会側は山崎昭正会長，中村周而弁護団長ら，国側は田島一成環境副大臣，小林光事務次官らが出席した。協議で患者会は，和解合意に向けての検討課題を明示。「今後，同じような悲劇を2度と起こさないと宣言する重要な意味を持つ」として，国と昭和電工に公の場での謝罪を求めた。救済対象者の判定方法については，主治医の診断書と，疫学要件の判断に必要として陳述書を加えることを求めた。一時金や療養手当などについては，「協議進行をみて詰めていきたい」として具体的な条件は双方とも提示しなかった。また，患者会は水俣病被害者救済法に基づく非原告の救済方法についても強調した。①流域の健康調査，②無期限の救済措置受付——などを求めたが，国側は難色を示した。

● 患者会の山崎会長は「一歩前進で良かった」と話し，中村弁護団長は「何度も何度も事前協議というわけにはいかない」と今後の進展に期待をかけた。また，国側に昭電も事前協議に加えるよう求めた。

● 昭和電工は，「協議の結論が出た時点で，対応をどうするか判断したい」とコメントした。[249]

〈阿賀野患者会和解受け入れ決定〉

2011年2月27日，新潟水俣病第4次訴訟の原告が所属する阿賀野患者会は，新潟市北区の「環境と人間のふれあい館」で原告集会を開いた。認定患者を除く171人の原告全員が，一時金210万円などの救済対象になったことが報告され，被告の国，原因企業の昭和電工（東京）と，次回弁論期日の3月3日に和解する方針を正式決定した。集会には原告92人が出席した。医師ら5人でつくる第三者委員会が原告全員を救済対象としたことを受け，山崎昭正会長が正式和解を提案。挙手で採決した結果，全会一致で採択した。[233]

〈新潟水俣病4次訴訟和解成立〉

「本件を和解によって解決することに合意した」。新潟地裁1号法廷で草野真人裁判長が和解条項を読み上げると，弁護士ら2人が急いで法廷を出た。裁判所前に走り「全員救済の和解成立」などと書かれた紙を掲げると，待っていた原告ら10数人から拍手がわき起こった。

「やっと成立した。これで安心」。足のしびれに長年悩まされてきたという新潟市東区の男性原告は拍手しながら，ほっと胸をなでおろした。法廷にいた原告で阿賀野患者会副会長の山田サチ子さんは「じわっとうれしさがこみあげてきた」と喜びをかみしめた。原告が何より安堵したのは，原告173人のうち既に患者認定を受けた2人を除く未認定患者171人全員が救済の対象になったことだ。弁護団の中村洋二郎弁護士も「1人残らず被害者として認められた。気持ちよく喜び合える」と表情を緩めた。弁護団が「全被害者救済の足がかりになった」と胸を張るのは，和解条項で患者側と国，昭和電工が今後も継続的に協議の場を持つことを「最後の最後で」盛り込んだ点だ。合意が見送られた住民健康調査や慰霊式の開催などについて，中村周而弁護団長は「今後も話し合い，合意に達していければ」と望みをつないだ。今後も同患者会は解散せず活動を続ける方針で，山田さんは「経験を伝えていく語り部もやりたい」と意欲を示した。

提訴から1年9カ月で和解にこぎ着けた新潟水俣病4次訴訟。平均年

齢が70歳を超える原告たちは「やっと」と安堵の表情を浮かべたが、潜在患者掘り起こしのための住民健康調査や慰霊式の実現など課題も残った。

●阿賀野患者会会長・山崎さんは、和解という1つの区切りを迎えたが、「まだ問題は終わっていない」と力を込める。まだ名乗り出ていない「潜在患者」の掘り起こしのため住民健康調査の実施を今後も国に求めていくつもりだ、と決意を述べた。[226]

②水俣病不知火患者会国賠訴訟和解成立

2011年3月24日、不知火海沿岸から関東などに移住した水俣病不知火患者会の未認定患者が国と熊本県、原因企業チッソに損害賠償を求めた訴訟は、東京地裁（松並重雄裁判長）で和解が成立した。同会の集団訴訟で初の和解。熊本地裁で25日、大阪地裁でも28日に和解が成立する見通し。和解条項によると、原告194人のうち救済対象となった177人にチッソが1人当たり一時金210万円を支払い、国などが月額1万2,900～1万7,700円の療養手当と医療費を支給。原告側に団体加算金2億円も支払われる。その上で、患者認定申請の取り下げなど原告・被告双方が水俣病の被害補償をめぐる紛争の終結を確約。国などが被害地域の振興や健康増進事業を実施するほか、最新の医学的知見を踏まえてメチル水銀と健康被害の関係を明らかにする調査手法の開発に努めることも盛り込んだ。会見で、原告団長代行の松本登志男さん＝鹿児島県出水市出身＝は「裁判は終わるが、遠隔地で被害に気付かない人は数多くいるはず。今後は支援者の1人として、そんな人たちを応援していきたい」と話した。[184]

2011年3月25日、水俣病不知火患者会の2,492人が国などに損害賠償を求めた訴訟は、熊本地裁で和解が成立した。不知火会の一連の集団訴訟は24日に東京地裁（原告194人）で和解が成立、大阪地裁（原告307人）でも28日に和解の予定。和解により、原告は水俣病患者としての認定を求めた熊本、鹿児島両県への申請を取り下げる。和解条項

によると，チッソは，原告の救済対象者には一時金210万円，原告側に29億5,000万円の団体加算金を支給。国，県から療養手当（月1万2,900～1万7,700円）と医療費の自己負担分が支給される。熊本原告団は92.8％に当たる2,313人が一時金の対象となった。国は今後，メチル水銀と健康への影響との関係を明らかにするための調査研究を行うことも約束した。

　和解成立後，大石利生・熊本原告団長は「今日は私にとってのゴールではなく，原告団のゴール。私には『すべての被害者救済』という残された道がある」と述べた。今後も潜在被害者の掘り起こしを続けるという。

　一方，残る訴訟派団体「水俣病被害者互助会」（原告9人）は熊本地裁で国家賠償訴訟を継続する。[237]

③非訴訟3団体チッソと紛争終結協定

　2011年3月23日，水俣病被害者救済法による救済を求めてきた未認定患者3団体は，チッソと紛争の終結を確認する協定を締結した。国，熊本県を含む3者を相手取って訴訟を続けてきた水俣病不知火患者会が和解を決めたのに続き，裁判を起こさなかった3団体が紛争に終止符を打ったことで水俣病未認定患者の救済問題は大きな節目を迎えた。3団体は，水俣病出水の会（3,782人）と水俣病被害者芦北の会（294人）と水俣病被害者獅子島の会（85人）。協定は，今後は団体として水俣病患者の認定申請や訴訟，直接交渉でチッソに補償を求める活動をしないことを確約する内容。

　最大の未認定患者団体，出水の会の尾上利夫会長はこの日午前，鹿児島県出水市であった調印式で「会員ほぼ全員の救済を実現し，会員外も含め多くの被害者の救済に貢献できた」とあいさつ。チッソの後藤舜吉会長は「この問題に社運を賭してきた。大変なご苦労をかけたが，（分社化に）いち早く理解・支持下さった出水の会と手を取り合って被害者救済，地域振興に役立ちたい」と話した。

芦北の会と獅子島の会の調印式は熊本県水俣市であった。芦北の会の村上喜治会長は「あきらめずに頑張ったから，きょうの日があった」，獅子島の会の滝下秀喜代表は「関係者のみなさまに本当にお世話になった」と述べた。救済内容は不知火患者会と同様で，救済対象と判定された人には210万円の一時金と医療費の自己負担分などが支給される。

　3団体には，水俣病被害者救済法に基づいて団体加算金がチッソから支払われる。金額は，出水の会が29億5,000万円，芦北の会は1億6,000万円，獅子島の会は4,000万円。会員の中には地域と生まれた時期での線引きなどで救済対象から外れた人がおり，各団体ともこうした人には団体加算金から一定額を配分する考えを示している。[5]

[7]　特措法に基づくあたう限りの救済とその「ほころび」

　「水俣病被害者の救済及び水俣病問題の解決に関する特別措置法」の前文において，この法律の制定に至る経緯を次のように述べている。

　「平成16年のいわゆる関西訴訟最高裁判所判決において，国及び熊本県が長期間にわたって適切な対応をなすことができず，水俣病の被害の拡大を防止できなかったことについて責任を認められたところであり，政府としてその責任を認め，おわびをしなければならない。

　これまで水俣病問題については，平成7年の政治解決等により紛争の解決が図られてきたところであるが，平成16年のいわゆる関西訴訟最高裁判所判決を機に，新たに水俣病問題をめぐって多くの方々が救済を求めており，その解決には，長期間を要することが見込まれている。

　こうした事態をこのまま看過することはできず，公害健康被害の補償等に関する法律に基づく判断条件を満たさないものの救済を必要とする方々を水俣病被害者として受け止め，その救済を図ることとする。これにより，地域における紛争を終結させ，水俣病問題の最終解決を図り，環境を守り，安心して暮らしていける社会を実現すべく，この法律を制定する」

そして，4条の国等の責務として，次のように規定している。

「国，関係地方公共団体，関係事業者及び地域住民は，それぞれの立場で，救済を受けるべき人々があたう限りすべて救済され，水俣病問題の解決が図られるように努めなければならない」

(1) 救済措置申請者の推移
〈申請受付開始から2012年6月末時点〉

熊本県は12月9日，水俣病特別措置法に基づく11月末現在の救済措置への申請状況を発表した。11月の申請は302件。手帳切り替えのみの申請も含めると，昨年5月の受付開始からの累計は3万2,526件。

環境省は，今月末までの申請状況などから受付期限を見極める方針。鹿児島県が受け付けた11月の申請は269件で，累計は1万5,143件。新潟県は38件で，累計は1,122件。[185]

救済申請が始まった2010年5月から2012年6月末までの申請者累計は，熊本・鹿児島・新潟の3県で5万7,589人に達した。[188][189]

(2) 救済措置申請者受付期限
〈申請期限についての患者団体と国との意見交換会〉

2011年12月22日〜23日，水俣市もやい館で，環境省が実施した被害者患者団体との「水俣病特別措置法に基づく未認定患者救済の申請期限を見極めるための意見交換」が，患者10団体を対象に非公開で開催された。22日に出席した患者団体は，不知火患者会と出水の会のほか▽チッソ水俣病患者連盟▽水俣病被害者芦北の会▽水俣病患者連合▽出水健康互助会。23日は，水俣病被害者獅子島の会▽水俣病被害者の会全国連絡会▽水俣病互助会▽水俣病被害者互助会。特に強い懸念を示したのは3団体。

●水俣病不知火患者会は「大半が救済対象地域外の天草地方に多くの潜在被害者がいる」と主張。水俣病被害者の会全国連絡会も，毎月数100人の新規申請が続いている点を重視し「手を挙げる被害者がいる限り受付を」と要望した。チッソ水俣病患者連盟は，救済対象年代より

若いのに，へその緒のメチル水銀値が0.12ppmあった30代男性が救済されなかった例を問題視。報道陣に対して「水銀の影響は明らかなのに検診も受けられず門前払い。これで広い救済と言えるのか」と，行政の姿勢に疑問を投げかけた。水俣病被害者互助会など2団体も「原因企業チッソの加害責任をあいまいにした特措法で水俣病問題は解決できない」とした上で，未申請の被害者が残っているとして，早期締め切りに反対した。

●「当面の受付継続」を求めたのは，水俣病被害者芦北の会など2団体。本年度末打ち切りを警戒する団体があることを踏まえ「十分協議しないまま締め切り，混乱が起きる事態は避けてほしい。制度の一層の周知も必要」との立場だ。

●一方，期限にはこだわらないものの「締め切り後の医療支援を検討してほしい」(水俣病患者連合)と要望。

●水俣病出水の会は「これまで長期間，被害者掘り起こしに努めてきた」として，早期締め切りを支持した。

●環境省はこれで，特措法の救済措置方針に定めた，申請期限を判断する上での手続きを1つクリアした。寺田達志・地球環境審議官は「締め切り時期について何ら予断を持っていない」とあらためて強調。ただ，「(救済開始から3年以内をめどに対象者を確定する)特措法の文言を忠実に実行することが大事だ」と述べ，期限検討を進める決意を示した。[186][227]

(3) 救済措置申請者受付終了と申請者の判定結果
〈救済措置申請者受付終了〉

2012年2月3日，細野豪志環境相は，水俣病特別措置法に基づく未認定患者救済で，7月31日での申請受付終了を正式表明した。細野環境相が，申請期限を判断するために被害者患者団体と面会したのは2012年1月29日であった。早期締め切りに反対してきた熊本県内の被害者患者団体は，水俣市内で記者会見し，「なぜ幕引きを急ぐのか」と，次のごとく怒りの声を上げ続けた。

●水俣病不知火患者会の大石利生会長は「この1週間足らずで何を議

論したというのか。国は被害者切り捨ての歴史を繰り返そうとしている」と批判した。水俣病被害者互助会の佐藤英樹会長も「手を挙げられない被害者がいかに多く残されているか。大臣は水俣病の実情を分かっていない」と憤った。チッソ水俣病患者連盟の高倉史朗事務局長は，健康被害の実態調査を拒み続ける国の姿勢を問題視。「全容を把握しないまま，何を根拠に周知が十分と判断するのか。『救済開始後3年以内』という特措法の規定から逆算しただけの申請期限に意味はない」と断じ，「国は被害者の窓口だけを急いで閉じようとしている。（原因企業の）チッソを救うステップとしか思えない」と批判した。水俣病被害者の会全国連絡会の中山裕二事務局長も「救済対象の地域や出生年の線引きが妥当かどうか検証もしないまま，期限を切るのは根拠がない」と環境省の判断に疑問を投げかけた。

●新潟も怒り

新潟水俣病の被害者団体は3日，新潟市で記者会見。怒りに満ちた表情で，用意した声明文を読み上げた。

新潟水俣病阿賀野患者会の山崎昭正会長は「誰も手を挙げなくなるまで（救済申請）窓口を開けておいてもらいたい」と要望。環境省幹部の相次ぐ訪問に「アリバイづくり」と不快感を示した。

新潟県の泉田裕彦知事は「偏見・差別の解消のために様々な取り組みがされ，ようやく声を上げられるような状況ができてきている中で，（申請を）締め切るべきではない」とのコメントを出した。[187]

〈救済措置申請者の判定結果〉

2012年8月30日，水俣病特別措置法に基づく未認定患者救済の申請が7月末に締め切られた結果，最終的な申請者数が全国で6万5,151人となったことが，熊本，鹿児島，新潟3県の集計で分かった。このうち熊本は4万2,961人。前回，未認定患者を救済した1995年の政府解決策の申請者数1万4,753人の4倍以上となった。7月は申請が急増。熊本の4,945人をはじめ3県合計で7,562人に上り，2010年5月の救済手続き開始以来，2年3カ月間に申請した人の1割以上を占めた。今回の申請

が1995年の政府解決策より圧倒的に多かった要因について，熊本県水俣病保健課は政府解決策の申請受付期間が約5カ月間だった点などを指摘。「今回は期間が長かった上，大量の周知広報をすることができ，結果に表れたのではないか」としている。[190][191]

環境相は，2014年8月29日，水俣病特措法に基づく救済措置に係る判定結果について以下発表した。

2010年5月1日から2012年7月31日まで受付を行いました水俣病被害者の救済及び水俣病問題の解決に関する特別措置法（平成21年法律第81号）に基づく救済措置について，判定結果は次のとおりです。[26]

一時金等の給付申請者数（単位：人）

	①一時金等対象該当者数	②療養費対象該当者数	③①，②のいずれにも該当しなかった数	④合計（①+②+③）	切替者数（※1）
熊本県	19,306	3,510	5,144	27,960	14,797
鹿児島県	11,127	2,418	4,428	17,973	1,998
新潟県（※2）	1,811	85	77	1,973	29

（※1）：水俣病特措法施行前に保有していた保健手帳から水俣病被害者手帳への切替人数

（※2）：新潟県については，一部判定が残っており，8月22日時点の暫定値

●2014年8月31日，細野豪志環境相は閣議後会見で，7月末で締め切られた水俣病特別措置法に基づく未認定患者救済策への申請者数が累計6万5,151人に上ったことについて，「当初の想定から大幅に増えた。法の趣旨からすれば望ましいことだ」との認識を示した。細野環境相は，申請者数が伸びた要因を「地元自治体や関係団体のさまざまな周知の努

力の結果」と強調。7月分だけで7,000人を超えた点は，「前向きに受け止めている。締め切りを前に悩まれた方もおられたと思うが，多くの方に手を挙げていただいた」と述べた。

環境省の横光克彦副大臣は会見で「周知広報は全力で取り組んできた。(7月の申請急増は)期限が迫り，多くの方が手を挙げた」と分析。今後の対象者判定作業について「それぞれの県がしっかりと対応してくださるものと思う」と述べた。

熊本県水俣病保健課の田中義人課長は「これだけ多くの人に申請してもらったことは，意義があった」と話した。

●これに対し，水俣病不知火患者会の林田直樹事務局長は「行政は特措法の対象地域外では説明会も十分開かず，情報が行き届かないまま締め切られた。万人単位で被害者が取り残されているのは確実」と強調。判定作業についても「条件をガラス張りにしない限り不信感はぬぐえない」と訴える。チッソ水俣病患者連盟の高倉史朗事務局長は「まだ被害者が残っていることがうかがえる数字。公害健康被害補償法で認定されない被害者を救う恒久措置として，特措法を復活させる必要がある」と語った。[189]

(4) 特措法のほころび
〈特措法国賠訴訟提起〉

水俣病特別措置法に基づく未認定患者救済策で対象外とされた水俣病不知火患者会の会員48人が20日，国と県，原因企業チッソに損害賠償を求める訴えを熊本地裁に起こした。居住地域や生まれた年代の線引きで救済から外されたのは不当と主張。1人450万円，総額2億1,600万円を請求している。「水俣病問題の最終解決」を掲げる特措法をめぐる訴訟は初めて。同会の集団訴訟は，2011年3月に2,992人の和解が成立した国家賠償請求訴訟に続き2回目。今後も追加提訴を予定する。最終的な原告数は，数100人に上る見通し。特措法による救済手続きには，全国から約6万5,000人が申請し，国は2012年7月末に受付を締め切った。

2013年4月には認定棄却処分取消し及び義務付け行政訴訟の最高裁判決で，行政による認定より幅広く水俣病と認める判断が示されたが，国は認定基準の見直しを否定している。こうした国の姿勢について，原告側は訴状で「水俣病問題の幕引き」と批判。「司法の場で，多数の被害者が公正かつ迅速に救済される制度（司法救済制度）の確立を目指す」としている。提訴した48人は40代～90代で，天草市や上天草市，水俣市，芦北町，鹿児島県出水市などの在住。いずれも民間医の診断で水俣病特有の症状が確認され，救済策に申請したが，判定で「非該当」とされた。うち32人は地域や年代が救済策の対象外だった。[192]

〈訴状 「ノーモア・ミナマタ第2次国家賠償等請求事件」〉

訴状 「ノーモア・ミナマタ第2次国家賠償等請求事件」
[245]
2013年6月20日

賠償請求額　1人450万円，総額2億1,600万円
原　　告：水俣病不知火患者会の会員48人
被　　告：チッソ，国，熊本県

請求の趣旨
1　被告らは，連帯して，各原告らに対し，各自金450万円及びこれに対する訴状送達の日から完済に至るまで年5分の割合による金員を支払え。
2　訴訟費用は被告らの負担とする。
請求の原因
2004年10月15日の関西訴訟最高裁判決と，その後の公害健康被害の補償等に関する法律（以下，公健法）に基づく水俣病認定申請数の急増，ノーモア・ミナマタ国賠等請求訴訟の提起という事態を受け，2009年7月15日，水俣病被害者の救済及び水俣病問題の解決に関する特別措置

法（以下，特措法）が成立した。特措法は，「四肢末梢優位の感覚障害を有する者」等を水俣病被害者と認め（第5条，第1項），「救済を受けるべき人々があたう限りすべて救済されること」を原則とした（第3条）。ところが，被告国（環境省）及び被告熊本県，鹿児島県は，「通常起こり得る程度を超えるメチル水銀の曝露を受けた可能性」（第5条）の運用・判断を誤り，居住地域や出生年による不合理な線引きや証明方法の不当な制約によって，多数の被害者を救済対象外として切り捨てた。また，行政の指定する医師による検診の誤りによって，四肢末梢優位の感覚障害等の症候要件を否定されて切り捨てられた被害者も出た。のみならず，被告国（環境省）は，非該当処分に対する異議申立ても認めず，被告熊本県，鹿児島県もこれに追随している。さらに，被告国は，被害者団体等の反対を押し切り，2012年7月末日で，特措法に基づく救済措置の申請受付を打ち切った。しかし，その後も，公健法に基づく認定申請しか道が残されていない被害者が，救済を求める状況が続いている。

　このような被告国の態度は，最高裁判所判決の意義を一切認めようとしない，司法無視の姿勢にほかならない。2004年10月15日のいわゆる水俣病関西訴訟最高裁判決は，最高裁判所が，行政の責任という問題に正面から応え，国及び熊本県を断罪したものであり，水俣病に関わるすべての者は，その意味を厳しく肝に銘じなければならない。また，2013年4月16日，最高裁は，「昭和52年判断条件に定める症候の組み合わせが認められない四肢末梢優位の感覚障害のみの水俣病が存在しないという科学的な実証はない」とした。にもかかわらず，わが国の公害環境問題を担う環境省は，すべての被害者を救済するための展望を持たぬまま，今なおいわゆる昭和52年判断条件に固執して，被害者切り捨て・放置の状態で幕引きを画策するのみである。

　原告らは，水俣病関西訴訟最高裁判決を基本に据え，司法によって水俣病として救済される道を選択し，自らの健康障害が水俣病であることの司法認定を求めて本裁判を提起した。

　原告らは，いずれも不知火海沿岸地域に居住し，不知火海の魚介類を

直接または間接に継続して摂取し，公害病としてのメチル水銀中毒症，いわゆる「水俣病」に罹患した被害者であって，現にその疾病に苦しみながら生活している者たちである。

〈提訴後報告集会〉

提訴後の報告集会では，被害を認めない行政への憤りや不満が原告らから噴出した。

訴状では，救済策が定める居住地域や生まれた年代の「線引き」によって救済から外されたのは不当と主張。国や県，原因企業チッソに1人450万円，総額2億1,600万円を請求している。

原告48人のうち32人が「線引き」による対象外。園田昭人弁護団長は「被害の実態調査もせずに行政が決めた線引きは，明らかに誤りだ」と指摘する。現行の認定基準より幅広く水俣病と認めた4月の最高裁判決以降も，基準見直しに否定的な国の姿勢にも批判が集中した。集会には，新潟水俣病阿賀野患者会の山崎昭正会長らも参加。「地域や年代で線引きされるのは，自分の人生を否定されるようなもの」と特措法の不当性を強調した。同会によると，救済策の対象外となった会員21人が新潟県に異議申し立て中。約130人は判定が出ておらず，結果次第で今後の対応を決めるという。

不知火患者会の大石利生会長は「特措法はあたう限りの救済をうたっているが，結局，すべての被害者救済ではなかった」と強調した。

●蒲島郁夫熊本県知事は，救済対象の「線引き」について「（不知火患者会との）和解や被害者団体との協議の中で条件は決められたと聞いている。それに沿って県としては適切に判断した」と述べた。

水俣病行政を担当する環境省特殊疾病対策室は「訴状を受け取っていないので，コメントを差し控える」とするペーパーを報道陣に配布。同省幹部は「水俣病（行政）は本当に難しい」とこぼした。[193]

[8] 公健法の認定業務の遅滞——認定申請者の未処分者の滞留

公健法に基づく水俣病認定申請者の認定申請後に処分を待つ人は3月

末現在，熊本県1,264人，鹿児島県853人。昨年の同時期と比べ，熊本県で257人，鹿児島県で305人増えた。一方，新潟では，審査を待つ人は157人となった。未処分者が2,274人滞留している。[194][236]

また，特措法国賠訴訟原告は，熊本地裁，大阪地裁，東京地裁，新潟地裁で1,379人が係属中である。[34]

[9] まとめ

2015年5月1日の水俣病慰霊式において，当時の望月環境相は，「公健法の丁寧な運用で対応したい」「これまで積み重ねた多くの補償・救済の枠組みを尊重したい」と述べたことに関して，第1章で「公害健康被害補償法に基づく認定制度」について，そして，第2章において「これまで積み重ねた多くの補償・救済の枠組み」について考察した。考察した結果，水俣病患者公式確認から60年経た今日もなお，全国で3,000人を超える被害者が救済を求めている状況が示すとおり，「望月環境相が示した対応では，解決しない」ことが明瞭に検証された。

しかし，第3次安倍改造内閣で環境相に就任した丸山珠代環境相は，水俣病問題について，望月前環境相が示した対応を踏襲することを就任会見において以下のとおり発言した。[27]

（問）熊本日日新聞の山口と申します。先ほどの官邸での会見，また先ほどの冒頭のご発言でも，水俣病を始めとする公害問題に対する言及がなかったように思いました。大臣の基本的な認識をお伺いしたいのと，今でも熊本と新潟の水俣病で，1,000人を超える方が裁判を起こしていらっしゃいます。また認定審査を待っている人も大勢いらっしゃいますけれども，大臣としてどのように取り組まれるのか，その姿勢をお聞かせください。

（答）水俣病の問題は環境が破壊されて，大変多くの方が健康被害に苦しまれてきました。我が国の公害は環境問題の原点になる問題でございます。先ほど省議室に入れていただきましたら，そこに公

害対策本部という看板が掛かっておりました。環境省の根底にある精神は，そこにあろうかと思います。環境省といたしましては，地域の人々が安心して暮らせる社会を実現するために，真摯に考えて取り組んでまいります。覚悟を持って臨みたいと思っております。認定基準のお話がございましたが，この点につきましては，公健法の丁寧な審査を積み重ねるということが重要であると認識しております。現行の認定基準については，現行の公健法の認定基準の下で，丁寧な運用を積み重ねてまいりたいと思っております。もとより地域の医療福祉の充実，地域の再生，融和，振興に努めることにしっかりと力を注いでまいりたいと思っております。引き続き努力してまいります。

（問）朝日新聞の小坪と申します。よろしくお願いします。先ほど水俣病の関係でお答えがありましたが，丁寧な審査を積み重ねることが重要と御認識だったかと思います。前任の望月大臣は，四大公害病の現場を全て訪れられるということがありました。大臣としても，そういう地元の人とのつながりだとか，そういったことはどうお考えでいらっしゃるか。

（答）望月大臣が，地元の皆さんとしっかりとおつながりを持とうと努力をされたということに関しては，私も是非ご指導いただいて，そのような姿勢で臨んでまいりたいと思います。

　前例を踏襲するとは，何も「しない」あるいは「する意志はない」ことを，隠喩法を用いて表明したに過ぎない。また，「現行の公健法の認定基準の下で，丁寧な運用を積み重ねれば重ねるほど」，地元の被害者，患者としっかりとしたつながりが絶たれ，解決の端緒すら得られず，混乱と混迷した状況は継続することは予想を違えないだろう。「百年河清を俟つ」が如しといっても過言ではない。

別紙1

公害の影響による疾病の指定に関する検討委員会の記録
公害の影響による疾病の範囲等に関する研究，委員長佐々貴之
（昭和44年度厚生省委託），日本公衆衛生協会，1970年3月[37]

3　有機水銀関係

貴田丈夫委員，椿忠雄委員，徳臣晴比古委員，三国政吉委員

（1）病　名

政令にもり込む病名として「水俣病」を採用するのが適当である。

水俣病の定義は，魚貝類に蓄積された有機水銀を経口摂取することにより起こる神経系疾患とする。また，水俣湾沿岸における水俣病と阿賀野川沿岸における有機水銀との相互関係については，疫学，臨床，病理，分析等の所見から同一の疾病であり，同一病名で統括することができる。

水俣病という病名は，我国の学会では勿論，国際学会においてもMinamataDiseaseとして認められ，文献上もそのように取り扱われている。また，有機水銀中毒，アルキル水銀中毒，メチル水銀中毒等は経気，経口，経皮等によっても惹起されるが，水俣病は上記定義の如く魚貝類に蓄積された有機水銀を大量に経口摂取することにより起こる疾患であり，魚介類への蓄積，その摂取という過程において公害的要素を含んでいる。このような過程は世界の何処にもみないものである。この意味において水俣病という病名の特異性が存在する。

（2）診断上の留意事項

水俣病を胎児性（または先天性）と後天性に分けて留意すべき点を掲げることとする。

a　胎児性または先天性水俣病について

①臨床上は，いわゆる先天性脳性小児麻痺の症状を呈すること。

②成人及び小児水俣病多発地区並びに多発期間における出生であること。
③家族内に水俣病患者が発生していること。
④脳性小児麻痺の発生頻度が他の地区に比し特に異常に高率であること。
⑤一般の脳性小児麻痺に認められるような原因が認められないこと。
⑥脳性小児麻痺の症状は乳児期に発症し，特に知能，発育遅延，言語発育障害，咀嚼嚥下障害，運動機能の発育遅延，協調運動障害，流涎などの症状を呈すること。
⑦妊娠中には母体に著明な自覚症状はないこと。
⑧水俣地区の脳性小児麻痺の臨床症状と小児水俣病の臨床症状には類似性が極めて高いこと。
⑨一般に小児麻痺の臨床症状は極めて多彩でばらつきが著しいが，水俣地区の脳性小児麻痺は，相互間に類似性が高いこと。
⑩水俣地区脳性小児麻痺の剖検例は小児水俣病の特異的剖検所見を備えていたこと。
⑪水俣地区脳性小児麻痺の小児の毛髪水銀量は高値を示したこと。
などを診断の基礎としている。

b　後天性水俣病について
①有毒魚介類摂取の機会があったこと。
②臨床所見

　　通常初期に四肢末端，口回りのしびれ感に始まり，漸次拡大するとともに，言語障害，歩行障害，求心性視野狭窄，難聴等をきたす。また，精神障害，振戦，痙攣その他の不随意運動，筋強直等を来す例もある。主要症状は，求心性視野狭窄，運動失調（言語障害，歩行障害を含む），難聴，知覚障害であるから，特にこれらに留意する。

③検　査

　必須の検査

　　視野（goldman 視野計による）眼底

　　精密聴力検査

　必要に応じて行う検査

　　水銀量測定（毛髪，血液，尿）

　　筋電図

　　末梢神経生検

④類似疾患の鑑別

　糖尿病等による末梢神経障害，動脈硬化症，頸部脊椎症による脊髄末梢神経障害，心因性症状等を除外しなければならない。このために，必要に応じて次の諸検査を行う。

　頸部X線検査，脳波，検尿，肝機能検査，腎機能検査，髄液検査，CRP等

別紙2

　　水俣病審査認定基準　　昭和45年2月20日
　　　　　　　　　　　　　　（熊本県公害被害者認定審査会）[198]

　水俣病審査認定基準

1　疫学的事項

（1）水俣病発生当時，指定地域及びその周辺に居住していたこと。

（2）有機水銀摂取の機会があったこと。

（3）過去に毛髪，尿中水銀が多量に証明されたこと。

2　臨床所見

　A　求心性視野狭窄，聴力障害，知覚障害，運動失調

　B　知能障害，性格障害

　C　構音障害，書字障害，歩行障害，企図振戦

D　不随意運動，流涎，病的反射，けいれん
3　臨床診断
　（1）Aの4項目はもっとも重要であり，この4項と疫学的条件がそろえば水俣病と診断する。
　（2）Aの4項目のない症例の判定には慎重を要する。
　（3）BはAに伴っていることが多いので，実際的には問題はないが，もしBのみの症状（Aを欠く）では，水俣病を診断するには慎重を要する。
　（4）Cは主として脳症状であり，Cのみを呈する場合には一応可能性ありとして再検とする。
　（5）Dのみの症例は他の疾患の可能性が強い。
　（6）類似疾患を鑑別する必要がある。
　　　例えば，糖尿病等代謝性疾患に伴う神経障害，動脈硬化症，頸椎変性症等に伴う神経障害，心因性症状等を除外すること。

　　以上，疫学的事項と臨床所見及び検査成績より次の如く判定する。
　　水俣病——水俣病と臨床的に判定されたもの
　　要再検——水俣病と判定するには慎重を要するもの
　　再検，追跡，特殊検査を必要とする。
4　特殊検査
　要再検の症例については，協議の上，必要があれば次の検査を行う。
　（1）末梢神経伝導速度
　（2）神経生検

別紙3

平成12年度受託研究(1)
水俣病の病像に関する研究——感覚障害を中心に [248]
　　研究代表者：内野　誠（熊本大学医学部附属病院神経内科）

研究要約
　水俣病の感覚障害の責任病巣については中枢（感覚野）が主体であるのか，末梢神経も関与するのか今日まで明確な結論は得られていない。これらの未解決の問題に検討を加えるため，classicaltypeの水俣病症例4例，慢性軽症例17例に対して，複合感覚（二点識別覚），深部感覚，表在感覚の障害パターンについて調査を行い，末梢神経病変あるいは中枢神経病変による感覚障害を有し病態の明らかな疾患対照患者28名と比較検討した。末梢神経障害患者では表在感覚に異常がみられても鈍麻の程度が軽度の11例中7例で複合感覚には異常がみられず，表在感覚の鈍麻の程度が中等度ないし高度の4例で複合覚の障害を認めた。中枢病変が明らかな症例においては，延髄外側梗塞では2例とも痛覚脱失側の複合覚には異常がみられなかった。Corticobasaldegeneration（大脳皮質基底核変性症）の1例では表在覚には異常がみられなかったが，運動失行が強い側で深部感覚，複合覚の低下を認めた。
　classicaltypeの水俣病症例では，四肢の表在感覚は障害が軽度であるのに対して，深部感覚，複合感覚（二点識別覚）は比較的高度に障害され，感覚障害のパターンは，複合感覚障害≧深部感覚障害＞表在感覚障害の順番で強く障害されていた。表在感覚障害を認めない慢性軽症例でも殆どの例で二点識別覚は軽度～中等度の低下が認められた。これらの感覚障害のパターンは皮質性病変の関与をより疑わせるが，末梢神経の病変も関与するのか否かについては，今後もclassicaltypeの症例を中心に神経所見の集積が必要と思われる。

引用文献

[1] 朝日新聞：水俣病判断条件は妥当／医学専門家会議が結論／現行見直しせず，朝日新聞，1985年10月13日．
[2] 朝日新聞：中公審水俣病問題専門委員長井形昭弘・鹿児島大学長に聞く，朝日新聞夕刊，1991年3月8日．
[3] 朝日新聞：時々刻々「一発審査に戸惑い水俣病総合対策スタート」，朝日新聞，1992年7月12日．
[4] 朝日新聞：チッソ分社化法案着手，朝日新聞熊本版，2008年6月11日．
[5] 朝日新聞(原口晋也，稲野慎)：水俣病裁判起こさなかった3団体チッソと紛争終結協定，アサヒ・コム，2011年3月23日12時23分．
[6] 浅野直人：水俣病総合対策の実施要綱をみて，熊本日日新聞，1992年6月26日．
[7] 中央公害対策審議会環境保健部会水俣問題専門委員会：水俣病の診断，今後の水俣病対策のあり方について(専門委員会報告)，p.1――p.14，1991年11月26日．
[8] 福岡高等裁判所第二民事部：水俣病の病像について，判例時報第1163号「熊本水俣病民事第二次訴訟控訴審判決(福岡高判60.8.16)，p.15――p.40，1985年11月1日号．
[9] 福岡高等裁判所第二民事部：水俣病認定申請棄却処分取り消し請求事件控訴審判決　昭和61年(行コ)第10号，p.1――p.78，1997年3月11日．
[10] 福岡高等裁判所第5民事部：平成20年(行コ)第6号水俣病認定申請棄却処分取り消し，水俣病認定義務付け請求控訴審判決，p.1――p.82，2012年2月27日．
[11] 後藤孝典：ドキュメント「水俣病事件」沈黙と爆発，p.134――p.171，1995年5月30日．
[12] 後藤孝典，崎間昌一郎(原告ら代理人)：「訴状」水俣病認定不作為の違法確認請求事件，p.1――p.2，1974年12月13日．
[13] 長谷川浩二：水俣病の病像，最高裁判所判例解説民事篇平成16年度(下)(7月～12月)，法曹会，p.580――p.582，2007年6月25日．
[14] 鳩山由紀夫：祈りの言葉，2010年5月1日．
[15] 城戸謙次：第一種地域と第二種地域，逐条解説公害健康被害補償法，1975年3月31日．
[16] 閣議決定：水俣病被害者の救済及び水俣病問題の解決に関する特別措置法の救済措置の方針，2010年4月16日．
[17] 環境庁企画調整局環境保健部長：「後天性水俣病の判断条件」(昭和52年7月1日環境庁企画調整局環境保健部長通知環保業第262号)，1977年7月1日．
[18] 環境事務次官：メチル水銀に係る健康影響調査研究事業要綱，環境事務次官通知「メチル水銀の健康影響に係る調査研究について(環保企第050524001号)」，2005年5月24日．

[19] 環境庁事務次官:公害に係る健康被害の救済に関する特別措置法の認定について(通知)環企保第7号昭和46年8月7日,訴訟概要,熊本県環境公害部,p.142——p.143,1983年10月.
[20] 環境庁企画調整局環境保健部保健業務課:水俣病認定検討会の設置について,水俣病関西訴訟乙1016号証.
[21] 環境庁企画調整局環境保健部長:水俣病総合対策の実施について(平成4年4月30日環保企第228号環境庁企画調整局環境保健部長通知),環境庁企画調整局環境保健部長通知,p.1——p.1,1992年4月30日.
[22] 環境庁企画調整局環境保健部長:水俣病総合対策実施要領,p.1——p.7,1992年4月30日.
[23] 環境庁企画調整局公害保健課長:水俣病認定申請棄却処分に係る審査請求に対する「裁決書」及び「公害に係る健康被害の救済に関する特別措置法の認定について(環境庁事務次官通知)」について(通知)環企保第21号,昭和46年9月29日.
[24] 環境庁企画調整局長岡田康彦:医学専門家会議の意見についての水俣病関西訴訟代理人松本健男ら「調査嘱託申立」に対する「回答の添付(専門家会議で検討された資料リスト)」環保企87号 環境庁企画調整局長岡田康彦,平成10年9月19日.
[25] 環境省:水俣病被害者の救済及び水俣病問題の解決に関する特別措置法の「救済措置の方針」等についての考え方(環境省案),2009年12月25日.
[26] 環境省:特措法救済措置判定結果,環境省ホームページ,2014年8月29日.
[27] 環境省:丸川大臣就任記者会見録,環境省ホームページ,2015年10月7日.
[28] 環境省総合環境政策局環境保健部企画課特殊疾病対策室:水俣病の認定申請に対する処分について(第36回臨時水俣病認定審査会答申分処分結果),環境省ホームページ,2014年7月8日.
[29] 環境省総合環境政策局環境保健部企画課特殊疾病対策室:水俣病の認定申請に対する処分について(第37回臨時水俣病認定審査会答申分処分結果),環境省ホームページ,2014年11月21日.
[30] 環境省総合環境政策局環境保健部企画課特殊疾病対策室:水俣病の認定申請に対する処分について(第38回臨時水俣病認定審査会答申分処分結果),環境省ホームページ,2015年7月3日.
[31] 環境省総合環境政策局環境保健部長:公害健康被害の補償等に関する法律に基づく水俣病の認定における総合的検討について(通知)(環保企発第1403072号平成26年3月7日),2014年3月7日.
[32] 環境省:臨時水俣病認定審査会委員一覧,環境省ホームページ,2014年4月23日.
[33] 水俣病関西訴訟について 官邸説明,p.1——p.2,2001年5月.
[34] 編集東京・水俣病を告発する会:係争中の水俣病訴訟 2016年4月1日現在,季刊水俣支援東京ニュースNo.77季刊春号,p10,2016年4月25日.
[35] 公害対策基本法 法律第130号(昭和42年8月3日).

[36] 国会：水俣病被害者の救済及び水俣病問題の解決に関する特別措置法案　法律第81号，2009年7月8日．
[37] 公害の影響による疾病の範囲等に関する研究，日本公衆衛生協会，1970年3月．
[38] 公害健康被害補償不服審査会：不服審査会の裁決書要旨，熊本日日新聞，2013年10月31日／公害健康被害補償不服審査会「裁決書抜粋」，環境省ホームページ，2013年11月1日．
[39] 厚生省：水俣病に関する見解と今後の措置(昭和43年9月26日厚生省)，衆議院調査局環境調査室——水俣病問題の概要，p.141——p.142，2006年4月．
[40] 熊本県・月別認定申請数・処分数等一覧表，判例時報第835号「水俣病認定不作為違法確認訴訟第一審判決(熊本地判51.12.15)」，p.48——p.49，1977年2月1日号．
[41] 熊本県：水俣病認定申請処理状況(昭和58年3月3日)，p.1——p.9，1983年3月3日．
[42] 熊本県：水俣病認定申請処理状況(平成3年3月31日)，p.1——p.1，1991年3月31日．
[43] 熊本県：昭和63年度特別医療事業要項，水俣病認定義務付け等訴訟(乙244号) p.1——p.4，1988年．
[44] 熊本日日新聞：徳臣会長辞意を撤回　水俣病審査環境庁の方針了承，熊本日日新聞夕刊，1974年9月8日．
[45] 熊本日日新聞：徳臣会長ら7委員が辞意，熊本日日新聞，1971年9月4日．
[46] 熊本日日新聞(隅川俊彦，鎌倉尊信)：公式確認から59年　鎮魂深く刻む　犠牲者慰霊式，熊本日日新聞，2015年5月2日．
[47] 熊本日日新聞(鎌倉尊信)：新潟水俣病公式確認50年式典に300人，熊本日日新聞，2015年6月1日．
[48] 熊本日日新聞(石貫謹也)：特措法訴訟　259人追加提訴で原告が，1,000人突破，熊本日日新聞，2015年5月1日．
[49] 熊本日日新聞(並松昭光)：認定申請未処分者1,153人に，熊本日日新聞，2015年8月11日．
[50] 熊本日日新聞(鎌倉尊信)：住民の3割に感覚障害　救済策対象地域外の倉岳沿岸4地区，熊本日日新聞，2015年5月22日．
[51] 熊本日日新聞：水俣病35年(上)／認定制度の壁／和解を中心に進む決着，熊本日日新聞，1991年5月1日．
[52] 熊本日日新聞：水俣病判決「判断条件」見直し迫る／国，県の認定作業に影響，熊本日日新聞，1985年8月17日．
[53] 熊本日日新聞：三嶋功・認定審査会長に聞く，熊本日日新聞，1985年8月17日．
[54] 熊本日日新聞：11日にも専門家会議／水俣病控訴審判決で環境庁が意見聴取，熊本日日新聞，1985年10月4日．

[55] 熊本日日新聞：水俣病認定「現行条件は妥当」／医学専門家会議司法判断を否定，熊本日日新聞，1985年10月13日．
[56] 熊本日日新聞：水俣病認定判断条件変更せず／環境庁専門家の意見尊重，熊本日日新聞，1985年10月19日．
[57] 熊本日日新聞：チッソ上告を断念／恒久対策は拒否，熊本日日新聞，1985年10月30日．
[58] 熊本日日新聞：認定基準見直さず環境庁，熊本日日新聞，1986年3月28日．
[59] 熊本日日新聞：三嶋・認定審査会長／水俣病行政訴訟判決／審査会の判断条件は妥当，熊本日日新聞，1986年3月28日．
[60] 熊本日日新聞：県，福岡高裁へ控訴，熊本日日新聞，1986年3月30日．
[61] 熊本日日新聞：水俣病関西訴訟上告，熊本日日新聞夕刊，2001年5月11日．
[62] 熊本日日新聞(渡辺哲也)：環境省事務次官「認定基準見直さず」，熊本日日新聞夕刊，2013年4月18日．
[63] 熊本日日新聞(亀井宏二)：最高裁判決めぐる見解　独自案示せず県に焦り，熊本日日新聞，2013年4月26日．
[64] 熊本日日新聞(高橋俊啓)：水俣病認定運用の在り方具体化指示／環境相最高裁判決受け，熊本日日新聞夕刊，2013年4月19日．
[65] 熊本日日新聞(亀井宏二)：県の考え「環境相会見後に」，熊本日日新聞，2013年4月19日．
[66] 熊本日日新聞(亀井宏二)：水俣病認定「具体化へ向け対応」 蒲島知事，環境相の発言受け，熊本日日新聞，2013年4月20日．
[67] 熊本日日新聞(渡辺哲也，高橋俊啓，岡恭子)：水俣病認定運用検討「県も参加」 知事　環境次官に意向，熊本日日新聞夕刊，2013年4月26日．
[68] 熊本日日新聞(亀井宏二)：水俣病認定「国が審査を」 蒲島知事 環境省の対応批判，熊本日日新聞，2013年12月20日．
[69] 熊本日日新聞(高橋俊啓，辻尚宏)：「感覚障害だけで水俣病」 国公害補償不服審査会，熊本日日新聞，2013年10月31日．
[70] 熊本日日新聞(高橋俊啓，潮崎知博)：環境省新通知「感覚障害のみ」否定せず　救済拡大は不透明，熊本日日新聞，2014年3月8日．
[71] 熊本日日新聞(岡恭子，高橋俊啓)：環境省一問一答，熊本日日新聞，2014年3月8日．
[72] 熊本日日新聞(高橋俊啓)：納会長一問一答，熊本日日新聞，2014年4月27日．
[73] 熊本日日新聞(潮崎知博)：認定を国で審査，補償制度検証も約束　環境副大臣，熊本日日新聞，2014年2月20日．
[74] 熊本日日新聞(並松昭光，石貫謹也，隅川俊彦)：県の水俣病審査12日再開　知事が会見で表明，熊本日日新聞，2015年7月9日．
[75] 熊本日日新聞(並松昭光，鎌倉尊信)：県水俣病審査を再開　現行基準で20人，熊本日日新聞，2015年7月14日．

[76] 熊本日日新聞（並松昭光，鎌倉尊信）：岡嶋会長一問一答　審査方針，変わらない，熊本日日新聞，2015年7月14日．
[77] 熊本日日新聞（並松昭光，鎌倉尊信）：認定審査，県が30人棄却処分　再開後初，熊本日日新聞，2015年9月8日．
[78] 熊本日日新聞（並松昭光）：蒲島知事「最高裁判決を尊重」被害者団体などからの批判に，熊本日日新聞，2015年7月10日．
[79] 熊本日日新聞（隅川俊彦）：「救う姿勢見えない」　被害者団体，反発相次ぐ，熊本日日新聞，2015年9月8日．
[80] 熊本日日新聞：和解勧告全文水俣病東京訴訟（東京地方裁判所民事第16部荒井眞治裁判長），熊本日日新聞，1990年9月29日．
[81] 熊本日日新聞：東京地裁和解勧告，熊本日日新聞，1990年9月29日．
[82] 熊本日日新聞：和解勧告全文水俣病第三次訴訟（熊本地方裁判所民事第二部足立昭二裁判長），熊本日日新聞，1990年10月5日．
[83] 熊本日日新聞：和解勧告国は拒否，熊本日日新聞，1990年10月2日．
[84] 熊本日日新聞：水俣病訴訟チッソ和解勧告を受諾，熊本日日新聞，1990年10月6日．
[85] 熊本日日新聞：和解勧告全文福岡高等裁判所水俣病第三次訴訟控訴審（福岡高等裁判所　友納治夫裁判長），熊本日日新聞，1990年10月13日．
[86] 熊本日日新聞：政府和解拒否の見解，熊本日日新聞，1990年10月30日．
[87] 熊本日日新聞：熊本県知事正式に和解受諾，熊本日日新聞，1990年11月1日．
[88] 熊本日日新聞：将来も和解には応じず，熊本日日新聞，1990年12月31日．
[89] 熊本日日新聞：中公審に「水俣病委」／総合的な救済策を検討，熊本日日新聞，1991年1月23日．
[90] 熊本日日新聞：水俣病総合対策明らかに／中公審専門委，熊本日日新聞，1991年10月26日．
[91] 熊本日日新聞：社説懸念される新水俣病体制，熊本日日新聞，1986年7月13日．
[92] 熊本日日新聞：点検水俣病の新体制，熊本日日新聞，1986年7月25日．
[93] 熊本日日新聞：水俣病総合対策事業批判と評価の中，動き出す，熊本日日新聞，1992年7月17日．
[94] 熊本日日新聞：水俣病全国連総合対策に申請へ，熊本日日新聞，1992年6月29日．
[95] 熊本日日新聞：水俣病総合対策事業スタート，熊本日日新聞，1992年6月27日．
[96] 熊本日日新聞（高峰武）：今週の顔環境庁特殊疾病対策室長岩尾総一郎，熊本日日新聞，1992年6月28日．
[97] 熊本日日新聞：水俣病総合対策事業被害者の会が集団申請，熊本日日新聞，1992年7月16日．

[98] 熊本日日新聞：患者連合水俣病総合対策事業に申請，熊本日日新聞，1992年7月24日．
[99] 熊本日日新聞：水俣病この1年;「水俣病の認定処分状況（1992年11月末現在）」，熊本日日新聞，1992年12月28日．
[100] 熊本日日新聞：94年検証水俣病，熊本日日新聞，1994年12月31日．
[101] 熊本日日新聞：未処分1000人割れへ／水俣病認定申請で22年ぶり，熊本日日新聞，1995年1月13日．
[102] 熊本日日新聞：政府・与党が最終解決策を決定，熊本日日新聞，1995年9月29日．
[103] 熊本日日新聞：環境庁長官水俣病解決策受け入れ要請，熊本日日新聞，1995年10月1日．
[104] 熊本日日新聞：全国連水俣病最終解決策受諾を環境庁に回答，熊本日日新聞，1995年10月31日．
[105] 熊本日日新聞：解決策が最終決定，熊本日日新聞，1995年12月16日．
[106] 熊本日日新聞：水俣病患者平和会　チッソと協定書，熊本日日新聞，1996年2月22日．
[107] 熊本日日新聞：漁民未認定患者の会，茂道水俣病同志会　チッソと協定書，熊本日日新聞，1996年2月24日．
[108] 熊本日日新聞：新潟水俣病訴訟が終結，熊本日日新聞，1996年2月28日．
[109] 熊本日日新聞：患者連合も協定調印，熊本日日新聞，1996年5月1日．
[110] 熊本日日新聞：全国連，チッソと協定，熊本日日新聞，1996年5月20日．
[111] 熊本日日新聞：水俣病三次訴訟2高裁，3地裁で終結，熊本日日新聞，1996年5月23日．
[112] 熊本日日新聞：全国連に一時金支払う／87億1,920万円1団体除き終了，熊本日日新聞，1996年6月7日．
[113] 熊本日日新聞：水俣病被害者の会が全国組織発足，熊本日日新聞，1997年1月26日．
[114] 熊本日日新聞：水俣病最終判定，熊本日日新聞，1997年3月18日．
[115] 熊本日日新聞：未処分者500人割る，熊本日日新聞，1996年5月18日．
[116] 熊本日日新聞：未処分者100人割る，熊本日日新聞，1997年3月29日．
[117] 熊本日日新聞：水俣病解決策熊本県の救済7,992人確定／鹿児島県と合わせ1万353人，熊本日日新聞，1997年8月13日．
[118] 熊本日日新聞（桑原英彰）：「選択肢なき選択」だった解決策受け入れ，熊本日日新聞，1997年3月10日．
[119] 熊本日日新聞：司法救済の限界示す／水俣病の紛争集結へ，熊本日日新聞，1996年5月31日．
[120] 熊本日日新聞：認定申請　水俣の70歳代女性が県に　最高裁判決後初，熊本日日新聞，2004年10月29日．

[121] 熊本日日新聞：最高裁判決後207人申請　県審査会は委員不在，水俣病　この一年　2004年:熊本日日新聞, 2004年12月28日.
[122] 熊本日日新聞（並松昭光）：最高裁判決以降水俣病認定申請　熊本，鹿児島両県で1,000人超す，熊本日日新聞, 2005年3月11日.
[123] 熊本日日新聞（久間孝志）：認定申請　最高裁判決後　2,000人超す　初申請が87.3%，熊本日日新聞, 2005年5月18日.
[124] 熊本日日新聞（並松昭光）：最高裁判決後3団体目の認定申請者団体設立，熊本日日新聞, 2005年6月4日.
[125] 熊本日日新聞（渡辺哲也，久間孝志，並松昭光）：不知火患者会　国家賠償求め提訴　未認定50人熊本地裁に，熊本日日新聞, 2005年10月4日.
[126] 熊本日日新聞：「不知火患者会」最高裁判決後2団体目未認定患者グループが結成，熊本日日新聞, 2005年2月21日.
[127] 熊本日日新聞：水俣病被害者新団体　津奈木町などの認定申請者が設立，熊本日日新聞, 2005年2月6日.
[128] 熊本日日新聞（並松昭光）：出水の会　チッソ前で抗議の座り込み，熊本日日新聞, 2005年9月27日.
[129] 熊本日日新聞（亀井宏二）：もう一度政治決着を　潮谷知事ら環境省に要請，熊本日日新聞夕刊, 2006年5月31日.
[130] 熊本日日新聞（毛利聖一）：動くか　水俣病対策　第二の政治決着，熊本日日新聞, 2006年5月31日.
[131] 熊本日日新聞（水俣病問題取材班）：「医療手帳」再開を検討　県方針，政府・与党に要請へ，熊本日日新聞, 2006年5月26日.
[132] 熊本日日新聞：社説「新たな水俣病対策」被害の実態直視した解決を，熊本日日新聞, 2006年6月3日.
[133] 熊本日日新聞（毛利聖一）：被害者4団体真っ二つ　与党チーム"第二の政治決着"評価，熊本日日新聞, 2006年6月13日.
[134] 熊本日日新聞（並松昭光）：「獅子島の会」発足　全員救済目指し活動，熊本日日新聞, 2006年8月3日.
[135] 熊本日日新聞（久間孝志）：認定申請5,000人に最高裁判決後「手帳」移行333人のみ，熊本日日新聞, 2007年2月17日.
[136] 熊本日日新聞：首相　認定基準見直さず，熊本日日新聞, 2007年3月8日.
[137] 熊本日日新聞（久間孝志）：認定審査会の再開　3,300人に膨らむ未処分者　先行き不透明，熊本日日新聞, 2007年3月13日.
[138] 熊本日日新聞（久間孝志）：新保健手帳，県内1万人　認定申請取り下げさらに低下2.7%，熊本日日新聞, 2007年10月2日.
[139] 熊本日日新聞（亀井宏二）：新救済策最終案を正式了承　与党PT，熊本日日新聞, 2007年10月27日.

[140] 熊本日日新聞：進まぬ被害者救済　県審査会2年7カ月ぶり再開, 「水俣病2007年」, 熊本日日新聞, 2007年12月29日.
[141] 熊本日日新聞：相次ぐ申請者提訴　基準見直し拒否に失望, 怒り　胎児性世代も, 熊本日日新聞, 2007年10月29日.
[142] 熊本日日新聞：与党PT新救済策提示　団体の賛否　真っ二つ　チッソ, 費用負担を拒否, 「水俣病2007年」, 熊本日日新聞, 2007年12月29日.
[143] 熊本日日新聞：認定申請者6,000人超える, 熊本日日新聞, 2008年4月23日.
[144] 熊本日日新聞(亀井宏二)：認定審査会　10カ月休止　県, 諮問に踏み切れず, 熊本日日新聞, 2008年5月30日.
[145] 熊本日日新聞(石貫謹也)：国賠訴訟　原告1,500人突破　不知火患者会49人追加提訴, 熊本日日新聞, 2008年11月8日.
[146] 熊本日日新聞(石貫謹也, 渡辺哲也, 楠本佳奈子)：チッソ切望の分社化案　与党PT, 事態打開へ, 水俣病この1年　2008年末特集, 熊本日日新聞, 2008年12月31日.
[147] 熊本日日新聞(石貫謹也, 渡辺哲也, 楠本佳奈子)：未処分者　過去最多の6,236人, 水俣病この1年　2008年末特集, 熊本日日新聞, 2008年12月30日.
[148] 熊本日日新聞：水俣病　一括法案概要, 熊本日日新聞, 2009年3月6日.
[149] 熊本日日新聞：民主党水俣病被害の救済に関する特別措置法案概要, 熊本日日新聞, 2009年4月19日.
[150] 熊本日日新聞(石貫謹也, 渡辺哲也, 並松昭光)：水俣病訴訟和解方針　国の変化に期待感, 熊本日日新聞, 2009年11月1日.
[151] 熊本日日新聞(渡辺哲也)：不知火患者会　国と和解協議へ, 熊本日日新聞, 2010年1月12日.
[152] 熊本日日新聞(楠本佳奈子, 潮崎知博)：国も和解協議へ　県とチッソも　不知火患者会決定受け合意, 熊本日日新聞, 2010年1月13日.
[153] 熊本日日新聞(石貫謹也, 楠本佳奈子)：不知火患者会と国・県・チッソ　和解勧告を要請, 熊本日日新聞, 2010年1月16日.
[154] 熊本日日新聞(楠本佳奈子, 亀井宏二, 石貫謹也, 潮崎知博, 渡辺哲也)：熊本地裁和解所見へのチッソ・国・熊本県・被害者団体の対応, 熊本日日新聞, 2010年3月17日.
[155] 熊本日日新聞(石貫謹也)：訴訟, 和解に合意　不知火患者会と国, 県, チッソ　熊本地裁所見を受諾, 熊本日日新聞夕刊, 2010年3月29日.
[156] 熊本日日新聞(楠本佳奈子, 潮崎知博)：訴訟, 救済策を閣議決定　団体加算金31億円, 熊本日日新聞, 4月16日.
[157] 熊本日日新聞(亀井宏二, 並松昭光)：チッソ会長救済策協議応じる　与党の分社化検討容認で, 熊本日日新聞夕刊, 2009年1月7日.
[158] 熊本日日新聞(潮崎知博)：与党PT　チッソと新救済策の条件交渉入り, 熊本日日新聞, 2009年1月16日.

[159] 熊本日日新聞(潮崎知博, 星原克也, 石貫謹也, 渡辺哲也, 並松昭光, 清田秀孝)：分社化法案を今国会提出　与党PT, 3年以内「最終解決」, 熊本日日新聞, 2009年2月14日.
[160] 熊本日日新聞(石貫謹也,)：11団体が撤回訴え共同声明　特措法案の分社化, 指定解除, 熊本日日新聞, 2009年3月26日.
[161] 熊本日日新聞(潮崎知博)：特措法が成立　救済対象2万人　一時金は今後協議, 熊本日日新聞夕刊, 2009年7月8日.
[162] 熊本日日新聞(石貫謹也)：訴訟で不知火患者会　国提案の協議に応じる, 熊本日日新聞, 2009年11月8日.
[163] 熊本日日新聞(楠本佳奈子)：環境相, 特措法救済と和解「同時期, 同条件で解決」, 熊本日日新聞, 2009年11月21日.
[164] 熊本日日新聞(亀井宏二)：環境相, チッソ会長に要請　5月めど解決努力を, 熊本日日新聞, 2008年2月21日.
[165] 熊本日日新聞(楠本佳奈子)：鴨下環境相「責任所在不明りょう」チッソ分社化に懸念, 熊本日日新聞, 2008年6月13日.
[166] 熊本日日新聞(亀井宏二)：チッソ支援見直しを　全会一致で了承　県議会対策特別委, 熊本日日新聞, 2008年6月25日.
[167] 熊本日日新聞(潮崎知博)：チッソ本社など訪問　問題解決訴え　県議会代表ら, 熊本日日新聞, 2008年11月14日.
[168] 熊本日日新聞(潮崎知博)：チッソへの税制特例措置見送り　自民党税調, 熊本日日新聞, 2008年12月3日.
[169] 熊本日日新聞(楠本佳奈子, 潮崎知博)：分社化法案も視野にチッソと交渉へ　園田座長, 熊本日日新聞, 2008年12月19日.
[170] 熊本日日新聞(潮崎知博, 楠本佳奈子)：チッソ会長「前向きに」環境相, 分社化検討を容認, 熊本日日新聞夕刊, 2008年12月19日.
[171] 熊本日日新聞(渡辺哲也)：与党救済策でチッソ会長　あらためて拒否強調, 熊本日日新聞, 2008年1月8日.
[172] 熊本日日新聞(潮崎知博／亀井宏二／久間孝志／東寛明, 星原克也, 渡辺哲也)：新救済策拒否を正式表明　チッソ会長, 熊本日日新聞, 2007年11月20日.
[173] 熊本日日新聞：チッソ特例減税は見送り, 熊本日日新聞, 2007年12月5日.
[174] 熊本日日新聞(亀井宏二)：チッソ支援の強化与党PTに訴える水俣市議会議長, 熊本日日新聞, 2008年2月8日.
[175] 熊本日日新聞(渡辺哲也)：水俣市議会　チッソ支援策の意見書可決, 熊本日日新聞, 2008年7月15日.
[176] 熊本日日新聞(亀井宏二)：水俣病訴訟「和解解決を」田島環境副大臣が明言, 熊本日日新聞夕刊, 2009年10月31日.
[177] 熊本日日新聞(楠本佳奈子／亀井宏二／小林義人／潮崎知博／渡辺哲也, 横井誠, 石貫謹也)：熊本地裁和解所見要旨／不知火患者会訴訟で和解所見　原告神

妙「十分に議論」／他の被害者団体,評価の一方不安も,熊本日日新聞,2010年3月16日.
[178] 熊本日日新聞(石貫謹也,渡辺哲也,並松昭光):救済措置方針案　被害者団体「内容乏しい」,熊本日日新聞,2009年12月26日.
[179] 熊本日日新聞(渡辺哲也,石貫謹也):救済策　閣議決定「感謝」「気は抜けない」　評価に温度差,熊本日日新聞,2010年4月17日.
[180] 鳩山首相「拡大に責任」と謝罪　慰霊式に初出席,熊本日日新聞,2010年5月2日.
[181] 熊本日日新聞(小林義人／亀井宏二,石貫謹也,福井一基):未認定患者69人申請　特措法の救済受付始まる,熊本日日新聞,2010年5月2日.
[182] 熊本日日新聞(石貫謹也,亀井宏二):不知火患者会訴訟で第三者委　5月中に数10人判定,熊本日日新聞,2010年5月13日.
[183] 熊本日日新聞(石貫謹也／渡辺哲也):救済対象判定スタート　第三者委が初会合,熊本日日新聞,2010年5月31日.
[184] 熊本日日新聞(渡辺哲也):東京訴訟が和解　不知火患者会と国・県・チッソ,熊本日日新聞,2011年3月25日.
[185] 熊本日日新聞(石貫謹也):救済申請11月も300件超続く　県発表,熊本日日新聞,2011年12月10日.
[186] 熊本日日新聞(石貫謹也,辻尚宏):特措法の救済申請期限　早期打ち切りに懸念の声,熊本日日新聞,2011年12月24日.
[187] 熊本日日新聞(辻尚宏,石貫謹也):申請期限「7月末」　被害者団体,一斉に反発,熊本日日新聞,2012年2月4日.
[188] 熊本日日新聞(渡辺哲也／辻尚宏,楠本佳奈子／亀井宏二／石貫謹也):特措法6万人申請　受付延長せず終了,熊本日日新聞,2012年8月1日.
[189] 熊本日日新聞(辻尚宏,渡辺哲也,石貫謹也):特措法救済申請6万5,000人,熊本日日新聞,2012年8月31日.
[190] 熊本日日新聞(渡辺哲也,高橋俊啓):特措法救済　一時金支給対象は3万2,244人,熊本日日新聞,2014年8月29日.
[191] 熊本日日新聞(潮崎知博,高橋俊啓／渡辺哲也):特措法救済埋もれた被害浮き彫り,熊本日日新聞,2014年8月30日.
[192] 熊本日日新聞(小林義人):「特措法　線引き不当」未認定患者48人が提訴　熊本地裁,熊本日日新聞夕刊,2013年6月20日.
[193] 熊本日日新聞(鎌倉尊信,辻尚宏):「被害者すべての救済を」　不知火患者会が報告集会,熊本日日新聞,2013年6月21日.
[194] 熊本日日新聞(隅川俊彦):【水俣病60年】被害全容なお未解明1日で水俣病公式確認60年,熊本日日新聞,2016年4月30日.
[195] 熊本県:水俣病認定申請処理状況,p.1——p.1,1985年12月28日.

[196] 熊本県公害被害者認定審査会：第2回熊本県公害被害者認定審査会議事要点録，p.1——p.2，1970年2月20日．
[197] 熊本県公害被害者認定審査会：第3回熊本県公害被害者認定審査会議事要点録，p.1——p.4，1970年6月19日．
[198] 熊本県公害被害者認定審査会：水俣病審査認定基準(昭和45年2月20日)，水俣病認定審査にかかわる判断困難な事例の類型的考察に関する研究(昭和54年度環境庁公害防止等調査研究委託費による報告書) 昭和55年3月　財団法人　日本公衆衛生協会，p.21——p.23，1970年2月20日．
[199] 熊本県環境生活部水俣病対策課：水俣病認定事務について，熊本県情報開示行政文書，2002年．
[200] 熊本県環境生活部水俣病対策課：［資料2］複合感覚について，熊本県情報開示行政文書，2002年．
[201] 熊本県環境生活部水俣病対策課：水俣病認定審査会シナリオ(新204回)，熊本県情報開示行政文書，2002年．
[202] 熊本県環境生活部水俣病対策課：新法第204回熊本県公害健康被害認定審査会議事要点，熊本県情報開示行政文書，2002年．
[203] 熊本県環境生活部水俣病対策課：［資料1］熊本県公害健康被害認定審査会としての複合感覚検査に関する考え方(案)，熊本県情報開示行政文書，2002年．
[204] 熊本県環境生活部水俣病対策課：複合感覚検査に関する認定審査会の記者発表について，熊本県情報開示行政文書，2002年．
[205] 熊本地方裁判所民事第三部：水俣病認定遅延損害賠償請求事件第一審判決(熊本地判58.7.20)，判例時報第1086号，p.33——p.66，1983年10月11日号．
[206] 判例特報①水俣病認定申請に対する県知事の不作為が違法と認められた事例．判例時報第835号「水俣病認定不作為違法確認訴訟第一審判決(熊本地判51.12.15)」，p.3——p.4，1977年2月1日号．
[207] 熊本地方裁判所民事第三部：熊本水俣病民事第二次訴訟第一審判決(熊本地判54.3.28)，判例時報第927号「熊本水俣病民事第二次訴訟第一審判決(熊本地判54.3.28)」，p.15——p.176，1979年7月21日号．
[208] 熊本地方裁判所民事第二部：水俣病認定申請棄却処分取り消し請求事件第一審判決　昭和53年(行ウ)第15号，p.1——p.205，1986年3月27日．
[209] 環境庁，厚生省，農林水産省，通商産業省：政府和解拒否の見解，熊本日日新聞，訴訟概要，熊本県環境公害部，p.154——p.156，1993年10月．
[210] 京都地方裁判所第四民事部：水俣病京都訴訟第一審判決，判例時報No.1476水俣病京都訴訟第一審判決(京都地裁5.11.26)，p.1——p.112，1994年2月1日号．
[211] 毎日新聞：環境庁が認定基準の解説書／医学的な疑問とけた／会長ら辞意撤回，毎日新聞，1974年10月1日．
[212] 毎日新聞：「2点識別覚」導入見送る／水俣病認定で熊本県，毎日新聞2002年2月23日．

[213] 毎日新聞：水俣病訴訟初の和解勧告東京地裁, 毎日新聞, 1990年9月29日.

[214] 毎日新聞：水俣病関西訴訟原告団「継続」改めて強調, 毎日新聞, 1996年5月22日.

[215] 毎日新聞（笠井光俊）：新潟水俣病31年2氏に聞く, 毎日新聞新潟版, 1996年6月12日.

[216] 毎日新聞（前谷宏）：新潟水俣病未認定患者が新団体, 毎日新聞新潟版, 2007年6月24日.

[217] 毎日新聞（西貴晴, 結城かほる）：未認定患者救済問題　与党の修正案, 法案成立へ譲歩, 毎日新聞熊本版, 2009年6月13日.

[218] 毎日新聞（西貴晴, 足立旬子, 大場あい）：未認定患者救済問題　与党・民主法案合意, 毎日新聞西部夕刊, 2009年7月2日.

[219] 毎日新聞（西貴晴）：未認定患者救済問題　熊本地裁が和解勧告　不知火会と国など協議スタート, 毎日新聞西部夕刊, 2010年1月22日.

[220] 毎日新聞（大場あい, 西貴晴）：未認定患者救済問題　特措法に沿って対応小沢環境相, 毎日新聞熊本版, 2009年9月18日.

[221] 毎日新聞（山田大輔）：新救済策の受け入れ要求　熊本県がチッソに, 毎日新聞, 2008年3月7日18時27分.

[222] 毎日新聞（西貴晴, 門田陽介）：救済案, チッソ会長改めて拒否　受け入れ派に怒りの声, 毎日新聞熊本版, 2008年4月25日.

[223] 毎日新聞（西貴晴）：救済案, 未認定患者の救済法案3月まで提出, 毎日新聞, 2008年2月14日.

[224] 毎日新聞：未認定患者, 民主が独自救済案, 毎日新聞東京朝刊, 2008年3月5日.

[225] 毎日新聞（西貴晴, 笠井光俊）：未認定患者救済問題　救済措置方針案公表, 毎日新聞西部朝刊, 熊本版, 2009年12月26日.

[226] 毎日新聞（岡田英, 畠山哲郎, 塚本恒）：新潟水俣病4次訴訟和解成立, 毎日新聞新潟版, 2011年3月4日.

[227] 毎日新聞（西貴晴, 澤本麻里子）：救済措置申請期限で意見交換「打ち切り」賛否分かれる, 毎日新聞熊本版, 2011年12月23日.

[228] 水俣病の判断条件に関する医学専門家会議：水俣病の判断条件に関する医学専門家会議の意見,

[229] 水俣病に関する関係閣僚会議：水俣病対策の推進について, p.1――p.3, 1977年6月28日.

[230] 編集者水俣病研究会：認定制度への挑戦――水俣病にたいするチッソ・行政・医学の責任, 水俣病を告発する会, p.101, 1972年5月1日.

[231] 毎日新聞（滑志田隆）：救済策を検討／環境庁中公審に意見を求める, 毎日新聞夕刊, 1990年12月25日.

[232] NHKニュース：新潟水俣病公式確認50年で初の式典, NHKニュース2015年5月31日16時44分.

[233] 新潟日報：国・昭和電工と和解方針正式決定，熊本日日新聞，新潟日報，2011年2月27日．

[234] 新潟日報：新たな線引き新潟水俣病患者団体強く反発，新潟日報，1992年6月30日．

[235] 新潟日報：新潟水俣病で「第3次訴訟」，新潟日報，2007年4月28日．

[236] 新潟日報：新潟水俣病　県が新たに1人を認定　県・新潟市6人を棄却3人を保留，新潟日報，2016年3月25日09:07．

[237] 西日本新聞：不知火会熊本も和解　水俣病訴訟　未認定2,492人，西日本新聞，2011年3月26日．

[238] 西日本新聞（永野稔一）：新規認定申請3,121人全面救済なお遠く，終わらぬ水俣病・最高裁判決から1年:西日本新聞，2005年10月13日．

[239] 西日本新聞：水俣病救済策　一時金150万円案了承　与党PT　保健手帳は打ち切り，西日本新聞，2007年10月27日．

[240] 西日本新聞：首相　国の責任謝罪へ5月1日　水俣病慰霊式に参列，西日本新聞，2010年4月30日．

[241] 大石武一（環境庁長官）：裁決書（環企保第8号）昭和46年8月7日，水俣病自主交渉川本裁判資料集，川本裁判資料集編集委員会，p.213――p.215，1981年1月1日．

[242] 大阪高等裁判所民事第三部：水俣病関西訴訟控訴審判決，判例時報水俣病関西訴訟控訴審判決（大阪高判13.4.27）No.1761，p.3――p.32，2001年12月1日号．

[243] 最高裁判所第三小法廷：平成24年（行ヒ）第202号水俣病認定申請棄却処分取り消し，水俣病認定義務付け請求最高裁判決，p.1――p.15，2013年4月16日．

[244] 最高裁判所第二小法廷：水俣病関西訴訟上告審判決，判例時報水俣病関西訴訟上告審判決（第二判16.10.15），No.1876，p.3――p.12，2005年2月1日号．

[245] 原告ら訴訟代理人　（弁護士園田昭人他57名）：訴状　「ノーモア・ミナマタ第2次国家賠償等請求事件」，p.1――p.46，2013年6月20日．

[246] 東京タイムズ：医療費打ち切りのムチ／大量検診で棄却者の山／再申請減らしの特別医療事業，東京タイムズ，1986年11月17日．

[247] 東京地方裁判所民事第16部：水俣病東京訴訟第一審判決，判例時報水俣病東京訴訟第一審判決（東京地裁平4.2.7），臨時増刊，p.1――p.226，1992年4月25日号．

[248] 内野誠：平成12年度受託研究(1)水俣病の病像に関する研究――感覚障害を中心に――，熊本県平成12年度受託研究，p.1――p.5，2000年．

[249] 読売新聞：新潟水俣病第4次集団訴訟原告が国との和解向け初の事前協議，読売新聞新潟版，2010年2月9日．

[250] 読売新聞：環境次官がチッソ批判，読売新聞西部版，2008年11月14日．

[251] 読売新聞：首相水俣病慰霊式出席を正式決定，読売新聞西部版，2010年4月28日．

2部　「メチル水銀曝露」ヒト生体への影響

「メチル水銀曝露」ヒト生体への影響

1 水俣病の発症メカニズム及びメチル水銀の生体への影響

水俣病は，メチル水銀に汚染された魚介類を大量に摂取したことにより引き起こされたメチル水銀中毒症である。

メチル水銀中毒症が発現するメカニズムを以下考察する。

[1] 魚へのメチル水銀の蓄積

メチル水銀は，水域に一旦放出されると，急速に拡散し，水棲動植物に急速に蓄積され，食物連鎖の上位の魚の組織で高濃度に達する（Bernhard et al.1982）。淡水のトラウト，カワカマス，ウォールウェー，バスや海洋性のマグロ，メカジキ，サメのような肉食魚類は，非肉食魚類より高レベルのメチル水銀を含有する。水中のメチル水銀濃度に対する魚の組織内のメチル水銀濃度の比率は，極めて大きく，通例1万～10万倍になり得る。[63]

喜田村正次は，0.0003ppmの超希薄CH_3HgCl溶液の水槽中で飼育した金魚やイトミミズが，数10日で数1,000倍の水銀濃縮を行うことを確認した[25]。また，喜田村は，新潟県阿賀野川で経験したメチル水銀中毒では，中流域の石戸，佐取，新郷屋で捕獲した淡水魚（ウグイ，オイカワなど76匹）から総水銀平均5.59ppm，メチル水銀平均4.04ppmの高濃度を検出したが，阿賀野川河川水の水銀濃度からみて，この場合の水銀の濃縮係数はおおよそ10万以上と推定できる，と述べている[56]。

[2] メチル水銀の体内への吸収―輸送―分布

　食物中のメチル水銀は，血流にほとんど完全に吸収される。動物実験では，新生児期を含めて年齢が，経口摂取の90％以上の腸管吸収効率について全く影響されないことを示している。ラットのデータでは，吸入されたメチル水銀蒸気が，急速にそしてほとんど完璧に血流へ吸収される。[61][62][1][38]

　吸収されたメチル水銀は，消化管のSH基を持つ蛋白質及びシステインやグルタチオンなどのSH基を持つアミノ酸・ペプタイドに結合する。そして腸管で吸収されたメチル水銀は，血液中（赤血球に90％以上）に集積し，血流に乗りほぼ4日以内に全組織へくまなく分布する。その時点で脳内には，体内負荷量のおよそ10％が存在している。[5]

　体内に吸収されたメチル水銀は，SH基を持つ蛋白質に結合する。それよりもやや少ないが，システインやグルタチオンなどのSH基を持つアミノ酸やペプタイドにも結合する。血漿中では，メチル水銀は，主に血漿蛋白に結合し，いくつかの未知の機構で細胞内壁を通過する。血液中では，メチル水銀は大部分（90％以上）が赤血球に集積している。メチル水銀は，ゆっくりと血液から組織に移行する。ヒトの場合，血液と生体との平衡状態は，4日以降でないと成立しない。脳内にメチル水銀が最大レベルに達した時点で，投与量の約6％が存在し，これは体内負荷量の10％に相当する。これらの血液と脳内の値は，血液中より脳内の濃度がおよそ6倍も高いことを示している。脳内に取り込まれたメチル水銀は，生体内変化が生じにくく，おおよそ95％がメチル水銀の型で存在している。メチル水銀は，赤血球に集積する明らかな傾向がある。メチル水銀に曝露された場合，赤血球と血漿に集まる水銀の比率は，動物の種によって異なる。ヒトの場合，その比率は，赤血球には血漿に比べて10倍多くの水銀が含まれる。脳内の濃度と血液中濃度との比率は，動物の種により差がある。リスザルでは，大人の脳でも胎児の脳でも，メチル水銀に特別の親和性がある。量次第だが，脳は血液に比

べて少なくとも3～6倍アルキル水銀に対して親和性がある。[5][61]

[3] メチル水銀の体内からの排泄と排出

(1) メチル水銀の排泄は90％が糞便経路

動物のメチル水銀の排泄は，糞便・尿・毛髪等から行われる。ヒトにおいては，尿からの排泄は総排出量の約10分の1程度であり，毛髪と汗を通って体から出る排出総量は微量であり，90％が糞便経路である。[65]

毛で覆われている動物では，毛はメチル水銀を排出するときに最も必須の役割を果たす。ヒトの場合，毛髪が形成される期間にメチル水銀が捕捉されるので，メチル水銀に曝露したときに生じる機能障害を最初に引き起こす中毒量を示す指標として役立つ。[5] 毛髪に結合したメチル水銀濃度は，その結合したときの血液中の水銀濃度に比例している。血液中の濃度と毛髪中の濃度比は，安定状態では250分の1であり，この比率は年齢で異なる。[7]

(2) ヒトにおけるメチル水銀の生物学的半減期は平均70日

生物の体内に取り込まれたメチル水銀の体内蓄積量が，半分に減少するまでの時間を生物学的半減期という。Abergは，3人の男性被検者に放射性水銀（203Hg）で標識した2.6μキューリーの硝酸メチル水銀を経口摂取させた実験で，身体からの半減期は70日から74日であったと報告した。[1] Miettinenは，25人の被験者に魚肉及び子牛のレバーの蛋白に結合させた2μキューリーから14μキューリーの放射性メチル水銀化合物を食べさせて生物学的半減期を測定した。メチル水銀は76±3日，水銀は42±3日という測定結果を得た。[38] イラクのメチル水銀中毒では，血液からの半減期は平均65日（45日～105日），毛髪においては平均72日（35日～89日）と報告されている。[4] 新潟水俣病では，血液からの半減期は35日～137日（中央値55日），毛髪の生物学的半減期は，50日～108日（平均70日で中央値が66日）であった。[50] 体内からの水銀の排出率は，種により幅広く変動を受けやすい。一般的に，体重の軽い動物は，

大きい動物より水銀の排出がより早い傾向がある。そして，冷血種，特に魚は，極めて長期間水銀を保有するようである。メチル水銀の排出における種による違いは報告されている。マウスとラットの半減期は，霊長類の70日に比較して8日と16日の間である。アザラシは500日，魚と甲殻類動物は400日から1,000日を超える幅である。[64]

(3) 体内のメチル水銀は曝露停止後急速に体外に排出される

1976年，WHOは，メチル水銀摂取後の体内蓄積と排出との関係について，模式図（図1）を示し説明している。

メチル水銀を日々平均10μg摂取すれば，体内のメチル水銀蓄積量は，摂取当初，急激に上昇し，69日時点で体内最大蓄積量の半分（A点）となる。摂取後，約1年で最大蓄積量に到達する（B点）。最大蓄積量は，平均日々摂取量10μgの100倍である。最大蓄積に達した時点で摂取を停止すれば，体内蓄積は，逆対数曲線にしたがって減衰し，約1年後（排出半減期の5倍）には，摂取開始時点の値に戻っている。[66]

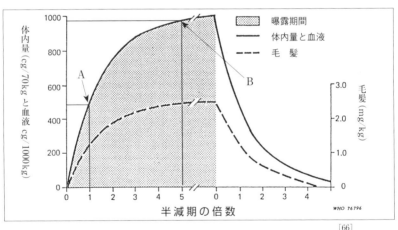

図1：メチル水銀摂取後の体内蓄積量と毛髪及び血液濃度の関係[66]

次に，メチル水銀摂取後の体内蓄積量と毛髪及び血液濃度の関係についての動物実験報告を示す。

Vahterらは，アカゲザルへの12カ月間のメチル水銀投与実験を行った。その報告によれば，血液中のメチル水銀は，約4カ月で最大蓄積量に達し12カ月後投与を停止すれば，直ちに減衰し6カ月後には投与前の状態に戻っていることが示されている[59]。

WHOの模式図は，Vahterらの霊長目へのメチル水銀長期曝露実験によって実証された。

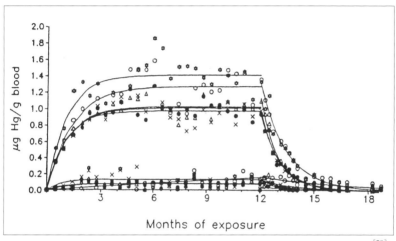

図2：霊長目へのメチル水銀長期曝露実験による蓄積と曝露停止後の排出の関係[59]

[4] 生体に対するメチル水銀の影響

(1) 細胞・分子レベルへの影響

メチル水銀は蛋白質のSH基と高い親和性を持ち，血液脳関門や胎盤を容易に通過する。通過したメチル水銀は胎児の細胞内のDNA・RNA分子の合成を阻害し，二次構造を変化させる[6]。脳の神経細胞は出生前に細胞分裂が終了し，神経細胞数は出生時が最多で，その後は減少するばかりである[41]。出生後は神経細胞相互の連絡を密にし，強化させることにより機能を高めている。一度神経細胞が障害されるとその細胞は回復することはないが，残った細胞が神経細胞の樹状突起を増すことにより，

あるいは連絡を強化することによって，失われた神経細胞の機能が補われる。しかし長年にわたって障害が持続して繰り返されると，最終的には神経細胞の機能障害を引き起こすことになる。[8]

(2) 動物種による生体への影響の差異

動物に対するメチル水銀の毒性は，塩化メチル水銀のような純化学的なものであろうと，北極付近に分布するカワカマスのような魚において自然に蓄積されたものであろうと，それによって影響されない。[46][67]しかしメチル水銀の中毒動態は，動物の種によって極めて異なる。ラットではメチル水銀の体内蓄積の1％が脳に保持され，ヒトでは10％が脳に保持される。他の哺乳類では，脳に保持されるメチル水銀の比率は，これら2つの哺乳類の間にある。そして，メチル水銀の毒性の生体への影響は，単に量的な違いのみならずかなりの質的な違いがある。ネズミ目動物では，脳に影響を与える濃度より低い濃度で腎臓や末梢神経が障害を受ける。ウサギでは，小脳の顆粒細胞，大脳皮質の頭頂葉や後頭葉の顆粒細胞に変性が現れる。ネコでは，小脳虫部及び皮質溝の顆粒細胞の変性が見られ，より高濃度のメチル水銀量では，大脳皮質の後頭葉，頭頂葉及び側頭葉に変化が現れる。ブタとイヌでは，大脳の視覚皮質に最も顕著な変化が現れ，小脳や他の中枢神経系及び末梢神経には変化は見られない。霊長類では，大脳皮質の後頭葉，頭頂葉及び側頭葉が基本的損傷領域であり，小脳あるいは末梢神経における変化は，中くらいの中毒量では決して見つからなかった。[6]

(3) 神経系への影響

成人におけるメチル水銀の影響に対して主要な標的組織は，神経系，特に中枢神経系のみにほとんど限局した損傷である。協調運動に関係のある脳領域の特に小脳とともに大脳皮質の体性感覚野，一次視覚野，一次聴覚野が，最も影響を受ける。早期の影響は，感覚異常（paresthesia），倦怠感，目のかすみの訴えのような非特異的症状である。それに続い

て，求心性視野狭窄，難聴，構音障害，運動失調のような所見が現れる。最も激しい曝露を受けた場合，患者は，昏睡し最終的に死亡することもある。劇症でない症例では，各々症状がある程度回復する。これは中枢神経系の代償作用によって機能回復するといわれている。[68][69]

2　メチル水銀曝露による中毒発症時及びその後の症例

[1]イギリスの水銀農薬工場でのメチル水銀中毒事件（1937年発生）
[2]チッソ水俣工場排水によるメチル水銀中毒事件（1956年公式確認）
[3]アメリカのニューメキシコ州においてメチル水銀殺菌剤で処理された種小麦で飼育されたブタ肉を食べた家族の4人の子供たちが罹患したメチル水銀中毒事件（1969年発生）
[4]イラクで発生したメチル水銀で処理した種もみを食用に供して生じたメチル水銀中毒事件（1971年発生）

[1]　イギリスのメチル水銀中毒例[20]

（1）症例1　男33歳

病　　歴：患者は，入院5カ月前，種子の消毒剤の製造に従事。約3カ月後，全身の感覚鈍麻とジンジン感，腕や足の脱力及び不安定な歩行に気づくようになった。さらに病状が悪化し，夜間の仕事に転職した。それ以来有機水銀化合物を取り扱わなかった。彼は皿を落としたり，歩行がヨロヨロし，何度も床に倒れ，話すことが困難になり，発音も不明瞭となった。時には，自分の眼前に置かれたものが見えないことに気づいた。

診察所見
　精神状態：明らかな記憶障害はなく，注意深くかつ協力的。
　脳神経：正常
　耳鼻科所見：声の大きさにかかわらず，ゆっくり話される言葉の意

味は理解できるが，速く話されると理解できなかった。

眼科所見：眼底は正常，視力は右眼6/6，左眼6/12，明らかに求心性視野狭窄。

上肢運動系：脱力，筋萎縮，筋緊張の変化はみられなかったが，明らかな運動失調が認められ，特に閉眼により強調された。

下肢運動系：中等度の運動失調が認められ，閉眼により強調された。

歩行は小刻み，かつ緩徐であったことからヒステリー性歩行に一見似ていたので，他の労働者が発症し，その症状が彼の症状と類似していることが判明するまでヒステリーの診断を受けていた。他の労働者が発症して，その症状は明らかに失調性歩行と判断された。

反　　射：腱反射はすべて正常で左右対称性を示し，足底反射は屈曲性であった。

感覚系所見：鼻並びに口唇の位置覚消失。すべての手指と足指の位置覚の明らかな障害が認められた。手指の立体認知，振動覚及び二点識別覚の障害が認められた。しかし，針による痛覚及び軽く触れる触覚は正常であった。

症状発現5カ月後の状態：症状は改善していたが，他人の話す言葉の意味を理解するために注意深く聞く必要があり，発語は困難であった。食事と着衣は，ゆっくりとぎこちないが1人でできた。

(2) 症例2　男16歳

病　　歴：彼は，一般の実験用試薬のほか，ヨウ化メチル水銀，硝酸メチル水銀及び燐酸メチル水銀などの揮発性有機水銀化合物を取り扱う仕事に従事。その実験室で働き始めて3カ月（入院5週間前），「奇妙なしびれ感（funny numbness）」が手指や足指の先端から始まり，手，足に

広がっていくのに気づいた。このシビレ感は増強し，洋服のボタンのかけ外しのような複雑な動作に困難を覚えるようになった。入院3週間前，愛想がよく，礼儀正しかった性格であったが，家庭では口汚い言葉を使い始めた。音は正しく認知できたが，自分に話しかけられた言葉は理解しにくいことに気づいた。はっきりとものを見ることができるにもかかわらず，視野内の特別の対象物を十分に観察できないことにも気づいた。例えば，動いているものを十分に観察できないために，近づいてくる自動車に危うく轢かれそうになったことがあった。

入院時の診察所見

　精神状態：記憶と知能は障害されていない。幻覚，妄想もない。

　脳 神 経：正常。

　耳鼻科所見：聞き取り検査では，ゆっくり話せば低い声でもかなりよく聞き取れたが，どんな大きな声でも速い言葉は理解できなかった。

　眼科所見：視力は正常で小さな活字も読めた。明らかな求心性視野狭窄がみられた。

　上肢運動系：指鼻試験は極めて拙劣で，迅速な手掌の交互交換運動も拙劣であった。細かい動作に際し著明な協調運動障害が認められた。4つのボタンをとめるのに2分を要した。
　　　　　　両上肢を前方に伸ばして水平に保持させ，眼を閉じさせると伸ばした手は空中でフラフラし，特に左手は下がる傾向がみられた。

　下肢運動系：下肢の筋力はほぼ正常であったが，中等度の痙縮，著明な協調運動障害が認められた。

　歩　　　行：高度の失調歩行がみられ，両足を開いて歩いた。

　ロンベルグ徴候：陽性。

　言語・舌運動：構音障害が認められ，言語は緩徐で不明瞭であった。

反　　射：腱反射は認められ，左右対称性であった．膝及びアキレス反射は亢進していた．

感覚系所見：舌，鼻及び口唇の位置覚の消失，手指，足指及び顔面の位置覚の明らかな消失が認められた．二点識別覚は指先で高度に障害されていた．手の立体覚失認が高度なために，閉眼したままではコインと鍵の束の違いがわからなかった．

　　　　　振動覚及び他の感覚は正常であった．

発症から2年後の状態

　全く介助なしで階段の昇降ができ，着衣や食事も取れるまで改善した．このような臨床症状の著明な改善は，患者の辛抱強い努力と治療に携わった看護スタッフ，マッサージスタッフ及び言語クリニックのスタッフの熟練した技術と忍耐があったからこそ，著明な臨床症状の改善が得られたと判断された．一方，視野は，最初の検査結果と比較してほとんど変化がみられなかった．運動失調は依然として明らかに認められた．立体覚失認は明らかに認められ，手中に置かれた物体を眼を閉じて言い当てることはほとんど不可能であった．

（3）症例3　33歳　男

病　　歴：入院3カ月前，化学工場の種子の消毒剤製造部で働き始めた．入院3週間前，いつもと異なり字を速く読めないことに気づいた．それから1週間後，手指が，次いで両手全体にジンジン感が出現し，感覚が鈍麻してきた．入院1週間前，ゆっくりとしかも慎重に話しかけられないと何を言われたかを理解しにくくなってきた．襟のボタンをかけるのが困難となり，シャツのボタンかけを妻にやってもらわなければならなくなった．また，ポケットの中の6ペンス銀貨を手探りで見つけるのが難しいことに気づいた．言語と聴力は正常であった．

入院時の診察所見

精神状態：精神的な異常はなかった。

脳　神　経：正常。

耳鼻科所見：聴力は正常。入院1週間前，ゆっくりとしかも慎重に話しかけられないと何を言われたかを理解しにくくなっていた。

眼科所見：軽い求心性視野狭窄がみられた。入院3週間前，いつもと異なり字を速く読めないことに気づいた。

上肢運動系：上肢は脱力，筋萎縮，筋緊張の変化はなかった。軽度の振戦がみられ，指鼻試験は不安定で，特に右側は拙劣であった。ゆっくりとしかボタンかけができなかった。

下肢運動系：下肢では，脱力，筋萎縮はなかった。

腱　反　射：正常。

感覚系所見：ピンで刺した痛み，綿毛による触覚，振動覚及び位置覚はすべて正常。二点識別覚は指先で0.5cmと1cmで障害されていた。足底の二点識別覚は正常。

発症から2年6カ月後の状態

理学的所見に変化はみられなかった。視野狭窄は持続して認められたが眼底は正常であった。彼は未熟練労働者として働くようになった。

（4）症例4　23歳　男

病　　歴：入院5カ月前，種子の消毒剤の製造に4カ月間従事した。入院前4週間は水銀化合物に曝露されなかった。入院3週間前，遠くのものがぼんやり見えること，視野の周辺が見えにくいことに気づいた。同時に舌尖及び手の指先にピリピリした痛みと感覚鈍麻が認められ，このような手の指先の感覚異常は数日後には前腕に広がった。軽度のふらつき歩行が認められた。入院1週間前，言語が不明瞭で緩徐となった。動作を滑らかに行えず，また，手

は不器用になって服を着るのが困難になった。視力障害は悪化し，正面はよく見えるがその左右両端は見えないと訴えた。

入院時の診察所見
  精神状態：記憶はかなり良好で著明な精神症状はなかった。
  脳　神　経：正常。
  耳鼻科所見：明らかな聴力障害はなく，大声で早口の言葉を理解できた。
  眼科所見：視野は発症から4週間後と6週間後に行われた視野測定検査で明らかに，求心性視野狭窄は急速に悪化した。瞳孔及び眼底は正常。視力は，右眼6/8，左眼6/12。
  上肢運動系：筋萎縮，脱力，筋緊張の異常は認められなかった。高度の協調運動障害がみられ，眼を閉じるとさらに障害は高度となった。
  下肢運動系：筋萎縮，脱力，筋緊張の異常は認められなかった。高度の協調運動障害がみられた。
  歩　　行：明らかな失調性歩行がみられ，閉眼により増強された。開眼することによって1人でやっと歩ける状態であった。
  ロンベルグ徴候：陽性。
  言　　語：小児期からの吃音を除けば正常。
  腱　反　射：正常で左右差はなかった。
  感覚系所見：振動覚及び他の感覚は正常。位置覚は手指に高度に，足指では軽度に障害され，唇では位置覚が消失していた。2点識別覚は手指で障害され，手の立体失認が認められた。

退院12カ月後の状態
  退院時の全身状態は，長期間病気で臥床していたにしては良好で

あった。しかし，運動失調は依然として高度であった。また，左右両側からの支えなしでは歩けなかった。言語については，他人が理解できない少数の破裂音を発するのみであった。高度の視野狭窄に変化はみられない。発症から3年後も依然として全く日常生活ができない状態であった。

[2] チッソ水俣工場排水によるメチル水銀中毒事件

水俣病公式確認（1959年5月1日）当時の初発症例報告[58]

（1）症例1　男15歳　元来健康で体操の選手をしていた。

7月末　　：全身倦怠が起こる。

7月31日：上肢末端のしびれ感，難聴を訴え始め，同時に言語障害も次第に現れ，さらに水飲み，食事，マッチすりなどの日常諸動作が拙劣。

8月11日：入院。

入院時所見：

- 視力左右1.2，眼底に異常を認めない。求心性視野狭窄を認める。
- 言語は特有な長く語尾を引っ張った話し方である。
- 脳神経領域に著変を認めない。
- 運動失調は，釦どめ，マッチすり等の日常諸動作は全く円滑を欠き，企図振戦も著しい。指指試験・指鼻試験拙劣，拮抗運動反復不全，測定過大。
- ロンベルグ徴候は陰性。
- 腱反射はすべて正常で病的反射を認めない。
- 表在知覚は上下肢末端に異常知覚，触覚，痛覚，温度覚などの軽度の障害。
- 運動覚，位置覚などの障害があり。
- 音叉による検査は，尺骨下端左16″，右10″（対照22″），脛骨下端左9″，右7″（対照16″）。

- ものの識別では形の大きいものはわかるが，小型のものは識別困難。
- 難聴は高音部の障害。

（2）症例2　女28歳　漁業　元来健康。

　7月13日：両側手指にしびれ感を覚えた。

　　　15日：口唇がしびれ，かつ耳が遠くなった。

　　　18日：草履がうまくはけず，歩行が動揺性になり，言語障害，振戦も現れる。

　8月に入ると歩行困難になり，

　　　　8日：意識障害も加わり，時には犬吠様の叫声を発し，全くの狂躁状態になった。

　　　30日：入院。

　9月　2日：上記諸症状は漸次悪化の一途をたどり，肺炎を併発して死亡（発病より52日目）。

（3）症例3　女42歳　漁業　元来健康。

　5月　8日：突然両側手指にしびれ感を覚え，次第に前腕，さらに口唇，口周囲にも波及した。

　6月　　　：手の振戦さらに歩行，言語障害も加わってきた。

　8月10日：全く歩けなくなり，時には狂躁状態となり，人の識別もできなくなった。

　8月30日：入院。

　9月　4日：意識混濁。ステロイドホルモン投与，3日後に意識恢復，数日後に歩行可能となる。

　11月　　：諸症状は改善したが，企図振戦，失調症状は極めて著明であった。

（4）症例4　女56歳　漁業　健康状態，特記すべきことなし。

　9月10日：手指のしびれ感に気づく，やがて足蹠，口の周囲にも及び，次第に上行して全身にしびれ感を訴えた。

　　　15日：言葉遣いがおかしくなり，歩行も動揺性となり，難聴も

　　　　　　加わった。
　　29日：入院。
　　　　　　言語緩徐で不明瞭であり，両側に難聴，及び両側に著明な求心性視野狭窄が認められた。その他の脳神経系領域には著変を認めなかった。腱反射はすべてやや減弱。病的反射は認められなかった。触覚，痛覚，温度覚の鈍麻が四肢末端で認められた。指指，指鼻，膝踵試験などはいずれも極めて拙劣。歩行も動揺性，失調性であった。
　10月　：企図振戦が現れ，言語障害も増悪し，理解し難い言葉が多くなり，時々啼泣。
（5）症例5　男26歳　製麺業　元来健康。[17]
　7月初旬：田植えが終わるころから手足の指先，口唇がしびれ，次第にそのしびれが広がって下肢，口周囲，舌に及んだ。疲れやすくなり，指先の動きが鈍くなった。それまでは，仲間と楽団を作って，パーティーなどでマンドリンを演奏していた。それが指先のしびれで動きも鈍くてマンドリンが弾けなくなった。言葉はろれつが回らず緩慢になり，失調性歩行で転びやすく，ついには下駄が履けなくなった。
　8月　：激しい頭痛がして，車を運転していても速度感がなく，また周囲のものが見えず，疲労感が強くなり，しびれが全身に及び，流涎がみられた。その後，これらの症状は増悪し，振戦のため箸が使えず，茶碗を取り落とし，ボタンがかけられなくなった。不眠状態が続いて気分の変化が激しく，包丁を振り回して暴れるなど狂躁状態を呈するようになった。
　8月25日：熊本大学医学部第一内科に入院。
　　　　　　入院時の診察で，上記の症状のほかに感情面の鬱，視

野の同心性輪状狭窄，書字障害，膝蓋腱反射亢進，筋緊張の減退，指指・指鼻各試験，ロンベルグ徴候，アジアドコキネーシス等などで証明される運動失調が指摘された。

(2) 所見の分類
①感覚障害
1　表在感覚障害
　大人及び年長児の大多数に見られる初発症状は，感覚異常（ヒリヒリ，チクチク，ジンジン感）であり，感覚鈍麻は一過性に現れることが稀にある。[18]
2　深部感覚障害
　表在知覚は治療により比較的速やかに好転したが，振動覚，識別覚，例えば銅貨の識別，紙と布，ものの形などの識別は，長く障害が残存した。[58]
3　立体失認（触覚失認）
　湯呑み茶碗・櫛・煙管・マッチ小箱・マッチ軸などを触っても，握り締めさせても，その素材・形が識別できない。また，その素材・形が識別できても，その意味がつかめず，物品名がわからない。これら患者では，二点識別覚・重量比較・振動覚にも軽い障害が証明されたが，それら障害の程度に比べて，物体の素材・形態の識別障害・意味的把握の障害はより高度であり，末梢性障害によるというより皮質性の識別障害，すなわち立体失認とするのが妥当と考えられる。[52]
②運動失調
・言語は，緩徐で長く引っ張った，不明瞭で甘えたような口調を示す。[58]
・歩行は，動揺性で，酒に酔ったようであり，急激な方向転換，停止などができない。[58] 階段の昇降時などに失調が著明になる。[52]
・日常動作の拙劣，水飲み，煙草吸い，マッチすり，ボタンかけ，書字等，特に細かな運動が拙劣。

運動失調を検出する検査として，上肢で指指，指鼻試験や下肢では膝踵・脛叩き試験（測定障害をみる検査〔注1〕），ジアドコキネーシス検査（両手のひらを素早く裏表に返す運動を繰り返し，動作の確実さ，速さを見る検査〔注2〕）が用いられた。病理解剖学的には，両側の小脳皮質の顆粒層にある顆粒細胞が瀰漫性に失われていた。[12]（〔注1〕，〔注2〕：別紙1の①を参照）

(3) 日本のメチル水銀中毒における生体への影響評価[48]

　スウェーデン国立公衆衛生研究所は，一般に消費される魚介類に含まれる水銀の危険性を中毒疫学的に評価するために，メチル水銀中毒研究の専門家グループ（以下，専門家グループという）を組織した。専門家グループは，メチル水銀曝露に関する資料の収集及び調査の一環として来日した。水俣と新潟で資料取集等を行った専門家グループは，日本における水俣病患者の血液中水銀値及び毛髪水銀値のデータについて，次のような評価を示している。

　水俣と新潟の大惨事に関連して多数のデータはある。しかし，水俣と新潟で起きた日本の水俣病からの患者の臓器内濃度や魚の摂取量や魚の水銀値に関するデータは，不完全であった。メチル水銀中毒にかかった患者の血液や毛髪の水銀値に関するデータや死亡した患者の組織に含まれる水銀値のデータは，患者が病気を発症した後，異なった時期に採取されているという事実のために損なわれている。すべてを調べた中で，新潟で起きた17例の中毒患者の血液水銀値に関するデータが利用可能であった。これら17例の患者のうち8人から2回以上の検査値が得られた。発症時の血液水銀値の予測値は，最低の水銀値でも全血1g当たり0.2μgHgをおそらく超えていることを示していた。毛髪水銀値に関するデータは，新潟における36人の患者データが利用可能であった。それら36人の患者のうち10人は，2回以上の毛髪水銀値が存在していた。しかし36人の患者データのうち5人分は，不正確と考えられたので除外された。水俣の患者に関しての血液データの解析はされなかった。中毒

症状の発症時の毛髪水銀値は，1例を除いてすべて200μg Hg/g かそれ以上であった。1例は，52μg Hg/g であった（この1例の毛髪水銀値に対応する血液サンプルは得られていない）[73]。水俣から報告された極めて不正確な9人のデータは，200μg Hg/g 以上の平均値を示していた。メチル水銀中毒症を発症後，様々な時期に亡くなった水俣の患者の脳に含まれる水銀値に関するデータは，およそ5μg Hg/g という値ぐらいか，あるいは大部分の患者の水銀値はこれよりもっと高い。そしてこれらのデータは多くの死んだ患者のほかのデータとも一致していた。

水俣と新潟の有機水銀中毒事件のデータは，メチル水銀に曝露されたときの中毒学的評価に際しては，ほとんど使用することができない。ただ単に，一般的に魚介類の摂取量は多く，魚介類の水銀値は高かったといえるだろう。

また，ヒトの胎児及び乳児へのメチル水銀の曝露についても，水俣から23人の胎児期のメチル水銀の曝露による中毒の症例について報告されている。その乳児は，脳に重度の障害（脳性麻痺及び知能障害）を受けていた。しかし，乳児は出生数年後に調査されたのであり，水銀濃度は，母親も乳児のどちらも入手されていない。新潟水俣病における胎児期の中毒に関しては報告されていない。

[3] アメリカ・ニューメキシコ州メチル水銀中毒事件（1969年発生）

1969年8月，ニューメキシコ州アラモゴールドのパートタイム農夫は，メチル水銀の防カビ剤で処理された穀物の種をブタに食べさせ始めた。1969年9月はじめに，これらのブタの1匹からの肉を家族10人で食した。1969年12月はじめに，家族のうち3人(8歳,13歳,20歳)は，運動失調（ataxia），狂躁状態（agitation），視覚障害（visual impairment），意識障害（impaired consciousness）を発現した。彼らの尿中水銀濃度は上昇していた。そしてブタ肉と種穀物から高レベルの水銀値が検出された。これら3人の家族は，キレート療法を受けて，ブタ肉を食べることを止めた。

水銀含有ブタ肉を食し始めたとき，母親は40歳で，妊娠3カ月であった。その後に，男の子が，母親の尿中水銀レベルが上昇している期間に分娩された。月齢3カ月で乳児は，筋緊張低下，刺激に対して極端に反応する傾向があり，視線固定の形跡がなく，間代性筋痙攣を示した。[45]

[4] イラクのメチル水銀中毒

〈イラクでのメチル水銀中毒の発生〉

メチル水銀で処理された小麦・大麦は，1971年9月16日から10月15日の間，イラク・バスラの南にある港より輸入され，同年10月22日から11月24日にイラクのすべての州へ配布された。メチル水銀で処理された小麦の配布総量は7万3,201 tで，メチル水銀で処理された大麦の配布総量は2万2,262 tであった。1972年1月初旬，イラク国中の病院で入院率が増加し，毎日数100人が入院した。2月末には，1日当たりの入院は5人以下に減少し，1972年3月27日以後，中毒に起因する新入院患者は報告されていない。[4]

〈中毒症状の発現と症状の経過〉

初発症状は，通例四肢のしびれ感や口周囲の感覚異常である。症状の出現は，通常，汚染食物の摂食停止後ある期間を経るまで現れない。潜伏期間の平均は，16日から38日間の範囲であった。

所見と症状の重症度は，摂取量に依存した。したがって，短期間のうちにメチル水銀に汚染されたパンを食べていた人の中には，単に感覚異常の徴候だけを示す者がいた。運動失調の重症度は，歩き方がわずかにフラフラする者から非常に著しい協調運動障害で歩くことのできない患者まで及んだ。視覚への影響は，かすんで見える者から重度の視野狭窄，さらに失明に至った者まで含んでいた。高濃度の血中水銀値を持った患者に，ろれつが回らないしゃべり方や聴力障害を現わす者もいた。死を招くような状態は，中枢神経系の明らかな損傷から生じた。心臓血管，胃腸，泌尿器の併発は稀であった。

劇症中毒患者は，医学的処置を受けたにもかかわらず死亡した。生存患者の多くは，汚染された食物の摂食を停止した2～3カ月後に徐々に改善を始めてきた。寝たきりのようになった患者の中には，歩く能力がゆっくり回復した者もいた。しかし，運動失調は残った。失明していたある患者は，現在では光に反応を示している。感覚異常は，最も持続する症状であった。[4]

〈汚染の確認と汚染物質の形状〉

1972年3月に2人の女性患者から採取された毛髪の連続サンプルの分析値は，期間中の水銀含有量の劇的な増加を示した（図3）。毛髪サンプル中の水銀の形状の大部分はメチル水銀であった。エチル水銀やフェニル水銀のような他の型の有機水銀は，検出されなかった。

患者の毛髪が40cmあれば（図3），曝露期間中とそれ以前の双方の水銀濃度を，明瞭に分析調査することは可能である。

このような毛髪サンプルの分析で，曝露の発生した時期，曝露期間や毛髪に含まれた水銀の化学的形状のより詳細な記録が，得られるはずである。現在得られるすべての証拠は，メチル水銀化合物によって引き起こされたことをはっきり示している。[4]

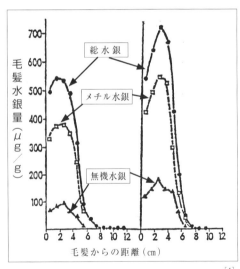

図3：2人の患者の曝露期間の毛髪水銀含有量[4]

〈摂取したメチル水銀量と血液中の水銀量との関係〉

患者125人のうち58人からは，摂取された水銀総量の推定を可能にするのに十分に詳細な情報を得た。58人の患者の血液サンプルは，曝露後65日の時点で採取され，推定摂取水銀量は，採取時点で患者から聞き取った量である。図4は，最小2乗法の一次回帰分析によって計算された，摂取した水銀量と血液中の水銀量との相関関係である。図4は，年齢（Aは10歳〜15歳，Bは18歳以上）によって2群に分けて表示されている。

2群の水銀値の低値は一致し，傾きは2群とも直線であるが，10歳〜15歳では傾斜は急であり，2群の間に有意差（$p < 0.05$）がある。18歳以上の相関係数は0.85で，10歳〜15歳では0.89であった。

図4からわかることは，メチル水銀の摂取量が同じ水銀の形状でも，[4] 10歳〜15歳の血液中に高水銀濃度をもたらすことである。

10歳〜15歳群で1mgの水銀を摂取した場合，血液中水銀濃度は17 ng/mlあり，18歳以上群で9 ng/mlであった（平均体重はそれぞれで31 kgと51 kg）。2群の間の有意差は，体重の差が重要な要素と考えられる。[4][70]

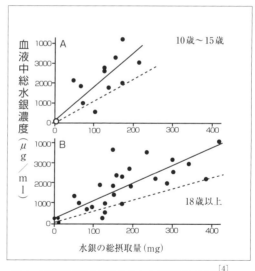

図4：推定摂取総水銀量と血中水銀濃度との相関[4] (注1)

〈メチル水銀の体内負荷量と症状発現との関係〉

Bakirらは，血液中の水銀レベルに応じて分類された患者の各グループに対して，メチル水銀の体内負荷量の推定を行った。Bakirらは，その推定された推定体内負荷量を横軸〔注2〕，応答頻度(％患者)を縦軸にとり，患者のメチル水銀の体内負荷量と症状の発現との相関関係を作成した(図5)。

患者らの体内負荷量と関係づけられた発現した症状は，paraesthesia(感覚異常)，ataxia(運動失調)，visual changes(視覚変化)，dysarthria(構音障害)，earing defect(聴覚障害)とdeath(死亡)である。[4]

各症状についてのそれぞれのグラフの形は，全般的に同じである。メチル水銀の体内負荷量の低いところでは水平線であり，体内負荷量が高くなると急勾配になっている。水平線が急勾配の線と交わる点は，中毒症状の検出が可能になったところのメチル水銀の体内負荷量の閾値であり，最少体内負荷閾〔注3〕を表している。それぞれの症状は，固有の体内負荷量の閾値〔注4〕を持っている。paraesthesia(感覚異常〔注5〕は25 mg，ataxia(運動失調)は55，90，170，200 mg，dysarthria(構音障害)は90 mg，deafness(難聴)

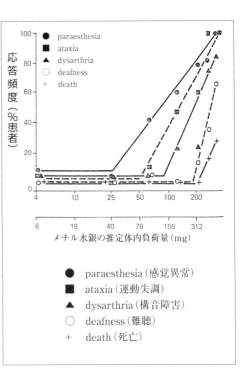

図5：メチル水銀の推定体内負荷量と有症率との相関関係[70]

は170mg, death（死亡）は200mgである。メチル水銀の体内負荷量の低いところでは水平線であり，うちMuftiらとKazantzisらは，イラクにおいて，メチル水銀殺菌剤で処理された穀物の摂取により激しい曝露にさらされた村民956人と，その近隣の住民207人を加え，そして，汚染穀物を受領しなかったという対照としての村民1,014人についての詳細な調査を行った。Muftiらは，汚染されたパンを食べた村民427人について，総摂取量（摂取量／日×摂取期間）に応じてグループに分け，その住民グループに関して知覚異常の発現頻度を報告している。摂取された総水銀量は，パン1個の水銀含有量から推定することができる。図6は，曝露を受けた

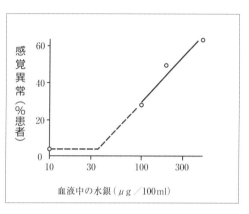

図6：メチル水銀の総摂取量と感覚異常の発現頻度との相関関係[70]

住民の感覚異常の頻度を，各グループの平均摂取量の対数に対して対数目盛上に，プロットしたものである。この住民集団の背景となる感覚異常頻度を4％と仮定し，水平線は，背景となる感覚異常頻度に相当する点から引いてある。高摂取投与量の諸点は，水平線よりはるか上にある。高摂取投与量の諸点より引かれている破線は，背景となる感覚異常頻度と血液中水銀量が37mgで交わっている。この交点が発現閾値と考えられる。それで曝露を受けた住民の平均体重を50kgとすると，発現閾値は0.7mg/kgとなる。Muftiらによって行われた大規模な住民調査は，Bakirらの研究の6カ月後に行われているが，水銀の体内負荷量も同様に0.5〜0.8mg/kg体重の範囲において矛盾していない。[70]

＊（〔注1〕〜〔注5〕）：別紙2注を参照）

〈ヒトの胎児及び乳児の生体への影響〉

　Bakirらは,「乳汁を分泌している総計43組の母親から血液と乳汁を採取した。乳汁中のメチル水銀濃度は,血液中の平均濃度の3%であり,母親の血液濃度が高ければ,乳児において,母親の乳汁中のメチル水銀濃度が危険な濃度をもたらすであろう[4]」と述べている。

　Amin-Zaki Lamantらは,「妊娠期間中にメチル水銀に曝露された乳児と母親の15組の中毒発生後から7カ月間の,乳児・母親の血液と母親の乳汁の水銀測定を含む,臨床的検診及び採取サンプル分析を行った。その結果,乳児の血液水銀レベルは,誕生後の最初の4カ月間では母親の血中水銀レベルより高く,水銀が母親から胎児にたやすく移行することや,乳児の血中水銀レベルが母親の乳汁の水銀の吸飲によって保たれている。したがって,胎児期に水銀に曝露された乳児と母親の乳汁から水銀に曝露された乳児は,概して,これら母親にみられるより高い血中水銀濃度に達することを示している」と,報告している[3]。

　胎児期に曝露を受けた乳児に関しては,イラクにおいては継続して調査研究が行われている[72]。

　Marshらは,29組の乳児と母親についての臨床的追跡調査に基づいて観察を行った。この調査研究では,妊娠中の母親の毛髪を1cm単位に区分分析し,最大毛髪水銀濃度と乳児の神経学的影響の頻度との相関関係を算出し,胎児期の曝露による乳児における精神運動遅滞を記述している[32][33]。

　それによれば,「母親の毛髪水銀レベルが180mg/kg以下で,4歳半から5歳になった幼児には,神経症状はごく軽いが,歩行や発語の遅れのような精神運動機能の影響において明らかな徴候を示していた」と,報告している。

　引き続きMarshらは,上述の29組を含む34組の乳児と母親に関する追跡調査を行っている[34]。報告によれば,母親の毛髪水銀レベルのピークは,0.4から640mg/kgにあり,5人の子供に重度の神経障害が観察されている。その中の4歳9カ月の子供は,盲目で聾,起立や歩行,及び

話すこともできなかった。頸部は強直反応を呈し，四肢は筋緊張の増強を示し，足底の伸筋反応を伴う腱反射亢進，そして手首の異常な肢位がみられた。身長は98cmで，頭周りが43cmの小頭症であった。これら重度の影響を受けた子供は，母親が妊娠3カ月〜7カ月の期間中に最高レベルの水銀に曝露されていた[72]。妊娠3カ月から4カ月は，胎児の脳に関して危険期間であることは知られている[6]。

さらにMarshらは，妊娠期間中の母親の神経学的影響についての調査を行っている。それによると，母親の神経症状は軽症で一時的であり，最も頻度の高い症状は感覚異常であった。劇症な乳児4人（組番号45,56,68,70）の母親のうち2人は無症状で，他の母親たちは妊娠期間中一時的な感覚異常を訴えていただけであった。これは水俣病で乳児と母親の組において，原田義孝によって最初に報告された所見と一致するものであった[15][16][72]。

〈日本のメチル水銀中毒におけるヒトの胎児及び乳児の生体への影響〉
　水俣から23人の胎児期におけるメチル水銀の曝露による中毒の症例について，次のように報告された[14][15]。
　◇明確な臨床症状
1　全症例において，乳児期の初期に臨床症状の発症。故に，疾患は先天性であるとみなされた。症状は，一過性でもなく進行性でもない。
2　身体発育の遅延は，これら患者に観察された。
3　精神障害は，全症例において顕著であった。
4　自発的運動能力の障害と筋緊張の異常は，自発的運動障害と協調運動障害と併せて存在した。これらの症状は，すべて両側性であった。
5　精神障害は，運動障害と密接な関係を持っていた。
6　毛髪水銀含有量は，患者において著しく増加していた。
7　患者らは気脳造影と脳波において特定の異常な特徴を示した。

　これらの症状は，胎児期中かあるいは誕生時に確認されていた，脳の

瀰慢性病巣によって引き起こされた。

　乳児の中枢神経系に影響を与える多くの疾患がある。したがって，脳性麻痺，脳変性疾患，特にテイ―サックス病，瀰慢性硬化症あるいは結節硬化症，小脳萎縮，先天性代謝異常，小頭症，脳腫瘍，トキソプラズマ症，先天性大脳奇形及び精神障害と区別されるべきである。

　しかし，乳児らは出生数年後（初診時年齢1年1カ月～7年6カ月）に調査されたのであり，母親の妊娠中及び乳児の誕生当時の水銀濃度は入手されていない[71]。また，新潟水俣病における胎児期の中毒についての報告はない[72]。

[5]　メチル水銀中毒曝露中断後のヒトの生体への影響

　◇不知火海におけるメチル水銀汚染のひろがり

　チッソ水俣工場において水俣病を引き起こした原因物質を放出していたアセトアルデヒド排水は，1932年からアセトアルデヒドの生産開始とともに排出し始めたもので，1958年9月までは終始百間港に排出されていた。1958年9月，排水路を百間港から水俣川河口（水俣川河口付近に所在する多数の沈殿葉プール群のこと）に変更した。1959年10月末からアセトアルデヒド排水は工場内循環方式により工場に逆送されて最終的には百間港に排出されていたものの，同工場においては，八幡プール建設の当初から同プールに入った排水が地下浸透水として，海に排出されることをもくろんで設計していたことが窺える。八幡プール群は，いずれも旧海面あるいは低湿地に護岸を築くなどしてカーバイド残渣等で埋め立てた後，その上にカーバイド残渣による堤防を築き，順次これを嵩上げしていったものである。プールの底部は極めて水を吸収しやすいカーバイド残渣であり，送水を始めてから最初はすべて地下に浸透し，5日ないし10日ほど経てプール側面への滲透として現われ，固形物の沈殿によってプールが満杯となって使用中止後，沈殿物が乾燥するまで長期間を要する。また八幡プールの水面が海面より相当高い地点に

あった。さらに，熊本大学医学部入鹿山且朗教授は，「水俣病の経過と当面の問題点」と題する論文の中で[23]，「昭和41年5月，アセトアルデヒド排水の循環方式が採用されてからも貝中の水銀が前よりも減少しなかったのは，八幡プールに溜まった水銀含有水が，サイクレーターを通じて水俣湾へ流されたためと考える。しかし，アセトアルデヒドの生産を停止した昭和43年5月以降は貝中の水銀量は著しく減少した。塩化ビニール系統の排水も同年3月新しくできた八幡プールに蓄えられ，現在まで海へ流されていないため，現在では水俣湾海水の新たな水銀汚染の機会はない。また，水俣川河口の大崎岬のアサリの水銀は昭和43年3月まで5ppm前後，時に10ppmの水銀が含まれていたが，昭和43年6月以降これも急激に減少し，同年8月には1ppm以下となっている。これは，おそらく旧八幡プールから洩れた水銀含有水が水俣川河口を汚染したためと考えられ，新プールが出来てから水俣川方面への水銀の排出がほとんどなくなったと考える」旨の研究発表をしている。

これらによれば，昭和34年10月末にそれまで水俣川河口に排出していたアセトアルデヒド排水を工場内循環方式により工場に逆送したものの，八幡プールに貯水されていたアセトアルデヒド排水は相当量地下に浸透し，地下水等と一緒になり，直接または水俣川を経て水俣川河口海域に流出し，これと同時に，同排水にはメチル水銀が含有されていたのであるから，同排水と同様メチル水銀も相当量八幡プール底部から地下滲透して地下水とともに水俣川河口海域に流出したことが明らかである[30]。

不知火海の汚染の広がりは，不知火海の堆積物に含まれる水銀の量を調べることで知ることができる。図7は，1996年における不知火海の堆積物の水銀レベルである。1～4ppmという高濃度の水銀を含む堆積物は，水俣湾の南から水俣の北の津奈木まで及んでいる。0.2ppm以上の水銀を含む堆積物は，鹿児島県の長島周辺から，獅子島，御所浦，天草の龍ヶ岳の近くまで広がっている。表1は，1960年における不知火海沿岸住民の毛髪水銀値の中央値，最小値，最大値を示している。この表か

ら，メチル水銀汚染の生物学的広がりも不知火海全域に及んでいることが推測される。[10]

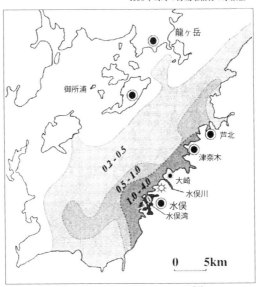

人為的メチル水銀汚染の拡がり
1996年当時の海底堆積物の水銀値

図7：不知火海の汚染の広がり[9]

	中央値 (ppm)	IQR (ppm)	検査数	最小値 (ppm)	最大値 (ppm)
水　俣	30.0	39.8	199	検出できず	172
津奈木	33.0	35.8	101	1.0	191
芦　北	48.6	33.7	40	1.5	192
御所浦	21.5	24.0	1160	検出できず	920
龍ヶ岳	17.5	19.3	87	0.5	167
熊　本	2.1	1.3	16	0.1	8

表1　1960年当時の毛髪水銀値[10]

◇水俣湾及び不知火海におけるメチル水銀汚染の期間

　ヒト生体におけるメチル水銀曝露状況を把握するための有効な指標としては，血液，臓器，毛髪等の水銀値がある。[49][51]

(1) 臍帯血中のメチル水銀濃度の推移

 日本では子供が生まれたときに誕生の記念として臍帯の一部を保存する習慣がある。水俣に住む住民の臍帯はメチル水銀の生物学的指標として知られている。[39]

 図8は，不知火海沿岸の113人の住民（水俣の住民を除く）の臍帯中のメチル水銀値の年次変化を示している。東京の住民の1975年の臍帯のメチル水銀値は，0.11 ± 0.03（平均値±標準偏差）ppmであったことから，1968年まで不知火海沿岸において，メチル水銀の汚染があったと推測される。

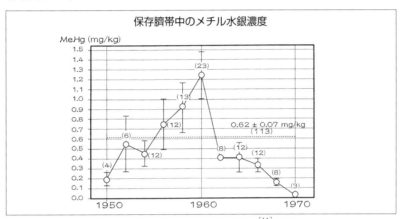

図8：メチル水銀汚染の期間[11]

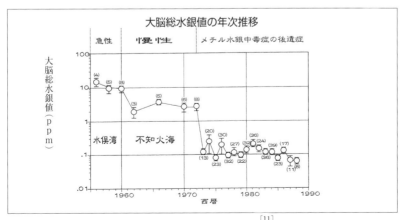

図9：メチル水銀汚染の期間[11]

(2) 大脳内の総水銀値の推移

　図9は，メチル水銀汚染の期間を推測するもう1つの生物学的データとして，病理解剖に付された水俣病認定申請者の大脳総水銀値の年次推移である。図からわかるように，メチル水銀は，1972年まで住民の脳を損傷していたと推測される[11]。

(3) 毛髪水銀値の推移

① 喜田村正次らによれば，1959年12月に測定された水俣病患者の毛髪水銀値は，「発病後経過月数の浅い者(特に入院して現地魚貝を摂取しなくなってからの経過日数に関係する)では最高705 ppmから280 ppmまで多量に含有されており，年月の経過とともに減少する傾向を見せている。この点は大体において死亡患者の諸臓器中の水銀含有量が発病後の年月とともに減少しているのとその軌を一にしている。魚貝の摂食状況を判定する上で，毛髪中の水銀分析成績は好個の指標を与えるものと思われる[26]」と報告している。

② 熊本県衛生研究所は，1960年11月から1962年5月まで不知火海沿岸一円(水俣市，津奈木町，湯浦町，芦北町，田浦町，御所浦村，龍ヶ岳町及び姫戸村)の毛髪を採取し，毛髪に含まれている水銀値を測定[35]した。その測定結果によれば，水俣市の毛髪水銀量の推移は，1960[36][37]年度では平均43.8 ppm，1961年度では平均35.1 ppm，1962年度では平均17.3 ppmであった。1962年度調査報告書の総括において，「以上の調査結果から考えるに，不知火海沿岸住民の毛髪水銀源の汚染度は第1回調査時よりは著しく改善されたが，未だ全く終息したものとは思われぬ[37]」と述べている。

③ アセトアルデヒド製造設備廃止直後の毛髪水銀量調査を実施した入鹿山旦朗らの報告によれば，「1968年に調査した水俣市一般市民男子25人の平均値は9.62 ppmであったが，同一対象について1969年に調べた結果5.5 ppmに減少した。1969年に漁業関係者38人について調べ

た結果平均6.0ppmであった。また1970～1971年に採取した漁業関係者21人の平均値は4.5ppmを示した。以上の結果から水俣市民の毛髪中の水銀は正常値に近づきつつあるといえる」[22]と報告されている。

上記3つの水銀値の推移から，少なくとも1950年から1972年まで，不知火海沿岸の住民は，チッソ水俣工場が放出したメチル水銀の曝露を受けていたと推測される。

3　メチル水銀中毒症における生体の損傷部位とその病理学的変化

[1]　メチル水銀中毒の病理学

メチル水銀中毒の古典的な病理学的記述は，Hunterらがメチル水銀の曝露を受けた工場労働者4人の臨床所見（前述，2参照）と，動物へのメチル水銀投与実験に関する病理学的観察をした論文がある[19]。ヒトにおける病理学的観察は，Hunterらが報告した4人のメチル水銀中毒症患者のうち15年後死亡した1人（症例4）の剖検報告である[21]。この論文は，選択的な大脳皮質と小脳の損傷の基本パターンを確立した。水俣の患者においてこの病理学的パターンの証明は，水俣病を引き起こす原因としてメチル水銀を指し示す証拠の重要な要素である。

(1) 動物へのメチル水銀投与と病理学的変化

①Hunterらのメチル水銀中毒による動物実験に関する病理学的観察記録

　この観察記録は，1940年，Hunterら[20]のメチル水銀中毒症患者の臨床学的記述とともに報告された14匹のラットと1匹のアカゲザルに，メチル水銀化合物を経口投与し死後の剖検結果に関する病理学的観察報告である[19]。

Hunterらの論文において，観察所見は以下の点が示された。

a　メチル水銀化合物の投与による生体への影響は，食物摂取であろうと吸引であろうと同じであり，投与後2週間から3週間しないと，症状は観察されなかった。

b　組織学的病変は，初期には，末梢神経，脊髄後根と三叉神経に重度のワーラー変性が認められ，引き続きその後，脊髄後柱と三叉神経脊髄路に認められた。

c　ラットにおいて中毒後期に観察された小脳中葉の顆粒層細胞の限局性変性は，ラットの脳に見出された唯一の顆粒状変性であった。そして，脊髄小脳路あるいは隣接しているプルキエン細胞には，少しも変性がなかった。

d　一方，サルでは小脳皮質は影響されなかった，しかし，特に大脳には，多数のニューロンの崩壊を伴う瀰慢性脳炎が認められた。

e　ラットでは類似の変性が認められなかったことは，種の異なりで皮質ニューロンの感受性における差異を指摘することができる。

f　動物実験により得られた臨床経過は患者でみられたものと非常に類似していたので，患者とこれら動物の臨床状態の病理学的基本は，おそらく共通であろう。患者の症候学的所見は，広範な末梢神経炎が脊髄後柱の変性により起こったことを示唆している。

②Grantのメチル水銀中毒の実験病理学[13]

　リスザル・ラット・ネコを使ったメチル水銀投与実験は，メチル水銀中毒の臨床的かつ病理的特質について研究を企図したものである。リスザルの曝露時間の解析を通し，脳における水銀の再分布が大脳皮質の損傷部位と一致していることがわかった。リスザルの場合，急速な体内蓄積というよりむしろ慢性的な蓄積の方がメチル水銀中毒となった人間と臨床的に類似したパターンを示しており，より広範な皮質の損傷を伴っていた。臨床的にはいまだ症状として現れていない神経系の損傷がリスザルやラットにみられた。直接的にメチル水銀含有物に曝露されたネコは，自然濃縮メチル水銀に汚染された湖から獲れ

た魚をえさとして与えたネコと，血中水銀濃度や脳の水銀濃度が極めて類似した値を示し，また小脳の損傷という点でも極めて類似していた。

③Shawらの霊長目の実験的メチル水銀脳障害における神経病理学的病変の差異[43]

アカゲザルにおける実験的有機水銀中毒によって次のことが明らかになった。即ち，メチル水銀を投与する量，期間によって中枢神経系の損傷の場所も損傷の特徴も異なる。鳥距皮質や島皮質のような，大脳皮質の深い脳溝内側の損傷は慢性中毒で生じるが，急性中毒では小脳の歯状核や外側膝状体が選択的に障害される部位である。

私たちの実験では，末梢神経，神経根，脊髄神経根に全く損傷を示さなかった。

メチル水銀投与実験による中枢神経系における損傷部位の動物種の差異は比較的明確である。Grantによれば，ラットでは末梢神経と神経根はメチル水銀の第1の標的臓器であるが，しかし，ネコでは小脳が主要な損傷部位で，リスザルでは大脳が主要な損傷部位である。これらの所見は，Hunterら，宮川，武内そして私たちとも一致している。

(2) ヒトメチル水銀中毒症についての病理学的変化

①Hunterらのメチル水銀中毒症に関する病理学的観察記録[21]

〈剖検所見〉は次のとおりである。

a 大脳の脳回萎縮は，後頭葉の内側面，特に鳥距溝の周囲に著しい。

視放線（左）のサイズは縮小されているが，組織学的変化はない。外側膝状体は正常である。視交叉及び視神経の近位端に変性は見出されていない。

皮質の萎縮は，視覚皮質に認められる。より限定された萎縮の病巣は，左側上側頭回に見出された。

これら病巣は皮質の頂よりむしろ溝の深部に影響を与える。

b　小脳において，小脳回の萎縮は両側葉の外側溝第1裂後部の深部で著しい。
　　　皮質の変性は，萎縮が著しい。顆粒細胞層において細胞の消失は全面的であり，プルキエン細胞層の細胞の消失は一般的に少ない。
　　c　脊髄，脊髄から出る神経根，後根神経節，坐骨神経及び尺骨神経は，すべて正常である。
　　〈考察〉において，Hunterらの記述

- 症例4の患者の神経学的臨床障害は，発現時急速に進行し，その後は固定した。顕著な特徴は，重篤な全身に及ぶ運動失調と重度の求心性視野狭窄であった。彼の人生の最後の年ずっと高血圧であった。死はおそらく心筋梗塞に起因する心不全によるものであった。

- 病理学から，神経学的障害は，中枢神経系のニューロンの破壊によるものである。視野狭窄は，視覚皮質の著しい萎縮に起因するものである。視覚皮質の著しい萎縮は，鳥距溝の前端部周辺で高度であった。

- 運動失調は，脊髄後根と小脳皮質の間の経路は全く損傷されていないのだから，小脳皮質の著しい変性によるものであることに違いない。小脳皮質の領域で顆粒細胞層の変性と萎縮が，細胞学的変化における決定要因である。

- 私たちが既に報告してきた動物実験を思い出すことは適切である。私たちが行った一連のラットのメチル水銀中毒実験で，顆粒細胞層の局在性の変性が，11日目に見られた。その後12週間にわたりその動物を維持すると，この顆粒細胞層が石灰小球を含んでいた。しかしこの変性は後の方で出現し，脊髄後根，末梢神経，そしてその後生じた脊髄後柱の深刻な変性の補助的な現象と思われた。私たちはヒトにおけるメチル水銀中毒による変性が，私たちが間違っていた（erroneous）のだが，ラットのメチル水銀中毒と類似の流れで進行すると推測していた。しかし本件では，末梢神経も脊髄の後柱も変性を示す証拠はなかった。

②日本におけるメチル水銀中毒症の病理学的研究報告
  1) 武内忠男の「水俣病の病理」における記述[55]

　　水俣病の剖検例からみて，成人，小児及び胎児によりやや趣を異にし，また急性経過と慢性経過で幾分異なり，さらに個体差によりかなりの相違を招来している。しかしそれらの病変を分析的に観察するとき，その本態は常に中毒性脳症であって，しかも神経系統の障害に水俣病特異の病変があって，罹患年齢を問わず，また臨床経過の長短及び軽重を問わず，共通の所見として現れるものである。

1 大脳皮質では，両側性に全般的にその神経細胞の障害を招来しうるが，どちらかといえば選択的好発的局在性のある侵され方がみられ，特に鳥距野・横側頭回・中心回などは著明におかされる。この選択的局在性は，成人水俣病ほど一層現われやすく，小児ことに幼若なほど現れにくい。胎児，小児ほど大脳皮質は全般的に広範囲にわたって障害される傾向を示す。

2 鳥距野では，両側性に障害が現れるが，神経細胞の脱落はその領域でも前方ほどより顕著で，後方に移るにつれて比較的軽度となる。

3 後頭葉の病変は著しく軽い。側頭回の神経細胞の障害は強く，深部の脳溝に面する側に一層強い。中心回領域についても同様のことがいえる。

4 その他の領域でも，神経細胞の障害は半球の脳回表面より，深部の脳溝側に一層強い。しかも層構造からみると第Ⅱ～Ⅳ層がおかされやすい傾向をもつ。障害の強い場合は全層がおかされる。

5 大脳皮質の神経細胞脱落は，軽度の場合は散発性，個在性で，強度になってくると瀰慢性に脱落し，さらに強度になると全神経細胞の細胞体とその突起及び神経線維の脱落・消失を招来し，顕微鏡的海綿状態となり，さらに強くなると肉眼的な海綿状態となる。最も強度な例は大脳半球の全皮質に海綿状態を形成する。

6 皮質神経細胞の変化は，急性期には，急性腫脹，染色質溶解・崩壊及び神経細胞侵食がある。回復した神経細胞は変性萎縮，硬化などの

病変を示し，破壊の強いものは消失脱落して，それに応じてグリア細胞の反応と増殖が招来される。10年を経過してもこのような脱落所見とグリア反応を認めることができる。経過が慢性になると，皮質障害はその神経線維に波及して，続発性に大脳髄質の瀰慢性脱落性変化を招来する。

7 小脳では，新旧小脳に区別なく，小脳半球にも虫部にも全般的に障害がみられ，皮質でも特に顆粒細胞障害性の形をとってくる。急性期に既に顆粒細胞の崩壊ないし融解を招来し，速やかに消失脱落する傾向を示す。半球にみられる変化は中心性で，一般に表層よりも深部の脳溝に面する部に一層強い障害が現れ，また顆粒細胞層の内では表層に近いプルキエン細胞層直下から脱落し始める傾向がある。強い障害がある部位では顆粒細胞の全脱落をみ，小脳の強い萎縮を招来する。

8 顆粒細胞の消失が強く，その層の強い非薄化があっても，歯状核にはそれほど顕著な病変は招来されない。たとえ初期に変性が強くても，その脱落をみることは稀である。

9 大脳及び小脳の皮質障害に比して，他の神経系統には比較的軽い変化しか認められず，脳幹には共通の著明な変化は起こりにくいことは1つの特徴である。

10 脊髄や末梢神経の病変の軽いことも注目される。

〈胎児性水俣病病理の特徴〉[54]

1 脳の発育不全と，脳発育期に障害が加わって現れた形成異常は，胎生期に中毒作用を受けた証拠となるものであって，小児水俣病には決して認めることのできない特異の所見である。

2 脳に強い萎縮があり，その萎縮は大脳・小脳の広範囲にわたっている。

3 大脳皮質細胞の障害が両側性に証明され，その脱落を認めており，しかもその脱落は脳溝深部に比較的強い。また残存神経細胞の低形成や形成異常だけでなく，明らかに硬化及び萎縮と考えられる所見をみ，また数の減少も著明である。

4 鳥距野・横側頭回・中心回などを含む広範囲の大脳半球をおかし，成人の示す症例よりさらに強い病変をみる。
5 小脳萎縮は，顆粒細胞の減数・消失を蒙り，胎児性水俣病の特異な病理像である。
6 大脳核・脳幹・脊髄及び末梢神経の病変が大脳皮質及び小脳に比べて比較的軽度である。

〈病理学的研究からみた水俣病の原因に関する考察〉[53]

病理学的には急性例と慢性例ではその詳細な所見を異にするが，共通所見である本質的変化は同一であって特徴ある病変を示す。その主要な点は神経細胞の障害と循環障害であるが，特徴ある所見は全例に小脳顆粒細胞の強い退行性変化，ことにその脱落が顕著でいわゆる小脳顆粒型萎縮を招来していること，視中枢とみられている鳥距野の退行性変化が著明で，その部の神経細胞は広範かつ強度に脱落を招来していること，その他大脳皮質，皮質下核群，間脳，脳幹部の核群に不定の神経細胞障害を散見すること等である。急性期には脳腫脹，微小出血，強度浮腫が共通所見としてみられ，また慢性例では強度の脳萎縮とこれに伴う外脳水腫がある。脊髄，末梢神経には，不定部位に稀に脱髄性所見を認める。一般臓器には顕著な変化はない。以上の所見のうち最も特徴的な小脳顆粒型萎縮，視中枢荒廃はヒトの剖検例では有機水銀中毒例に認められている。

この報告は，1959年11月12日，厚生省食品衛生調査会が，熊本県水俣湾周辺に発生している食中毒の原因究明について，「水俣病は水俣湾及びその周辺の棲息する魚介類を多量に摂食することによっておこる主として中枢神経系統の障害される中毒性疾患であり，その主因をなすものはある種の有機水銀化合物である」とする厚生大臣への「答申」[27]の根拠となった病理学的報告である。

 2） 持続する感覚障害と病理との相互関係
   白木博次，武内忠男は，持続する感覚障害と中心後回の皮質の損

傷との相互関係に関して，論文において次のとおり記述している。[44]

　四肢遠位部において主に障害された表在感覚は，末梢神経への波及を示唆しているが，念入りな標本検査にもかかわらず，末梢神経，後根神経，脊髄の後柱及び後角，脳幹の感覚路，そして視床核に何の変化も発見されなかった。これらの障害された感覚が病後期中に回復したので，発症時に発現していたかもしれない末梢神経の変化は，可逆性の性質であったに違いない。それに反して，立体認知の障害のみならず，位置覚，振動覚，圧覚，そして二点識別等の障害は，程度の差はあれ存続したままであった。様々な程度の病理学的変化は，全症例において，中心後回の皮質に発見された。これら臨床上の後遺症と中心後回の皮質の損傷との密接な相互関係が示唆される。

3）　水俣病に対する「政府の統一見解」とその根拠となった「病理学研究」

　1968年9月26日，厚生省は熊本水俣病について，チッソ水俣工場のアセトアルデヒド・酢酸製造工程中で副性されたメチル水銀化合物が原因と断定した。同日，科学技術庁も新潟水俣病について昭和電工鹿瀬工場のアセトアルデヒド製造工程中で副性されたメチル水銀化合物を含む排水が大きく関与して中毒基盤となったことを結論とした。これが政府の統一見解となった。

　同日，厚生省は「水俣病に関する見解と今後の措置」を公表した。その中で，水俣病の本態について，「水俣病は，水俣産の魚介類を長期かつ大量に摂取したことによって起こった中毒性中枢神経系疾患である」と明示した。[28]

　この見解で「水俣病は中毒性中枢神経系疾患である」とした根拠となった病理学研究は次のとおりである。[55]

　水俣病の形態病理発生は，主として中枢神経系統，しかも神経細胞の障害にあることを見出し，その障害もかなり好発部位があって，小脳皮質でもその顆粒細胞障害が目立ち，また大脳皮質では，

後頭葉特に鳥距野（視覚野）や中心後回が障害されやすく，側頭葉はこれに次ぎ，前頭葉が最もおかされ難いことを知り，間脳，中脳の核神経細胞は皮質神経細胞ほど脱落がなく，延髄や脊髄は極めて軽い変化しかなく，また末梢神経障害はほとんど見出されないか，極めて軽いということがわかった。

③熊本水俣病損害賠償請求事件第一審判決において示された「水俣病の病理的所見」[29]

水俣病には，急性・亜急性劇症型にみられるように重症のうちに比較的短期間に死亡するものから，約10年を経過して続発症で死亡するものまであるが，これらの死亡患者のうち，熊大医学部病理学教室で剖検された23例にみる主要病変を要約すると，次のとおりである。

（1）水俣病の本態は中毒性神経疾患で，主として中毒性脳症である。
（2）その原因物質は，主として大脳皮質及び小脳皮質を障害する。
（3）大脳皮質では，両側性に大脳半球の広範囲の領域にある神経細胞が障害され，一般に選択的好発局在が認められる。最も障害の強い領域は後頭葉で，しかも鳥距野領域，中心後回，横側頭回などである。

④IPCS（化学物質の安全性に関する国際プログラム）のメチル水銀の環境保健クライテリア（101）の見解

〈神経系への影響〉[69]

神経系は，メチル水銀の成人への影響に対して主な標的臓器である。メチル水銀は，知覚，視覚，聴覚の機能に関連する脳領域とともに，協調運動にかかわる特に小脳に，影響を与える最も一般的な作用である。最も早期の影響は，感覚異常，倦怠感，目がぼやける等の訴えのような非特異的な症状である。その後に，求心性視野収縮，難聴，構音障害，運動失調のような所見が現れる。最悪の場合，患者は昏睡し，最終的に死亡に至る。重度の症例でない場合，それぞれの現存する症状はある程度回復する。これは中枢神経系の代償作用による機能的回復であると思われている。感覚異常の自覚的な愁訴は，日本の中毒事件において曝露

された患者に持続的な症状であることがわかった。ところがイラクの事件では多くの症例で感覚異常は一過性であった。この違いの理由は不明である。

　メチル水銀中毒にはいくつかの重要な特徴がある。
- 長い潜伏期間は通常数カ月持続する。
- 神経系，特に中枢神経系にのみにほとんどすべて限局された損傷。
- 脳の損傷領域は，高度に局在化されている。例えば，皮質視覚野及び小脳顆粒層，特に内側に折り込まれた領域（脳溝）など。
- 重度の症例の影響は，神経細胞の破壊により非可逆的である。
- 最も早期の影響は，感覚異常，目がぼやける，倦怠感等の訴えのような非特異的な自覚的な愁訴である。

別紙1

①
［注1］：指指試験は，患者の両腕を体幹と十字になる位置に置き，両腕を正面に移動させ真正面で示指が合致するかをみる。指鼻試験は，患者の示指を自分の鼻先と検者の指先へ交互に繰り返して触れさせる。指が目標地点より行き過ぎたときは測定過大であるとみられ，指が目標地点に達しないときは測定過小であるとみられた。これらの障害は2つあるいはそれ以上使った筋肉活動が障害されていることを示していた[12]

［注2］：ジアドコキネーシス（拮抗運動反復試験）は，患者に前腕を前方に出させ，手のひらを速やかに回外・回内を繰り返させると正確に行えず，リズムが不規則になる。急速な変換運動を行う能力が障害されているときに示される徴候であった。[12]

②視覚障害

際立った特徴は，全例にみられた両側対称な求心性視野狭窄（右記図）である。[58]視野狭窄の範囲が大幅に変動する現象がしばしば観察された。この視野の

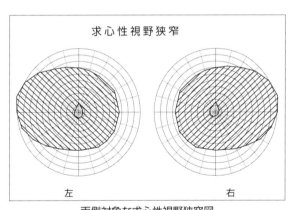

両側対象な求心性視野狭窄図

変動は，機能的なものであり，器質的なものではないと推測された。加えて空間コントラスト感度や立体覚の異常が高い確率で検出された。一方，視力，眼底，眼球運動，瞳孔反射は正常であった。瞳孔不同も眼振もいずれもみられなかった。これらの所見は後頭葉の視

覚中枢が強く損傷されていることを示していた（大脳皮質以外は損傷されていない可能性を強く示唆していた）[12]。

③聴力障害

　純音聴力閾値測定結果（下記グラフ）[40]のように，両側性の聴力障害がみられる。患者の平均聴力曲線において，125～200cpsで35～40db損失の水平型を示すが，3000cpsからゆるやかな斜降を示し，5000～8000cpsで最も低い。平均33～57db損失で，騒音性難聴の工場労働者と比較して難聴は高度ではなく，中等度難聴を示している。骨導は気導に比して障害が強く，耳栓骨導検査が陽性なことから感音性難聴の像を示していた。病理学的剖検所見においては，側頭葉の横側頭回の皮質神経細胞脱落，変性がかなり認められていた[40]。

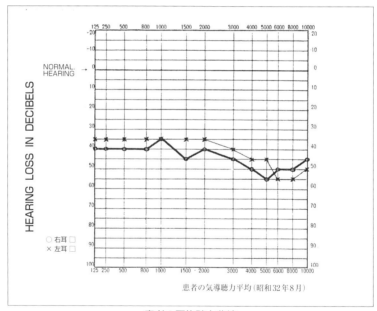

患者の平均聴力曲線

④嗅覚障害及び味覚障害

　急性のメチル水銀中毒になった患者は，メチル水銀中毒による臨床症状が最初に出現するときに，嗅覚の主観的変化や味覚の喪失を

しばしば訴える。嗅覚の検出閾値や認知閾値の上昇が存在した。しかし，これらの患者では，鼻科学的な検査では，鼻や副鼻腔には嗅覚障害に関連するような病理学的な所見はほとんど検出されなかった。味覚障害もまた電気味覚測定法や半定量的な検査で検出された。嗅覚及び味覚に関連する脳神経の病理学的研究では，ほとんど変化を認めなかったので，嗅覚障害及び味覚障害は（大脳）皮質損傷から生じたと考えられるだろう。[12]

⑤精神症状

立津政順らは，1961年から1962年に44人の成人の疾患について調査し，1964年から1966年にそのうち40人を追跡し，さらに別な4人を加えて調査した。後天性水俣病の臨床像を構成する主な症状は，知能障害，性格障害，神経症状である。44例の調査によると，知能障害は42例に，他の症状は全例に認められている。

1 知能障害

水俣病における知能障害には，次のような特徴が認められる。1)一般に知能障害の高度な例ほど神経症状も顕著である。2)無欲・軽度の意識障害や精神混濁はほとんど認められない。3)中等度・軽度障害のすべての患者は，程度の差はあるが，自己の知的機能の障害を認識している。4)漢字の読みが障害されている。5)高度の知能障害は7〜12歳と69〜75歳の幼若者と老齢者に限られている。

2 性格障害

性格障害は，次のような類型が区別される。

i 全精神機能における積極性減弱を主徴する状態

生活態度の無気力で活発さを欠く，疲労しやすく，仕事が少し困難になると耐えられない。無表情，周囲への積極的関心や感情の表出が乏しくかつ無力的。感情の起伏が少なく，自在性に乏しく，温かみがない。一方，笑いやすく，不機嫌になりやすく，気分が変わりやすいところもある。他人との交渉においても積極性がなく，口数も少なく，学校ではいわれなければ掃除などもしよ

うとしない。動作はのろく機敏さを欠く。前記は心身障害児に似ているが，水俣病学童ではとりわけ積極性がなく，無口で，孤独的であるといわれる。

ii 異常なはにかみ・不可視・反抗を主徴とする状態

異常にはにかみ，他人と会うのを避ける傾向にあり，働きかけても他人接触は表面的で，診察や質問にも乗ってこない。不愛想で，そっけなく，親しみ難い。家人に対しても，不関の態度を示すこともある。対談時は，低声で口数少なく，面倒くさそうで，視線を下方に向け嫌人的。検診に対しても非協力的。医師の姿を見ると，自宅の隅に逃げ，あるいは室外に出てしまう。他人に対する無視・反抗の態度である。

iii てんかん性性格特徴を主とする状態

患者は，1つのことに固執し，徹底するまで続けようとする。一旦1つのことに注意が向けられると，それを他に転換することが困難である。同じことのしつこい反復の傾向の著しい例もある。字を書かされた患者が手のふるえのため書けないので，もうよろしいから止めるよう幾度催促されても応ぜず，なお一生懸命に書こうとして鉛筆を離さない。指鼻試験を1度やらされると，それが終わってもなお続けて繰り返す。廊下を始終行ったり来たり反復する。きちょうめんで，植木鉢はことさらに整然と並べられてあり，丁寧に繰り返し水がやられる。1つひとつの字画は截然と書かれ，線は力を入れてはっきり引かれる。小用の回数・薬の数が克明に記録される。自己中心的・わがまま，独断的，強情で他人の言うことを聞かない。思考も迂遠。口のきき方が爆発的で怒りやすい。精神機能が全体に緩慢である。

iv 抑制喪失症状の目立つ状態

無作法で無遠慮でなれなれしく，わがままで自己中心的。ききわけなく強情で一方的。我慢がきかず，怒りやすく，落ち着きがなく，多幸的，拒絶的で扱い難く，子供っぽい。金を持つと全部

使ってしまい，釣銭は捨ててしまう。
v 情意機能が消失に近い状態
　失外套症状群及びそれに近似の状態の患者にみる情意障害である。顔・他の身体部位における精神的なものの表出や周囲からの刺激に対する反応が極めて少なく，知能障害も神経症状も極めて重い。
3 他の疾患の場合との比較
　通常の精神薄弱・日本脳炎後遺症・進行麻痺・脳動脈硬化症などの患者と異なり，多くの水俣病の患者は，感情面で温かさや生彩に乏しく，深みがなく，親しみ難い。このことは，水俣病患者の性格障害の一面を特徴づけているように思われる。
　次に，注目すべきこととして，水俣病患者の一部の性格面にてんかん患者の性格特徴と共通するものがみられる。さらに両疾患に共通な点を求めると，運動失調と小脳の病変がしばしば証明されるということである。[57]

別紙2

　イラクのメチル水銀中毒事件に関する〔注1〕〜〔注5〕
〔注1〕図4の破線は，Miettinen[38]によって報告された標識された放射性メチル水銀を用いたトレーサー実験に基づいて推定した血中の水銀濃度とメチル水銀の体内負荷との相関関係が示されている。この破線の一次回帰直線と図4のイラクの患者の一次回帰直線を比較もされている。実線と破線の傾きは，t検定$(P \rangle 0.05)$によれば有意の差はない。

〔注2〕図5の横軸が2つあることについて
Bakirらは，14人の患者において，患者より報告された平均曝露日数

が，同じ患者の毛髪分析から算出した66日に対して48日であったことに注目した。それに伴い，メチル水銀の推定体内負荷量を約1.6の倍率で増し（下の横軸対数目盛）プロットした。そのようにすれば，Bakirらの血液濃度—メチル水銀の推定体内負荷量との相関関係が，Miettinenによって算出された血液濃度—メチル水銀の推定体内負荷量との相関関係と同一になり，感覚異常の体内負荷閾値が，40mg/Hg，0.8mg/体重kg体重ということになる。

〔注3〕「最少体内負荷閾値」とは，メチル水銀による影響が，非曝露群で発現する頻度を超えて検出できるようになるときの体内負荷値を示している。だが，メチル水銀がこのレベルより下では，ある個体において影響を生じないことを意味するものではない。

〔注4〕Bakirらは，推定された体内負荷量の閾値の妥当性についても検討を行っている。

　推定された閾値の妥当性は，図5で得たグラフのすべての症状が，血中濃度の最も低いときでさえ0から10％間の頻度で出現したという事実で限界がある。それら出現頻度の背景は，水銀に曝露されていない農民の症状の発現を表わしているかもしれない。あるいは誤診によるかもしれない。または聴き取られた症状の場合，患者の訴えが不正確なためかもしれない。農民の多くは，メチル水銀中毒の症状を知っており，その知識が臨床医に対して症状の説明をするときに影響を与えたかもしれない。このような調査研究条件の下での検出感度の限界である。それにもかかわらず，感覚異常に関して計算された水銀値25～40mgの閾値は，日本の水俣病のデータからスウェーデン専門家委員会によって計算された水銀値の30mgの閾値と非常によく一致している。したがって，算出された体内負荷量の閾値は，バックグラウンドの発現頻度の5～10％を上回り，徴候の始まりに適用している。

〔注5〕検出された知覚異常についても検討を行っている。

　血液において800ng/mlあるいはそれ以上の水銀濃度を持った患者でメチル水銀の摂取中止7〜8カ月後に実施した電気生理学的研究は，感覚閾値，感覚潜時，感覚伝導速度，H反射伝導時間，運動伝導速度，あるいは，上腕二頭筋や上腕三頭筋の安静時の電気的活動，他動運動（伸展・収縮）で少しも異常の診断結果を得ることができなかった，とBakirらは述べている。[4]

　すなわち，Bakirらは，末梢神経の異常所見は得られなかったと述べているのである。

引用文献

[1] Aberg,B, L.Ekman, Falk. R, Persson. G : Metabolism of Methyl Mercury (203 Hg) Compounds in Man — Excretion and Distribution, Arch Environ Health Vol 19, p.478—p.484, Oct 1969.

[2] Al-Shahristani Hussain : Shihab Kamel M : Variation of Biological Half-Life of Methylmercury in Man, Arch Environ Health Vo28, p. 342—p. 344, 1974.

[3] Amin-Zaki Laman, Elhassani Sami, Majeed Mohammed A., Clarkson Thomas W., Doherty A., Greenwood Michael R : Intra-uterine Methylmercury Poisoning in Iraq, Pediatrics, Vol. 54 No. 15, p.587—p.595, 1974.

[4] Bakir F., Damluji S. F., Amin-Zaki L., Murtadha M., Khalidi a., Al-Rawi N. Y., Tikriti S., Dhahir H. I., Clarkson T. W., Smith J. C., and Doherty R. A. : Methylmercury Poisoning in Iraq. An Interuniversity report, Science, Vol 181, p. 230—p.241, 1973.

[5] Berlin Maths : Transport and distribution, Mechanisms and toxic effects of organic mercury compounds ; Chapter 16 Mercury. In Handbook on the Toxicology of Metals, 2nd edition, p.419—p.420, 1986. 訳：浴野成生.

[6] Berlin Maths : Toxic effects and mechanisms, Chapter 16 Mercury. (1986) In Handbook on the Toxicology of Metals, 2nd edition, p.421—p.426, 1986. 訳：浴野成生.

[7] Berlin Maths : Elimination and excretion, Chapter 16 Mercury. (1986) In Handbook on the Toxicology of Metals, 2nd edition, p.420—p.421, 1986. 訳：浴野成生.

[8] 浴野成生：メチル水銀中毒の分子，細胞，組織レベルにおける作用機序，熊本大学大学院教養課程講義ノート，2011年．

[9] 浴野成生：人為的メチル水銀汚染の拡がり，浴野成生提供，2015年．

[10] 浴野成生，諏佐マリ：メチル水銀汚染の広がり，水俣病における科学と社会 保健医療社会学論集第20巻第2号，p.40—p.41，2010年2月．

[11] 浴野成生，諏佐マリ：メチル水銀汚染の期間，水俣病における科学と社会 保健医療社会学論集第20巻第2号，p.40—p.41，2010年2月．

[12] Ekino Shigeo, Susa Mari, Ninomiya Tadashi, Imamura Keiko, Toshinori : Minamata disease revisited:An update on the acute and chonic manifestations of methyl mercury poisoning, journal of the Neurological Sciences 262, p.131—p.144, 2007.

[13] Grant.A : Pathology of Experimental—Methylmercury Experimental—Some Problems of Exposure and Response, Mercury, Mercurials, and Mercaptans, (Miller Morton W. and Clarkson Thomsa W., Eds.), p. 294—p. 312, 1973. 訳：浴野成生.

[14] 原田義孝：胎児性（先天性）水俣病，［編］忽那将愛：水俣病—有機水銀中毒に関する研究—，熊本大学医学部水俣病研究班，p.133—p.138，1966年3月31日．
[15] Harada Yoshitaka : "Comment" Congenital (or Fetal) Minamata Disease, [Chief] Kutsuna Masachika : Minamata Disease, Study Group of Minamata disease Kumamoto University, p.115—p.117, 1968.
[16] Harada,Y : Congenital (or fetal) Minamata Bay disease. Minamata disease, Kumamoto Study Group of Minamata disease, Kumamoto University p.101—p.103, 1968.
[17] 熊本地方裁判所民事第三部：熊本水俣病損害賠償請求事件第一審判決（熊本地裁昭和48.3.20判決），判例時報No,696，p.122—p.123，1973（昭和48）年4月21日号．
[18] 細川一：細川一博士報告書，p.1—p.10，1956年8月29日．
[19] Hunter Donald, Bomford Richard R, Russell Dorothy S : Poisoning by methyl mercury compounds — Animal Experiments, Quarterly Journal of Medicine, 9 No.35, p.204—p.213, 1940. 訳：浴野成生．
[20] Hunter Donald, Bomford Richard R and Russell Dorothy S : Poisoning by methyl mercury compounds, Quarterly Journal of Medicine, 9 No.35, p.193—p.213, 1940. 訳：浴野成生．
[21] Hunter Donald, Russell Dorothy S : Focal Cerebral and Cerebellar Atrophy in a Human Subject due to Organic mercury Compounds, J. Neurol. Neurosurg. Psychiat., 17, p.235—p.241, 1954. 訳：浴野成生．
[22] 入鹿山且郎，藤木素士，田島静子，大森明子：水俣地方の魚貝，海底泥土などの水銀汚染状況の変遷，日本公衛誌第19巻第1号，p.25—p.35，1972年1月15日．
[23] 入鹿山且朗：水俣病の経過と当面の問題点，公衆衛生　Vol.33　No.2，1969年2月．
[24] 喜田村正次，近藤雅臣，滝澤行雄，藤井正美，藤木素士：生物学的濃縮，水銀，講談社，p.265—p.267，1981年9月1日．
[25] 喜田村正次：魚介類へのメチル水銀蓄積，水俣病の発生機序（神経進歩第13巻第1号），p.137—p.138，1969年4月．
[26] 喜田村正次，上田京二，新納実子，氏岡威令，三隅彦二，柿田俊之：水俣病患者ならびに水俣地方漁民家族の毛髪，爪中の水銀含有量について，熊本医学会雑誌第34巻補冊第3，水俣病に関する化学毒物検索成績（第5報），p.596—p.599，1960年．
[27] 厚生省食品衛生調査会：答申（厚生省発衛第572号　昭和34年11月12日），熊本県環境公害部：訴訟概要，p.139，1993年10月．
[28] 厚生省：水俣病に関する見解と今後の措置（昭和43年9月26日，厚生省），衆議院調査局環境調査室—水俣病問題の概要，p.141—p.142，2006年4月．

[29] 熊本地方裁判所民事第三部 斎藤次郎，鴨井孝之，浦島三郎：水俣病の病理的所見，判例時報No.696，熊本水俣病損害賠償請求事件第一審判決，p.68－p.69，1973年4月21日．

[30] 熊本地方裁判所刑事第二部 裁判官 松尾家臣，加登屋健治，石田実秀（転任）：アセトアルデヒド排水，判例時報931号，業務上過失致死，同傷害被告事件，熊本地裁昭51（わ）164号，昭和54・3・22刑二部判決（熊本水俣病刑事事件第一審判決），p.13－p.28，1979年9月1日号．

[31] Marsh David O., Clarkson Thomas W., Cox Chiristopher, Myers Gray J., Amin-Zaki Laman and Al-Tikriti Sa'adoun：Fetal Methylmercury Poisoning. Relationship Between Concentration in single Strands of Maternal Hair and Child Effects, Arch Neurol 44, p.1017－p.1022, 1987.

[32] Marsh,D.O., Myers,G.J., Clarkson.,T.W., Amin-Zaki L., and Tikriti.S.：Fetal methylmercury poisoning. New data on clinical and toxicological aspects. Trans. Ann. Neurol. Assoc., 102, p.69－p.71, 1977.

[33] Marsh,D.O., Myers,G.J., Clarkson.,T.W., Amin-Zaki L., Tikriti.S. ,andMajeed,M.A.：Fetal methylmercury poisoning. New data on clinical and toxicological data on 29 cases. Trans. Ann. Neurol. 7, p.348－p.355, 1980.

[34] Marsh,D.O., Myers,G.J., Clarkson.,T.W., Amin-Zaki L., Tikriti.S., Majeed,M.A.,and Dabbagh,A.R.：Dose-response relationship for human fetal exposure to methylmercury. Clin., Toxicol. 18, p.1311－p.1318, 1981.

[35] 松島義一，溝口彰一：水俣病に関する毛髪中の水銀量 （第1報），熊本県衛生研究所，p.1－p.12，1961年．

[36] 土井節生，松島義一：水俣病に関する毛髪中の水銀量の調査（第2報），熊本県衛生研究所，p.1－p.9，1962年．

[37] 土井節生，松島義一，千代幸子：水俣病に関する毛髪中の水銀量の調査（第3報），熊本県衛生研究所，p.1－p.11，1963．

[38] Miettinen J.K：Chapter 13 Absorption and Elimination of Dietary mercury (Hg2+) and Methylmercury in Man, Miller Morton W. and Clarkson Thomsa W., Eds：Mercury, Mercurials, and Mercaptans, p.233－p.243, 1973.

[39] Nishigaki Susumu, Harada Masazumi：Methylmercury and selenium in umbilical cords of inhabitants of the Minamata area, Nature, Vol 258, p.324－p.325, 1975. 訳：浴野成生

[40] 野坂保次：聴力障害，（編集主幹 忽那将愛）水俣病―有機水銀中毒に関する研究―熊本大学医学部水俣病研究班，水俣病における聴力・前庭機能・臭覚及び味覚の障害，p.139－p.148，1966年3月31日．

[41] 坂井建雄，岡田孝雄：小児期の成長，系統看護学講座 専門基礎1 人体の構造と機能(1)解剖生理学，医学書院，p.483，2007年2月1日．

[42] Swedish Expert Group：Pathology of Methyl Mercury Poisoning，Methyl mercury in fish — A toxicologic-epidemiologic evaluation risk，p.148 — p.150，1970．訳：浴野成生

[43] Shaw Cheng-Mei，Mottet N. Karle，Body Ralph L，Luschei Erich S：Variability of Neuropathologic Lesions in Experimental Methylmercurial Encephalopathy in Primates，American Journal of Pathology，voll. 80，No.3，p.451 — p.470，1975．訳：浴野成生

[44] Shiraki Hirotsugu，Takeuchi Tadao：Minamata disease，Pathology of the nervous system voll. 2，ed. Minckler J，New York: McGraw-Hill Inc，p.1651 — p.1665，1971．

[45] Snyder Russell D，Seelinger Don F：Methylmercury poisoning Clinical follow-up and sensory nerve conduction studies，Journal Neurology，Neurosurgery, and Psychiatry，p.701 — p.704，1976．訳：浴野成生．

[46] Swedish Expert Group：Abstract (The metabolism of MeHg is the same for MeHg in the fish and for simple MeHg salts)，Methyl mercury in fish — A toxicologic-epidemiologic evaluation risk，p.19 — p.31，1970．訳：浴野成生

[47] Swedish Expert Group：Chapter 5 Exposure to methyl mercury and occurrence of cases of poisoning，Methyl mercury in fish — A toxicologic-epidemiologic evaluation risk，p.81 — p.84，1970．

[48] Swedish Expert Group：Blood and Hair（Cases of poisoning from Minamata and Niigata），Methyl mercury in fish — A toxicologic-epidemiologic evaluation of risks，p.166 — p.185，1970．

[49] Swedish Expert Group：Experimental Investigations into the Metabolism of Methyl Mercury，Methyl mercury in fish A toxicologic-epidemiologic evaluation of risks，p.106，1970．

[50] Swedish Expert Group：Elimination，Methyl mercury in fish — A toxicologic-epidemiologic evaluation of risks，p.106 — p.108，1970．

[51] Swedish Expert Group：Choice of index of retention，Methyl mercury in fish A toxicologic-epidemiologic valuation of risks，p.112 — p.113，1970．

[52] 高木元昭：水俣病の神経症状，精神神経学雑誌第65巻第3号，p.163 — p.172，1963年3月．

[53] 武内忠男：病理学的研究からみた水俣病の原因に関する考察，水俣病研究中間報告（秘），食品衛生調査会水俣食中毒部会委員代表鰐淵健之，p.1 — p.42，昭和34年10月6日．

[54] 武内忠男：胎児性水俣病の病理，[編]忽那将愛: 水俣病—有機水銀中毒に関する研究—，熊本大学医学部水俣病研究班，p.243 — p.259，1966年．

[55] 武内忠男：水俣病の形態病理発生，[編]忽那将愛: 水俣病—有機水銀中毒に関する研究—，熊本大学医学部水俣病研究班，p.259 — p.261，1966年．

[56] 滝澤行雄：(総説) 環境における水銀の挙動 —水圏からの移動と人への安全性—，水質汚濁研究第6巻第5号，p.279—p.291，1983年．
[57] 立津政順：精神症状，［編］水俣病—有機水銀中毒に関する研究—熊本大学医学部水俣病研究班，精神症状，p.148—p.153，1966年3月31日．
[58] 徳臣晴比古：成人の水俣病，［編］忽那将愛：水俣病—有機水銀中毒に関する研究— 熊本大学医学部水俣病研究班，p.48—p.81，1966年3月31日．
[59] Vahter Marie E, Mottet N. Karle, Friberg Lars, Lind Birger, Shen Danny D, Burbacher Thomas : Speciation of Mercury in the Primate Blood and Brain Following Long-Term Exposure to Methyl Mercury, Toxicologhy and Applied Pharmacolohy 124, p.221—p.229, 1994.
[60] WHO : Metabolism of mercury, Environmental Health Criteria 1 (MERCURY) ed by WHO. World Health Organization, p.1—p.131, 1976.
[61] WHO : 6 - 1 Absorption; 6 - 2 Distebution, Environmental Health Criteria 101 (Methyl Mercury), World Health Organization, p 42, 1990.
[62] WHO : Uptake by ingestion, Environmental Health Criteria 1 (MERCURY) ed by WHO. World Health Organization, p.68—p.69, 1976.
[63] WHO : 4.2 Biotansfomation, Environmental Health Criteria 101 (Methyl Mercury), World Health Organization, p. 29—p.31, 1990.
[64] WHO : Individual Variations — Strain and Species Comparisons, Environmental Health Criteria 1 (MERCURY) ed by WHO. World Health Organization, p.81—p.82, 1976.
[65] WHO : Elimination in Urine and Faeces, Environmental Health Criteria 1 (MERCURY) ed by WHO. World Health Organization, p.72—p.73, 1976.
[66] WHO : Accumulation of Mercury and Biological Half-time ("Metabolic Model"), Environmental Health Criteria 1 (MERCURY) ed by WHO. World Health Organization, p.76—p.81, 1976.
[67] WHO : Irreversible damage, Environmental Health Criteria 1 (MERCURY) ed by WHO. World Health Organization, p.85—p.87, 1976.
[68] WHO : Pathological findings and progression of disease, Environmental Health Criteria 1 (MERCURY) ed by WHO. World Health Organization, p.109—p.112, 1976. 訳：浴野成生
[69] WHO : Effects on the nervous system, Environmental Health Criteria 101 (Methyl Mercury), World Health Organization, p.68—p.69, 1990.
[70] WHO : General population, Environmental Health Criteria 1 (MERCURY) ed by WHO. World Health Organization, p.93—p.106, 1976.
[71] WHO : Children and infants with in utero exposure, Environmental Health Criteria 1 (MERCURY) ed by WHO. World Health Organization, p.106—p.107, 1976.

[72] WHO：Prenatal exposure, Environmental Health Criteria 101 (Methyl Mercury), World Health Organization, p.85—p.86, 1990.
[73] WHO：Data on hair concentrations in the Niigata outbreak, Environmental Health Criteria 1 (MERCURY) ed by WHO. World Health Organization, p.104—p.105, 1976.

3部　メチル水銀中毒症(水俣病)の診断

メチル水銀中毒症（水俣病）の診断

1　メチル水銀中毒症の診断

　2014年3月7日，環境省は，水俣病診断指針[65]を示した。

　「水俣病の関連症候（水俣病が呈する症候として52年判断条件に列挙されたもの）を呈しているかどうか，呈している場合には，さらに，当該症候の強さ，発現部位，性状等が，水俣病にみられる症候としての特徴を備えているかどうかを確認すること。その際，例えば，感覚障害については，『水俣病にみられる四肢末端の感覚障害は，典型的には，表在感覚，深部感覚及び複合感覚が低下するものであり，障害が左右対称性で四肢の末端に強く体幹に近づくにつれてしだいに弱くなる，いわゆる手袋靴下型の感覚障害である』とされていることに留意すること。また，申請者において上記症候が生じたと考えられる時期（以下『発症時期』という）を確認すること」。

　〈水俣病の関連症候（水俣病が呈する症候として52年判断条件に列挙されたもの）〉[63]

　四肢末端の感覚障害に始まり，運動失調，平衡機能障害，求心性視野狭窄，歩行障害，構音障害，筋力低下，振戦，眼球運動異常，聴力障害などをきたすこと。また，味覚障害，嗅覚障害，精神症状などをきたす例もあること。

　これらの症候と水俣病との関連を検討するに当たって考慮すべき事項は次のとおりであること。

　　i　水俣病にみられる症候の組合せの中に共通してみられる症候は，四肢末端ほど強い両側性感覚障害であり，時に口の周りまでも出現

するものであること。
ii （i）の感覚障害に合わせてよくみられる症候は，主として小脳性と考えられる運動失調であること。また，小脳・脳幹障害によると考えられる平衡機能障害も多くみられる症候であること。
iii 両側性の求心性視野狭窄は，比較的重要な症候と考えられること。
iv 歩行障害及び構音障害は，水俣病による場合には，小脳障害を示す他の症候を伴うものであること。
v 筋力低下，振戦，眼球の滑動性追従運動異常，中枢性聴力障害，精神症状などの症候は，（i）の症候及び（ii）または（iii）の症候がみられる場合にはそれらの症候と合わせて考慮される症例であること。

指針が示している水俣病にみられる「四肢末端の手袋靴下型の感覚障害」と「小脳性運動失調」について以下検証を行う。

[1]　「四肢末端の手袋靴下型の感覚障害」について

熊本・鹿児島両県の水俣病認定審査会に携わってきた医学者である荒木淑郎，井形昭弘，衛藤光明は，次のように記述している。

水俣病では，大脳頭頂葉中心後回及び末梢神経が障害を受け，四肢末端優位の感覚障害が生じると考えられており，両側対称性の四肢末端ほど強い感覚障害があり，口周囲あるいは舌尖端部にみられることもある。四肢の末端位左右対称に現れる感覚障害は，普通には多発神経炎（ポリニューロパチー）においてみられるものであることから，一般に多発神経炎型（手袋靴下型）と呼ばれている。四肢末端の感覚障害は，糖尿病，頸椎症など，高齢者に頻度の高い疾患に出現することはよく知られている。また，四肢末端の感覚障害は原因不明のものが半数以上であり，原因疾患の判断が困難なことはよく経験されるところである。四肢末端の感覚障害は特異性が低く，それのみで，水俣病と診断すること

は，医学的診断上，極めて問題がある[6]。

多発神経炎（末梢神経障害の総称）は，神経学的には四肢末梢優位の筋力低下，感覚障害を呈し，腱反射の減弱─消失を認めることが多い。特に腱反射の異常は多発神経炎の極めて初期から認められるため重要であるといわれている[55][60][71][90]。

〈メチル水銀中毒症患者にみられる感覚障害は多発神経炎であると説明できない〉

① イギリスの水銀農薬工場でのメチル水銀中毒事件（1937年発生）
　　　Hunter Donald 他「メチル水銀化合物による中毒[59]」
　　　　　4症例中3例が正常で1例が下肢亢進，減弱─消失はない。
② イラクで発生したメチル水銀で処理した種もみを食用に供して生じたメチル水銀中毒事件（1971年発生）
　　a）Rustam.H 他「イラクのメチル水銀中毒─神経学的研究─[87]」
　　　　　5症例中2例が亢進，3例が正常で減弱─消失はない。
　　b）Damluji Russel N らの「アルキル水銀処理種子による中毒─1971年〜72年のイラクでの中毒事件の臨床像[27]」
　　　　　66症例中37例が亢進，低下が5例。
③ アメリカのニューメキシコにおいて発生したメチル水銀中毒事件
　　　Snyder Russell 他「メチル水銀中毒─臨床経過と知覚神経伝導速度[93]」
　　　　　発症6年後の腱反射は，4例中2例が亢進，2例は正常であった。
④ チッソ水俣工場排水によるメチル水銀中毒事件（1956年5月1日患者公式確認）
　　a）細川一報告[57]
　　　　　患者公式確認3カ月後の腱反射は，27症例中15例亢進，11例正常，減退1例。

b) 徳臣晴比古らの調査研究[101]

　　　水俣病認定患者34例中，腱反射は38％が亢進，8.8％が減弱で，その他は正常。

　以上のように，国内外のメチル水銀研究論文では，メチル水銀中毒症患者の腱反射は，正常及び亢進を示している。水俣病患者が訴える四肢末梢優位の感覚障害は，末梢神経障害による多発神経炎とはいえない。「末梢神経障害による多発神経炎に関して，客観的な所見を得るためには電気生理学的検査が有用である。特に，末梢神経の電気生理学的検査と組織学的検査は，末梢神経障害の病像を把握する上で基本的かつほとんど不可欠な検査である。またこの検査において病変が軸索と髄鞘のどちらにあるのかも推定することができる」といわれている。[55][60]

〈電気生理学的検査及び組織学的検査においてメチル水銀中毒症患者にみられる感覚障害は多発神経炎であると証明されなかった〉
①イラクメチル水銀中毒症における電気生理学的検査での障害部位へのアプローチ
　a) Le Quesne Pamela M, Damluji S. F., Rustam Hの「有機水銀中毒患者における末梢神経の電気生理学的研究」[70]

　　　有機水銀中毒の19人の患者が臨床医学的に検査され，末梢神経に関し，電気生理学的研究が行われた。4人の重症の患者は見当識障害があり，落ち着きがなく，話すことができなかった。視覚は患者の半数に異常があった。その視覚異常は，通常，重篤な視野狭窄で中心視力が保たれていた。大部分の患者には重度の小脳異常が存在した。感覚異常は一般的であった。体性感覚検査では，3人の患者を除くすべての患者に次のような異常が1つ以上認められた：末梢性に痛覚の理解の減退，欠損した位置覚，異常な二点識別覚，立体覚失認。振動覚は，全員において正常であった。これらの感覚系の異常所見があるの

にもかかわらず，末梢神経において電気生理学的異常が実証されなかった。これらのことから有機水銀中毒患者の末梢神経障害が主として，あるいは完全に中枢神経系の損傷によるものであることが示唆される。

b) Von Burg R. and Rustam Hussainの「伝導速度，電位記録，脳波検査，臨床神経生理学によってヒトの末梢神経評価を行った場合のメチル水銀中毒の電気生理学的研究」[105]

　　メチル水銀への曝露が終わってから7カ月のイラクのメチル水銀中毒について，メチル水銀によってどのような損傷が末梢神経に起きているかを知るための試みとして，臨床医学的研究と電気生理学的研究が企画された。14人の患者は，メチル水銀中毒によって苦しみ，メチル水銀中毒を発症した1,972人の症例の中で，血中の水銀値が3,900 ng/mlまでのメチル水銀中毒であることが知られていた。検査を行った時点で，血中の水銀値は，100から800 ng/mlの範囲であった。運動と感覚神経の伝導速度，感覚閾値，感覚潜時，頸骨神経のH反射，筋神経伝達が評価された。結果は，驚くべきことにすべて末梢神経損傷を示す結果は得られなかった。おそらく検査したすべての患者が臨床的に改善していたからであろう。

c) Rustam H, Hamde Tの「イラクのメチル水銀中毒—神経学的研究—」[87]

　　患者の大部分の表在感覚障害は，末梢性の多発性神経炎を示唆した。そのうち数人は，感覚異常と全身性の表在感覚の低下を示した。患者らの幾人かの電気生理学的研究は，感覚神経伝導速度，活動電位振幅，感覚潜時そして感覚閾値を測定したが，正常値を示した (Le Quesne et al.(1974)；Von Burg and Rustam, 1974)。

　　感覚障害の責任病巣は中枢に突き止めた。位置覚や識別覚の障害は，末梢より中枢に病変をしばしば見出すことが多い。研

究された患者の大部分には表在感覚障害はなく，立体感覚失認，2点識別覚，位置覚障害が認められた。組織病理学的研究（Hunter and Russell, 1954；Prick et al, 1967；and Takeuchi, 1968）は，末梢神経損傷を示唆する著明な変化を見出すことができていない。

②アメリカ・ニューメキシコ州メチル水銀中毒症における電気生理学的検査[93]

1969年12月，メチル水銀の防カビ剤で処理された穀物の種をブタに食べさせ，飼育したブタ肉を食した家族10人中4人がメチル水銀中毒症に罹患した。4人すべてにおいて神経損傷は，重症であった。損傷は，幼い年齢ほどひどく，胎児期に中毒を患った症例で最も重症であった。2人は非常に大きな改善がみられたが，残りの2症例は，6年間の追跡調査で依然として重症のままであった。

(6年後の症例報告)

症例1：胎児性症例で，現在6歳。全盲，癲癇性発作，痙性四肢不全麻痺による重篤な神経学的障害を示す。腱反射は亢進している。寝返りができず，周囲の状況に対してわずかな反応を示すだけで，全くしゃべれない。

症例2：幼児性症例で，現在14歳の女子。盲目，介助なしでは座ることも寝返りもできず，物を持つことができず，尿及び尿の失禁状態で，しゃべることもできない。腱反射は亢進である。時々，強直発作を起こしている。

症例3：真ん中の子は発症時少年であった。現在19歳。疾患の発症後最初の18カ月間に部分的に回復した。彼の思考力は保たれているように思われる。視覚に関しては明暗を区別できるのみである。聴覚は，正常である。位置覚，二点識別覚と立体覚は顕著に低下している。ただし，触覚，痛覚，温度覚，振動覚は，正常である。舞踏病状アテトーシス運動及び運動失調は，両上肢に現れている。彼は，重度の体幹の運動失調で短距離なら助け

を借りないで歩くことができる。軽症の右片側不全麻痺がある。腱反射は正常である。癲癇性痙攣発作はない。発語は鮮明である。

症例4：最初に発症した症例で最年長であった現在26歳の女性。彼女も疾患の発症後最初の24カ月間に部分的に回復した。トンネル視がある。聴覚は正常である。位置覚，二点識別覚と立体認知は，顕著に減退している。ただし，触覚，痛覚，温度覚，振動覚は，正常である。彼女は歩くことができる。しかし体幹運動失調がある。アテトーゼ（無定位運動症）が上肢に存在する。腱反射は正常である。彼女には癲癇性痙攣発作はない。不明瞭発語がある。彼女は，四肢に麻痺（numbness）と刺痛（tingling）を訴える。

　詳細な感覚検査をすることができた患者の2人において，5年間の追跡調査で特有の解離した感覚消失が実証された。位置覚，二点識別覚と立体認知は際立って失われていながら，触覚，痛覚，温度覚と振動覚は保たれていた。電気生理学的検査は，中毒罹患5年後に行われた。感覚と運動神経の伝導速度は正常で，深部腱反射が保存されていることは，メチル水銀中毒症の遅発性感覚所見が，末梢神経損傷に基づいていないことを示唆する。大脳皮質病因の感覚検査に関する所見と矛盾しない。

③チッソ水俣工場排水によるメチル水銀中毒症における電気生理学的および組織定量的検査

　永木譲治，大西晃生，黒岩義五郎の「慢性発症水俣病患者における腓腹神経の電気生理学的および組織定量的研究」[79]

1　被検者は，水俣病行政認定患者8人，年齢は，51歳〜72歳。
2　検査時の自覚症状は，手足のしびれ感を8人中7人に認めた。下肢遠位部の感覚所見は，8人全員に触覚，痛覚，振動覚で障害されていると臨床的に認められた。筋力の低下は全例認められなかった。

3 水俣病行政認定患者8人に対する組織定量検査所見は：
　a) 腓腹神経に対する神経伝導検査による最大伝導速度，活動電位振幅の平均値と標準偏差値。
　b) 生検により採取した腓腹神経束の一部(1cm以上)の腓腹神経組織の，有髄神経線維最大直径の平均値と標準偏差値，有髄神経線維密度及び無髄神経線維密度の平均値と標準偏差値，シュワン細胞核，線維芽細胞核及び脱神経シュワン細胞突起集落の密度の平均値と標準偏差値。
　　上記a)b)の水俣病行政認定患者8人に対する組織定量検査は，健常者8人の対照群に対する組織定量検査結果[78]との間に有意差を認めなかった。
　c) ときほぐし法〔注〕による異常有髄線維の出現頻度，並びに有髄線維，無髄線維，シュワン細胞核，線維芽細胞核，及び脱神経シュワン細胞突起集落の密度のいずれにも，健常対照群8例と水俣病8例との間に有意差を認めなかった。
4　以上のことから，水俣病行政認定患者8人には，腓腹神経に電気生理学的及び組織病理学的な他覚的異常が認められないと判断された。

④徳臣晴比古，内野誠，今村重洋，山永裕明，中西亮二，出田透の「水俣病(有機水銀中毒)—神経放射線学的及び電気生理学的研究」[103]には，次のとおり記述されている。

　典型的なMD患者(水俣病患者)5例に手の関節の神経に微弱な電気刺激を与え，N9(上腕神経叢)，N11(神経根か頸髄の後索)，N13(脳幹)，N14(内側毛帯か視床)，N20(大脳皮質体性感覚野)に導出確認の検査(短潜時体性感覚電位)を行った。結果は水俣病患者5例とも，N9，N11，N13，N14には，健常例と同様の波形が検出されたが，N20(大脳皮質体性感覚野)に相当する位置では，健常例と同様の波形は検出されなかった。水俣病患者においては，大脳皮質の機構が完全に欠損していることが示されている。

⑤吉田義弘，上土橋浩，浜田陸三，桑野麗雄，三嶋功，井形昭弘の「水俣病患者の体幹の知覚の減退[110]」において，次のとおり記述されている。

　　水俣病患者は，通常，四肢に手袋靴下型の感覚減退を患っている。最近，水俣病の感覚障害は，大脳損傷の現れではないかと信じられている。この研究の目的は，痛覚計を使って水俣病患者と非曝露群の四肢と体幹の痛覚閾値を決定することである。水俣病患者の大部分が対照群と比べて，体幹と四肢において痛覚閾値が上昇していたことが明らかになった。そしてこのことは，痛覚障害は，末梢神経損傷に責任病巣がないことを示唆している。

　上記の電気生理学的，組織学的研究論文を概観すれば，1980年代中期には既に，メチル水銀中毒症患者の感覚障害の原因病巣は，末梢神経ではなく大脳皮質であると強く示唆されていた。

〔注〕永木らは論文における「ときほぐし法」について
　　ときほぐし神経線維の研究[31]
　神経線維変性の形態学の，今までよりもはるかに明確な見方は，「ときほぐされた有髄線維」の注意深い評価から得られる。そのような「ときほぐされた神経線維」の研究は，Remak, Kolliker, Gombault, and Caialによって行われた。ヒトの神経障害における「ときほぐされた有髄線維」の検査で，神経線維の組織学的状態を明確にするためには，神経線維をときほぐす人は，予断を持って標本として用いる神経を選ぶことなしに手に入れることが重要である。そしてどれが異常であるかについて注意を払わずに神経線維を取り出すように努力する。「ときほぐす神経線維」は，平均して4mm以上の長さがあり，神経線維をつかんだ端以外には処理上の人工産物があってはならない。検査を行うためには，まず切り離された神経線維の部分を10等分にときほぐし，次にこれらの「ときほぐされた神経線

維」のそれぞれから等しい数の神経線維を慎重に取り出す。
　「ときほぐされた神経線維」の組織学的状態の評価は，以下の分類により行う。

　　ときほぐされた神経線維の組織学的状態の分類[34]
　Aは、正常な所見のときほぐされた神経線維。

　Bは，髄鞘の過度の不整を伴っている「ときほぐされた神経線維」。

　Cは，節性脱髄があり，50％以下のランヴィエ絞輪とランヴィエル絞輪の間の神経線維に髄鞘の太さに変異がある「ときほぐされた神経線維」(髄鞘の再生が見られない脱髄)。

　Dは，節性脱髄があり，50％以上のランヴィエ絞輪とランヴィエル絞輪の間の神経線維に髄鞘の太さに変異がある「ときほぐされた神経線維」(脱髄と髄鞘の再生)。

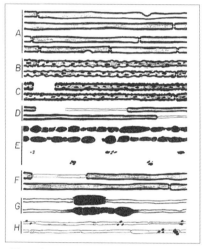

図1：ときほぐされた神経線維の描写された状態の線画[34]

　Eは，線状に卵形やボール状に髄鞘が変性した「ときほぐされた神経線維」

　Fは，50％以上のランヴィエ絞輪とランヴィエル絞輪の間の神経線維に髄鞘の太さに変異がある「ときほぐされた神経線維」(介在した2つのランヴィエ絞輪の間にある神経線維を含む)。

　Gは，"小球体あるいはソーセージ形"を形成した節間内に，髄鞘の太さに過度の変異がある「ときほぐされた神経線維」。

　Hは，神経線維に近接している卵形あるいは球形状のミエリンを

伴った「ときほぐされた神経線維」(再生した神経線維)。

〈四肢末端の感覚障害の原因病巣を末梢神経に観察したとする論文〉

武内は，当初，水俣病患者の末梢神経に関して，「末梢神経障害はほとんど見出されないか，極めて軽い」という見解を示していた。ところが，1970年，武内はアメリカのミシガン大学で開催された「環境上の水銀汚染に関する国際会議」において，水俣病患者の下肢の末梢感覚神経線維の障害を観察した，と発表した。[96][97]

この武内発表の症例報告が医学的に妥当しているか否かを検討する。

なお，発表内容は，発表2年後に出版された「Environmental Mercury Contamination」に掲載された「Takeuchi Tadao：Pathology of Minamata Disease」[98]によって行う。

「私たちの剖検例では，視神経を含めて脳神経や，坐骨神経，その他の末梢神経には，多少の症例でわずかな変化を除くと著明な病変がなかった。けれども詳細な再調査後，慢性水俣病患者の生検標本の腓腹神経において，光学顕微鏡の観察によって末梢神経の障害を観察した。

『図2の上』は，慢性水俣病患者から生検によって得た腓腹神経の大径

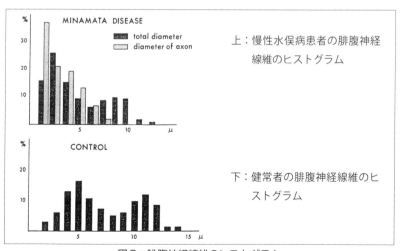

図2：腓腹神経線維のヒストグラム

線維と小径線維のヒストグラムである。『図2の下』は，健常者の腓腹神経のヒストグラムである。慢性水俣病患者のヒストグラムは，直径3μ以下の神経線維の頻度が，直径5μと11μの2つのピークの分布をもつ正常神経線維と比較すれば，増加している。それはたぶん不完全に再生されたものであろう。『図3』の電子顕微鏡写真は，高密度顆粒で被われ包まれているシュワン細胞を持つ小径線維である。これらは，不全再生を示したときの腓腹神経線維における変性変化を示している。これらの変化は，10年以上後もまだ残っていた」

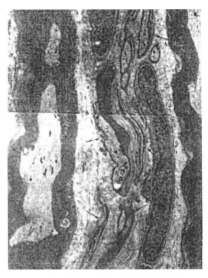

図3：慢性水俣病患者の腓腹神経繊維のヒストグラムの電子顕微鏡写真

　講演録にはヒストグラム及び電子顕微鏡写真を提示するのみで，被検者の性別，年齢，発症から生検施術までの臨床経過及び所見，比較対照例（control）の出所とその測定値，生検標本の作製方法，標本観察の測定データ等が記載されていない。講演録を読む限り，武内は，発表当日においても同様の内容で行ったと推測される。以下に，武内発表の問題点を，「Pathology of Minamata Disease」[98]の巻末引用文献の衞藤光明著「ヒト水俣病の末梢神経病変について——とくにその電子顕微鏡的観察」[40]（以下，1971年衞藤論文という）に掲載されているデータをもとに列挙する。

①標本作製のための固定方法の問題点
　　引用文献の1971年衞藤論文[40]によれば，標本作製方法は，ディックらの生検方法で患者の腓腹神経を採取，摘出後4％のグルタールアルデハイド（pH7.4の0.05Mカコディール緩衝液）4時間後，1％の四酸

化オスミウム（pH7.4の0.1Mカコディール緩衝液）で固定してエポン包埋したと記述されている。（同一検体が2002年の論文においても記述されている）[41]

しかし，ディックらの方法[31]は，2％のグルタールアルデハイド（pH7.4の0.1Mカコディール緩衝液）2時間後，1％の四酸化オスミウム（pH7.4の0.1Mカコディール緩衝液）2時間である。

ディックらの固定方法は，神経病変を観察するとき，固定の方法によって，神経標本が収縮したり変形したりする。

特に生検により摘出した神経線維の固定に用いるグルタールアルデハイドは，強い収縮を引き起こすので，固定時間を短くするように注意を喚起している。[32][33]

武内の固定法は，ディックよりグルタールアルデハイド濃度が2倍濃く，固定時間も2倍長い。武内の腓腹神経線維標本は，強く収縮し変形している可能性が推測される。

②コントロールのヒストグラムの問題点

a　末梢神経の損傷を証明するための条件

まず，水俣病患者の生検から得られたデータと比較するための比較対照群（コントロール）のデータが必要である。そして，その比較が科学的に妥当性を有するためには，比較対照群のデータは，メチル水銀曝露以外はほぼ類似の条件の正常なヒトのサンプルであって，水俣病患者の組織に施した処置と同じ処置を施したもののデータでなければならない。さらに，比較対照群の末梢神経には検出されないが，水俣病患者の末梢神経にのみ特徴的に出現する組織学的所見が示されなければならない。

ところが，武内報告には，"aの条件"は示されていない。したがって，武内報告は，メチル水銀によるヒトの末梢神経の損傷が証明されたことにならない。

b　武内のコントロールは他の研究者のコントロールを引用

武内の「図2の下のcontrol」（図4）のデータは，講演録の巻末引

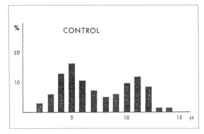
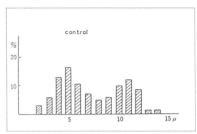

図4：前記の「図2の下」の健常者のヒストグラム

図5：1971年衞藤論文に掲載されているオチョアの健常者のヒストグラム

用文献の1971年衞藤論文[40]に掲載されている「オチョアのcontrol」(図5)である。

　対照群の設定は，自らが行うのが原則である。やむを得ず他の研究者のコントロールを引用するとしたならば，標本作製をディックらの方法にしたがって実施しているのであるから，ディックらのコントロール[30]を比較対照群として採用すべきであった。

　次に，武内の水俣病患者のヒストグラム(図6)とディックらのコントロール(図7)を示し比較する。ディックらのコントロールでは2〜3μm付近がピークでそれ以降太くなるにつれて減少している。武内の水俣病患者のデータにおいても3μmがピークでそれ以降太くなるにつれて減少している。水俣病患者データとディックらのコントロールはほぼ同じ傾向を示している。

　生検標本の固定方法(pH7.4のベロナール酢酸塩緩衝液で冷却して1%の四酸化オスミウムで1.5時間固定)[84]が異なるオチョアのコントロールを引用すべきではない。

　わざわざ標本の固定方法の異なった研究者のコントロールを引用すること自体，武内の研究結果の信頼性が損なわれているのである。

　c　水俣病患者のヒストグラムの神経線維の定量的解析データが不明瞭
　　　コントロールの有髄神経の直径は，2, 3, 4, 5, 6, 7, 8, 9, 10, 11, 12, 13, 14μmについて棒グラフが示されている。一方，水俣病患者の有

3部　メチル水銀中毒症（水俣病）の診断　369

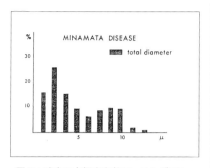

図6：武内の水俣病患者のヒストグラム（「図2の上」）から有髄神経のデータのセルだけを残したヒストグラム

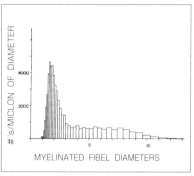

図7：ディックらの論文に掲載されている健常者のヒストグラム[85]

髄神経の直径は，2，3，4，5，6，7，8，10μmで9μmが欠落している。10μm以上の2本の棒グラフの直径は何μmであるか不明である。

　計測した神経の本数を記載するのは，論文の内容の再現性と信頼性を担保する大切な要素である。しかしながら，水俣病患者の腓腹神経の何本の神経線維を計測したのかを提示しておらず，ヒストグラムの縦軸にはパーセンテージを示すのみである。

　武内が提示したヒストグラムは，科学論文としての基本的な条件を満たしていない。

　この点においても，メチル水銀の曝露により末梢神経に病変が生じたといえない。

③電子顕微鏡写真(図3)の問題点

a　1葉の電子顕微鏡写真(図3)のみでは病変の有無は判断できない

　末梢神経損傷の確認は，組織病理学的所見を示さなければならない。そのためには，摘出した神経線維を"ときほぐし"，その標本1本1本の電子顕微鏡写真をメチル水銀の曝露を受けていない症例の電顕写真と比較して異常出現状態を示し，そして，エポン包埋切片の電子顕微鏡写真を拡大し，有髄神経（大径，小径）線維密度及び無髄神経線維の密度，有髄神経の直径を算出し，非曝露群の電子顕

微鏡写真と比較して統計学的有意差を算出し，ヒストグラムを示さなければ評価できない。1葉の電顕写真(図3)を示しても，病変の評価はできない。

b 水俣病患者の電顕写真(図3)を，180°回転させ末梢神経の基本病変を示す電顕写真として掲載されていることについて，水俣病関西訴訟控訴審衞藤光明証人調書[39]から引用する。

  原告代理人——「最新病理組織学」[99]という成書があります。この本の執筆者の筆頭に武内忠男先生のお名前があります。そして，証人のお名前もありますね。

  衞 藤 証 人——はい。

  原告代理人——この本の5章「神経系」の執筆者が武内先生と証人ですね。

  衞 藤 証 人——はい。

  原告代理人——5章「神経系」の5・1「神経基本病変」という節があります。神経系病変一般について解説されているということですか。

  衞 藤 証 人——はい。

  原告代理人——5・1「神経基本病変」の「末梢神経病変」として電顕写真が掲載されています。この電顕写真と水俣病患者の電顕写真(図3)は同じではないでしょうか。

  衞 藤 証 人——同じです。

  原告代理人——間違いありませんか。

  衞 藤 証 人——はい。同じです。

  原告代理人——「最新病理組織学」の「末梢神経病変」として，水俣病患者の電顕写真(図3)が"上と下を逆転"させて掲載されています。これは意図的になさったんじゃないんですか。

  衞 藤 証 人——そうじゃないんです。そういうことはありません。

  原告代理人——学者のされることとしましては非常に問題があると

　　　　　　　思うんですが，証人はそう思われませんか。
衞藤証人—自分の写真はどう使っても構わないんです。逆さにしたって，それは別に意図的にやったわけじゃないんで，所見が変わるなら問題ですが，別に逆さにしたからということで問題になるようなことはないと思います。
原告代理人—そういう弁解をなさるわけですね。
衞藤証人—……………………。
原告代理人—証人，以前は（図3）の電顕写真が水俣病患者の特徴的な末梢神経病変だと思ってこられたものが，実は特徴的でなかったと気づかれて，「最新病理組織学」の「神経基本病変」の所見として掲載されたのではないんですか。
衞藤証人—違います。「最新病理組織学」の「神経基本病変」所見として掲載するのに材料が余りないから，学生に見せるためにはこういうのがよかろうという意味で作ったわけです。

　上記，検証したことにより，武内の見解は，著しく医学的妥当性を欠き，メチル水銀曝露によって末梢神経が損傷されたという客観的な証拠を示していないことが明らかになった。

〈武内の研究に対する国際的評価〉
①Swedish Expert Group 1970「Methyl mercury in fish」A toxicologic-epidemiologic evaluation of risks
　「サカナにおけるメチル水銀」（いわゆる「スウェーデンレポート」）
　スウェーデンでは，1946年〜1968年間にパルプ工場でカビ止めとしてメチル水銀が多量に使用され，パルプ工場からのメチル水銀を含んだ排水によって，湖，河川，沿岸などの水域が汚染された。同水域

に生息する魚の水銀値が上昇し，危険となると推測されたことから，研究者と行政が協力して，汚染水域での漁業の禁止などの行政措置をとり，ヒトのメチル水銀中毒への広がりを防いだ。このレポートは，そのときに研究者らが，メチル水銀の毒性，ヒトを含む動物の生態への影響等を系統的に調査研究した報告書である。この報告書で武内らの研究について，以下のように記述されている[95]。

初期の日本の記載（武内ら，1962年；武内，水俣報告1968年）では，ごくわずかに，局在性の髄鞘の変性や脱髄がみられるのみだと記載されていた。

ところが，武内の1970年研究では，彼は，腓腹神経で，それは感覚神経のみだが，修復過程にみられる徴候が見出されたと報告している（初期の剖検例を再検査したものか，それとも生検なのか不明である？）。ヒトでのメチル水銀中毒は主に神経中毒として要約される。大脳皮質損傷の局在解剖学的分布は，鳥距野皮質野，様々な程度の他の大脳皮質部位に，常に障害がみられる。小脳の障害では，顆粒層の萎縮はしばしばみられるが，普通わずかである。末梢神経障害に関しては，示唆的だが，決定的な情報はない。ヒトの臨床的特徴と動物での実験的メチル中毒での変化についての知見の間に残念ながらギャップがある。

② Rustam H，Hamde Tの「イラクのメチル水銀中毒─神経学的研究─」[87]

武内は，腓腹神経の修復過程と矛盾しない徴候を報告した。しかし，個々の患者で確認されていないので，これら観察は臨床経過や他の神経病理学的所見と関連させることはできない。要するに，得られる組織病理学的知見や電気生理学的知見は，ヒトにおけるメチル水銀中毒によって起こされたという末梢神経障害の臨床的概念を確証することはできていない。

③「世界保健機構の環境健康評価基準1．水銀」[109]

メチル水銀やエチル水銀化合物による病理学的所見は，第1に神経毒性であり，ヒトに類似のタイプの損傷を引き起こす。主な病理学的

特徴は，大脳皮質，特に後頭葉の視覚野の神経細胞の破壊と小脳の顆粒層への様々な程度の損害から成り立っている。末梢神経への損傷の臨床的所見が四肢遠位部の感覚異常で示されるように起こる可能性もあるが，しかしヒトに対する末梢神経が損傷されているとする決定的な病理学的発見は入手されていない。

1970年，武内は，水俣湾で発生したメチル水銀の激しい曝露に苦しむ患者の末梢神経の直径に変化があると報告した。しかしフォン・バーグとラスタムは，メチル水銀に高濃度に曝露されたイラクの患者において末梢神経の伝導速度に変化を見つけることができなかった。

武内見解については各国の研究者から厳しく批判されたが，日本においては再検証されることもなく，繰り返し多くの論文に引用され，日本における水俣病医学のいわゆる"定説"になり，公害健康被害補償法に基づく水俣病認定判断条件の医学的根拠として今日に至っている。

〈水俣病関西訴訟控訴審判決後，認定検診において「二点識別覚検査」を採用するか検討した際，内野誠認定審査会副会長が四肢末端の感覚障害の原因病巣に末梢神経の関与を認めた根拠論文を検証する〉

内野認定審査会副会長が示した論文は，「平成12年度受託研究(1) 水俣病の病像に関する研究―感覚障害を中心に―」[104]である。そして，参考文献として「Eto K, Takeuchi T : Pathological Changes of Human Sural Nerves in Minamata Disease (Methylmercury poisoning―Light and Electron Microscopic Studies, Virchows Arch.B Cell Path, p.109―p.128, 1977.[42]」が示された。

「Pathological Changes of Human Sural Nerves in Minamata Disease (Methylmercury poisoning) (以下「衛藤らの1977年論文」という)」は，衛藤らが1977年に発表した論文である。

この衛藤らの1977年論文は，水俣病患者の腓腹神経（下肢末端の感覚

神経)を生検(生体組織の一部を切除して病理組織学的診断をつけること)し,定量的及び組織学的に解析してメチル水銀によってヒトの末梢神経が損傷されることを証明しようとした論文である。

1 検査対象患者が不明であり測定データもない「ヒストグラム」をFig.5として掲載。

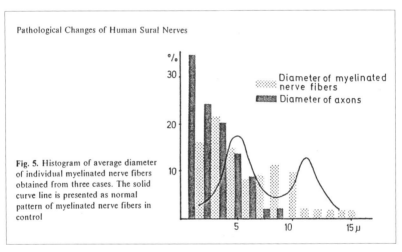

ヒストグラムの説明文:3つのケースから得た個々の有髄神経線維の平均直径のヒストグラムである。実線の曲線は,コントロールの有髄神経線維の正常パターンとして示す。

2 「3つのケースから得た個々の有髄神経線維の平均直径のヒストグラムである」について3ケースそれぞれの測定結果は,衞藤ら1977年論文p.113に記述されている。

　有髄神経の髄鞘それらの軸索の測定された直径が実数に変換され,ミエリン鞘と軸索の厚さの度数分布を調べた。コントロールのケースにおける厚さの頻度は,5μと10μでピークを示し,ケース1では3と8μmでピークを示した,ケース2では4と7μmでピークを示し

た。これらのケースは，コントロールのケースと同じ二層性のパターンを持っていたが，しかし小さい神経が増加させられていたことが，後者と異なっている(Fig.5)。

3つのケース全部において，直径が測定された有髄神経線維の軸索の大部分は，直径が2μのものから構成されていた。直径がおよそ8μの軸索に向けて直線的に数が減少していた。即ち軸索が小さいことが明らかである。無髄神経を含む部分が増加している。

Fig.5には，網目カラムとしてDiameter of myelinated neve fiber（有髄神経線維の直径）及び黒色カラムDiameter of axons（軸索の直径）とある。しかし，Fig.5の3ケースが，検査対象6ケースのうちどのケースか特定されていない。さらに，3ケース個々の髄鞘と軸策の神経線維のそれぞれの直径ごとに平均値と標準偏差（ばらつき）も示されていない。

科学論文において，コントロール（比較対照群）の測定データが不明な上，統計学的解析がされていないヒストグラムでは，Pathological Changes of Human Sural nerves（ヒトの腓腹神経線維の病理学的変化）を示したとはいえない。

3　科学的妥当性のある比較対照群を設定する必要性

末梢神経の損傷を証明するためには，まず，水俣病患者の生検から得られたデータと比較するための比較対照群（コントロール）のデータが必要である。そして，その比較が科学として妥当性を有するためには，比較対照群のデータは，メチル水銀曝露以外はほぼ類似の条件の正常なヒトのサンプルであって，水俣病患者の組織に施した処置と同じ処置を施したもののデータでなければならない。さらに，末梢神経の損傷を証明するのであれば，比較対照群の末梢神経には検出されないが，水俣病患者の末梢神経にのみ特徴的に出現する組織学的所見が示されなければならない。

即ち，科学的妥当性のある比較対照群を設定し，比較対照群には存在しない特徴的な組織学的所見が水俣病患者の組織に存在することが

示されなければ，メチル水銀によるヒトの末梢神経の損傷が証明されたことにならない。

　（1）比較対照群の根拠の記述がない

　　比較対照群のデータは，通常ならば，チッソ水俣工場排水に含まれたメチル水銀の曝露を受けていない人で，それ以外はほぼ類似の条件の正常なヒト3人以上の腓腹神経の検査データでなければならない。ところが，衛藤らの1977年論文を見ると，同論文のp.115 Fig.5（図5）に，"The solid curve line is presented as normal pattern of myelinated nerve fibers in control"（実線の曲線は，比較対照群の有髄神経線維の正常パターンとして示す）との記述があるものの，この比較対照群がどのようなものであるかについて"Materials and Methods"（材料と方法，p.110）に記述がないだけでなく，同論文のどこを見ても"The solid curve line"（実線の曲線）がどのように実験で得られたデータであるかの記述がない。

　　このように比較対照群のデータの根拠の記述がないものは，そもそも科学論文として成立し得ない。

　（2）科学の基本条件を逸脱した「比較対象群」の設定

　　「Fig.5」のグラフ（衛藤ら1977年論文p.115）に示された実線の曲線については，前記のとおり，"The solid curve line is presented as normal pattern of myelinated nerve fibers in control"（実線の曲線は，比較対照群の有髄神経線維の正常パターンとして示す）との記述はあるがデータの根拠は示されず，しかも実線の曲線がフリーハンドで記入されている。比較対照群のデータの根拠が示されずにフリーハンドで描かれていること自体，科学論文としての基本条件を逸脱している。

　（3）この比較対照群のフリーハンドで書かれた実線の曲線の根拠を推測するに，同論文のDiscussion（討論）p.124の23行目に，「正常の神経線維は5と11マイクロメーターに二相性の山を示している。しかし上で述べられた対象は，2と8マイクロメーターの頂点

をもった二相性分布を示した。これらの所見は，オチョアらによって示された加齢変化，及びサリバンらによって明らかにされたサリドマイド神経炎の再生所見と一見似ている」と記述している。それでは，衛藤が指摘したオチョアの二相性分布のグラフを，衛藤が1971年に発表した論文「ヒト水俣病の末梢神経病変について——とくにその電子顕微鏡的観察」[40]から引用(p.40, 図2control)する。このオチョアらのcontrolの図と衛藤らの1977年論文の比較対照群の実線の曲線(衛藤ら1977年論文〈p.115 Fig.5〉)を照らし合わす。

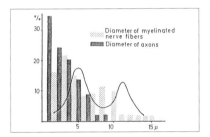
衛藤らの1977年論文(p.115 Fig.5)

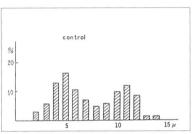
衛藤1971年論文オチョアcontrol
(p.40図2)

　衛藤らの1977年論文の比較対象群の実戦の曲線は，オチョアらのcontrolの図からフリーハンドで作成されたものと推認されるのである。
　他の研究者のデータを比較対照群としてフリーハンドで記載すること自体、科学論文としての基本条件を逸脱している。
4　神経線維の定量的解析データが不明瞭で信頼できないこと
　衛藤らの1977年論文で示された棒グラフ(p.115, Fig.5)は，有髄神経の直径を示す棒グラフがどのサイズの有髄神経の直径に当たるのかが不明である。同論文では，有髄神経とアクソン(軸索)のそれぞれの直径を示す棒グラフが同じグラフに描かれているためデータが読み取りにくい。そこで，衛藤らのグラフから，アクソンの直径を示すデータだけ取り除いて，有髄神経の直径を表す棒グラフを残したグラフを以下に示し，オチョアらの論文[84]"control"のグラフも並べて示す。

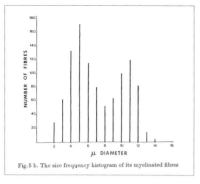
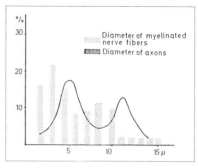

オチョアのcontrol

衞藤らの論文 (オリジナルの図から有髄神経の情報だけを示したもの)

オチョアらの"control"では，有髄線維の直径が 2, 3, 4, 5, 6, 7, 8, 9, 10, 11, 12, 13, 14マイクロメーターについて棒グラフが示されている。他方，衞藤らの1977年論文のグラフ (p.115, Fig.5) から有髄神経の直径を表す棒グラフ (Diameter of myelinated nerve fibersを表す棒グラフ) のみを残したグラフを見ると，有髄神経の直径が5マイクロメーター以下で3本しか示されず，それら3本がオチョアらの"control"図で示される2,3,4,5マイクロメーターのどれに当たるのかもはっきりしない。さらに，衞藤らのグラフは，5から10マイクロメーター間についても棒が4本しか示されていない。このようなグラフは，科学論文としての基本的な条件を満たしているとはいえない。

　計測した神経の本数を記載するのは，論文の内容の再現性と信用性を担保する大切な要素である。しかるに，衞藤らは水俣病患者について何本の神経を計測したのかさえ示しておらず，グラフの縦軸にはパーセンテージを示すのみである。

　この点においても，衞藤らの1977年論文は信用できない。

5　生検標本作製時の固定法の問題

　ディックは[32]，神経病変を観察するとき，固定の方法によって，神経標本が収縮したり変形したりするという。特に生検により摘出した神

経線維の固定に用いるグルタルアルデヒドは，強い収縮を引き起こすので，固定時間を短くするように注意を喚起している。ディックは，2%のグルタールアルデヒド（pH7.4の0.1%カコディール緩衝液）2時間で固定を行っている。[85]

衛藤らは，Dyck and Lofgrenの方法にしたがって固定を行ったと論文では述べているが，実際は，4%のグルタールアルデヒド（pH7.4の0.05%カコディール緩衝液）4時間と，ディックよりグルタールアルデヒド濃度が2倍濃く，固定時間も2倍長い。衛藤らの腓腹神経線維標本は，ディックの標本より収縮していると推測される。

ディックの固定法で作製した腓腹神経線維標本の観察結果がFig.5である。そのFig.5のcontrolの引用が他の研究者のデータであるという問題があるにせよ，固定法の同じディックのデータではなく，固定法（1%の四酸化オスミウム〈冷やす，pH7.4のベロナール緩衝液〉1.5時間）の違うオチョアのデータなのか，全く理解し難い。[84]

この点からも，衛藤らの1977年論文は末梢神経を損傷されたことを証明したとはいえない。[76]

〈持続する感覚障害を引き起こす原因病巣を探る〉

アメリカ・ニューメキシコ州メチル水銀中毒症において，曝露6年後の感覚検査で，「特有の解離した感覚消失（位置覚，2点識別覚と立体認知は著しく損なわれていた，一方，触覚，痛覚，温度覚と振動覚は保存されていた）を実証した」と報告されていた。[93]

他方，曝露30年後も持続する感覚障害を訴える水俣湾及びその周辺海域（不知火海）住民の感覚障害を検出したとする調査研究論文「メチル水銀中毒症患者の体性感覚障害の再評価」が公表された。[80]

この論文のAbstractに次のように記述されている。

　　人為的なメチル水銀曝露が終わった30年後でも四肢の末端部位と口唇周辺にパレステジア（感覚異常）を訴えている。私たちは，その不知火海沿岸住民と熊本県が水俣病と認めた患者の触覚閾値と

2点識別覚閾値を定量化可能な器具を使って検査した。彼らはいずれも触覚を感知することができた。しかし彼らの触覚閾値は対照の人々に比べて明らかに上昇していた。彼らの触覚閾値は，四肢の遠位部のみならず近位部そして躯幹でも上昇していた。遠位部と近位部の両方で均一に触覚閾値が上昇していることから，彼らの（30年以上）持続してきた体性感覚障害は，（遠位部の感覚がより鈍くなる）末梢神経の損傷でないことが明らかになった。大脳皮質の体性感覚野機能を反映している2点識別覚閾値は不知火海沿岸住民と水俣病患者の両グループの両手の示指と口唇で上昇していた（大脳皮質体性感覚野の機能が低下していた）。大脳皮質体性感覚野が損傷されたときに出現する肢節失行，立体覚の異常，アクティブセンセーションの異常がこれらのグループに見られたことから考えて，メチル水銀による曝露が終わった後の持続する体性感覚の異常は，大脳皮質体性感覚野の瀰漫性の損傷によって引き起こされたと私たちは提案する。

メチル水銀中毒症患者は，なぜ「特有の解離した感覚消失」を呈するのか，また，「メチル水銀曝露が終わった30年後でも持続する感覚障害，ことに触っていることはわかるが触覚閾値が上昇し，2点識別覚閾値や立体覚が際立って障害される」のかを理解することが，メチル水銀中毒症診断の第一歩だと考える。

そのためには，神経学の原則である「皮膚や皮膚深部にある感覚受容体（感覚変換器），末梢神経及び脊髄神経根の分布，並びに感覚刺激が，脊髄，脳幹を通過して視床，頭頂葉皮質に運搬される径路について深く理解する必要がある」[1]。

①感覚受容器からの感覚情報を受容する大脳皮質感覚領野に至る経路
　　a　感覚受容器
　　　　生体内外の環境変化は，各種の受容器によって検出される。各種受容器は物理的刺激や化学的刺激を受けると，その情報は求心

性神経線維を介して中枢神経(脊髄や脳)に送られる。中枢神経は情報処理システムとして働き，各種受容器から入力された情報に対応した指令を出力する。中枢神経から出力された指令は遠心性神経線維を通って内臓や筋などの効果器に伝えられる。各々の受容器は，個々の感覚能力に対して特定の目的を持ち，特定の刺激に対してのみ反応し，また，各々の受容器は感覚の1種類の基礎となるインパルスを生じさせる。受容器によって検出された情報には，意識されないものも意識にのぼるものもある。これを感覚といい，感覚のための受容器を感覚器と呼ぶ。感覚には嗅覚，味覚，平衡覚，聴覚，視覚からなる特殊感覚，体表面で感じる触覚や位置覚，温度覚，振動覚，痛覚などの体性感覚，内臓からの痛みなどの内臓感覚などがある。

　これらの受容器は体のどこにでもあり，感覚伝導路を通って1次感覚野(体性感覚野)に伝えられる。[28][88]

b　感覚情報を中枢神経系に送る経路

　身体の各所からのほとんどすべての感覚情報は，脊髄神経の後根を通って脊髄に入る。その後，後索―内側毛帯路，または脊髄視床路のどちらかの経路により脳に送られる。

「後索―内側毛帯系経路」及び「脊髄視床路」が伝える感覚インパルスを整理し列挙すれば，次のとおりである。[50]

内側毛帯路は，発生学的に新しい伝導路で，識別力を伴う触覚，圧覚，並びにさらに深部覚の一部も伝達するといわれる。

1　第1神経元は脊髄神経節細胞から出る長後根線維に相当し，脊髄後索をそのまま上行し，頸髄及び延髄では薄束及び楔状束を作り，延髄上部においてはじめていわゆる延髄の後索核に終わる。脊髄及び延髄においては身体の下方からくる線維ほど内側に，上方からくるものほど外側に位置し，大体下半身からの線維が薄束，上半身(頭，頸を除く)からの線維が楔状束を形成する。

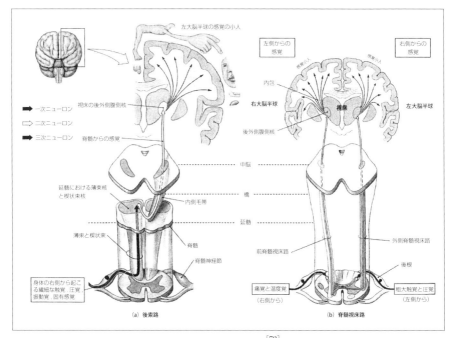

図8：感覚の伝導路[72]

〈後索－内側毛帯系経路〉
1 刺激位置の高度な特定を必要とする触覚
2 刺激強度の細かい区分を必要とする触覚
3 振動感覚のような位相性の感覚
4 皮膚に対する動きを伝える感覚
5 関節から到達する位置感覚
6 圧強度の精緻な判断に関する圧覚

〈脊髄視床路〉
1 痛み
2 温かさと冷たさの温度感覚
3 体表面の大まかな局在化のみが可能な触覚や圧覚
4 くすぐりと痒みの感覚

2 第2神経元は後索核の神経細胞及び神経突起に相当するもので延髄視床路を作り，内側毛帯の主成分をなすものである。その線維は内弓

状線維として内側前方に進み，正中線で縫線の一部を作りながら交叉し，延髄では対側オリーブ核の内側に位置し，いわゆる毛帯オリーブ間層を作って上行し，橋では橋背部の腹方を占め，中脳下部では背部（被蓋）の腹方を走るが，その上部では被蓋の外側部を占め，（視床）腹側核に終わる。
3　第3神経元は視床から内包（後脚）を経て皮質知覚中枢に至る。[56]

脊髄視床路は，発生学的に古い伝導路で，皮膚知覚の中でも原始生命の維持に重要な原始的知覚，即ち痛覚，温度覚，並びに識別力を伴わない触覚及び圧覚などを伝達するといわれている。
1　第1神経元は脊髄神経節細胞から出る短後根線維で，後角内で終わる。
2　第2神経元は後角の細胞から始まり，白交連を経て対側脊髄の前側索に達し，脳幹被蓋を経て視床腹側核に至る。
3　第3神経元は視床から内包（後脚）を経て皮質知覚中枢に至る。[56]

〈後索—内側毛帯系における神経線維の空間的配置〉
　後索—内側毛帯系における特徴は，体中のいたるところからの神経線維が空間的に配置していることである。例えば，後索においては下半身からの線維が正中側に存在し，徐々に高い分節で脊髄に入っていく線維は外側へ層を形成する。[50]

〈上行性感覚路における神経線維が終止する視床後腹側核の空間的配置〉
　霊長目とヒトの視床に投射する2つの主要な上行性体性感覚伝導路は，内側毛帯及び脊髄視床路である。内側毛帯の神経線維は，後外側腹側核尾部内にほとんどすべて終止する。脊髄視床路の線維は主に次の3つの視床核に終わる。a) 内側膝状体核の大細胞部の内側，吻側に位置する後視床核の内側部，b) 後外側腹側核，c) 髄板内核群の中心外側核である。

視床でもはっきりした空間的配置があり，対側の体表面が後外側腹側核（腹底側核群の外側部）に正確な順序正しい様式で表現されている。身体の型の像は歪められているが完全である。身体の与えられた部分の量の表現は，触覚器としての精度（即ち，その神経支配密度）に関係がある。頸区域は最内側に，そして仙区域は最外側に表現される。胸と腰の領域は背側にのみ表現され，四肢の遠位部と関係がある領域は腹側に広がる。後内側腹側核として知られている腹底側核群の内側部は，対側の頭，顔面及び口腔内構造を表現する。[17]

〈体性感覚における視床の機能〉
　ヒトの体性感覚皮質が破壊されると，ほとんどの識別的な触覚は失われるが，大まかな触覚はわずかに回復する。それゆえ，視床は，触覚を識別する能力を少し持っていると考えるべきである。とはいえ，正常な状態では，情報を大脳皮質に中継するのが，視床の主たる機能である。逆に，体性感覚皮質が失われても，痛み感覚の感知にはほとんど影響がなく，温度の感知にも中程度の影響が及ぶだけである。故に，下位の脳幹，視床，及び他の関連脳基底領域はこれらの感覚の判別に主要な役割を果たしていると考えるべきである。[48]

〈大脳皮質と視床や下位の中枢との解剖学的及び機能的関係〉
　大脳皮質のすべての領域には，脳の深部構造との間を往来する遠心性と求心性の結合がある。視床が皮質とともに損傷すると，皮質機能の障害は，皮質のみが損傷した場合に比べてはるかに大きい。視床から皮質への興奮性入力が，ほとんどすべての皮質活動に必要だからである。大脳皮質は，視床の特定の部位とそれぞれ連結する皮質の領野を有する。この連結には視床から皮質へ向かうものと，皮質から基本的に視床と同じ領野へ戻る両方向のものがある。その上，視床との結合が切断されると，対応している皮質領野の機能はほとんど失われる。つまり，皮質は視床と緊密に連携しており，解剖学的にも機能的にも視床と合わせて1

つのユニットと考えられる。そういう理由で、視床と皮質は合わせて、視床皮質系と呼ばれることがある。感覚受容器と感覚器から皮質への経路は、嗅覚の感覚路を唯一の例外として、ほとんどすべて視床を通る。[49]

　感覚刺激が伝導経路を経て視床に到達するところまで述べてきた。次に、これら感覚刺激を受領する大脳皮質について考察を進める。

②大脳皮質の構造について
　　大脳皮質は、約2,200cm^{2}の面積を有し、その3分の1のみが表面にあり、残りの大脳皮質は、溝の深部に隠れている。皮質の厚さは、中心前回の約4.5mmから深部の鳥距溝の約1.5mmまで変化する。皮質は、常に脳回の稜の上で最も厚く、溝の底で最も薄い。神経線維、神経膠、血管のほかには大脳皮質には140億近くのニューロンがあると推定されている。[21]
　　対の大脳半球は、非常に入り組んだ外套と、かなりの大きさの下層にある白質、そして大脳基底核として知られている、深部に位置するニューロン集合体で構成される左右対称複写像である。大脳半球は、互いを大脳縦列によって部分的に隔てられている。この縦列のその部位には、大脳鎌が入っている。前頭部と後頭部においては半球の分離は完全である。しかし、中心部の縦列では、広い大脳半球間交連線維である脳梁まで及ぶだけである。おのおの大脳半球は、種々の溝によって葉に再分割される。主な脳葉は、それらの上にかぶさっている頭蓋骨の名をとって命名されている。大脳の葉は6つに分けられる。それらは、(a)前頭葉、(b)側頭葉、(c)頭頂葉、(d)後頭葉、(e)島、(f)辺縁葉である。島、辺縁葉はどちらも真の葉ではない。島は外側溝の深部に埋もれた皮質領域である。辺縁葉は半球の内側面にある合成の葉であり、脳幹の上部を囲む前頭葉、頭頂葉、後頭葉、側頭葉の一部で構成されている。[22]

図9において，中心溝が脳を横切って走っていることが見える。一般的に，様々な様式の感覚信号はこの中心溝の後部の大脳皮質に届く。また，一般的に，頭頂葉の前半部のほとんどすべては体性感覚信号を受け，それ

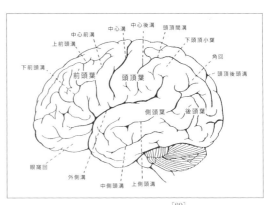

図9：脳の左外側面[89]

が何であるかを了解することに関与し，後半部はより高次の認知に関与している。視覚信号は後頭葉に終止し，聴覚信号は側頭葉に終止する。一方，中心溝の前の皮質と前頭葉の後半部は，ほとんどすべての筋肉や身体の運動のコントロールに関与している。この運動をコントロールする大きな役割は，皮質の感覚野からの信号で支配されていて，様々な体の部分の位置や動きについて運動皮質に情報を与えている。[47]

　図10において，一次体性感覚野及び二次体性感覚野と呼ばれる頭頂葉前部の2つの感覚領域を示す。一次体性感覚野は，末梢の感覚器から脳に直接送られる特定の感覚——視覚，聴覚，体性感

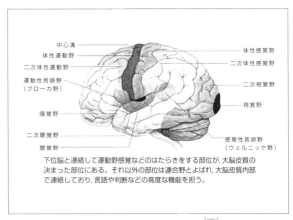

図10：大脳皮質の機能局在[89]

覚——を感知する。二次体性感覚野は一次体性感覚野から2～3cmの近傍に存在していて，手に持った物体の形や手触りの解釈，色や光の強

度，線の向きや角度，視覚の他の側面の解釈，そして，聴覚信号に含まれる音調や音色の時系列の意味の解釈など，特定の感覚信号の意味を分析する最初の部位である。通常の用語法では，"体性感覚皮質"は，一次体性感覚野を意味する。[49]

図11は，ヒトの大脳皮質の地図で，皮質が組織学的な構造の違いに基づいて，ブロードマン領野と呼ばれ約50の領野に分けられていることを示している。ヒトの大脳皮質の機能的に異なる多くの領野を，この番号で呼ばれている。一次体性感覚野は，ブロードマン地図の3，1，2野に位置している。[46]

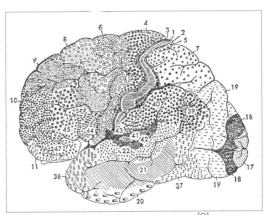

図11：ブロードマンの脳地図 [9]

図12は，中心後回の位置における脳の断面図で，一次体性感覚野における身体部位の局在を示す。この図のように，顔の部分は最も腹側側にあり，その顔の部分の上に手，腕，体幹，脚と足に対する感覚野がこの順序で位置される。下肢は，中心傍小葉まで延びている。手，顔及び口領域を表現する皮質エリアは不釣り合いに広い。手の

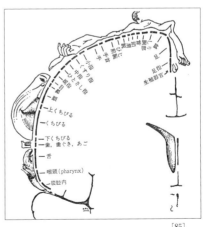

図12：体性感覚野のホムンクルス [85]

指，特に親指と示指は，十分に表現されている。

　顔からの感覚に関係する皮質領域は，中心後回に対する全体のほとんど下半分を占める。顔の上部は上に表現され，一方唇及び口は下に表されている。舌と咽頭領域は，より下方領域に配置される。一次感覚野において歪んだ体表面の表現は，末梢ニューロン密度を反映する。受容要素の密度が高い身体部位は広い皮質表現を持つが，一方，比較的受容器の少ない部位は表現が小さい。ペンフィールドによれば，腹腔内組織からの感覚は，中心後回の頂上面付近に描写される。体性感覚皮質における表示形式に関するほとんどの情報は，局所麻酔に基づいて手術された患者のその部位を刺激することから得られた。[15]

　図13に示すように，大脳皮質は6層の神経細胞層からなっている。

　von Economo[106]によれば，すべての大脳皮質の構造は，主として顆粒細胞と錐体細胞の相対的な発達に基づいて，5つの基本型に類型化することができる。2型，3型及び4型は，それぞれ前頭型，頭頂型及び極型として知られ，同じ型のものであり，大脳皮質のずば抜けて

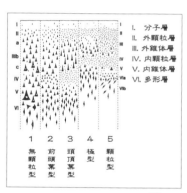

図13：大脳皮質のⅥ層構造[36]

大きな領域を占めている。1型（無顆粒型）と5型（顆粒型）は，異種型でごく狭い特殊化された領域に限局する。

　無顆粒型皮質（1型）は，層の厚さ及び顆粒細胞が事実上ほとんど欠如していることによって区別される。Ⅲ層及びⅤ層の錐体細胞は，よく発達し大きい。Ⅱ層及びⅣ層におけるより小さい細胞でさえ大部分は錐体形状であるので，各層を識別するのは困難である。無顆粒型皮質は，中心前回の皮質によって典型的に表現されている。前頭型の皮質（2型）は相対的に厚く，6層が明瞭である。Ⅲ層とⅤ層の錐体細胞は，Ⅵ層の紡錘細胞同様よく発達し大きい。顆粒層は明確であるが，

それらは狭く，散在する三角錐の小型細胞からなる。

頭頂型皮質(3型)は，顆粒層が厚く細胞密度も高いために，より明確な皮質層によって特徴づけられる。この型の皮質において，錐体層細胞は薄く細胞は小型で不規則な配列を示す。極型皮質(4型)は，前頭極及び後頭極近傍にみられ，その細胞は薄く，そのため顆粒層がよく発達し比較的細胞の豊富さにより特徴づけられる。

多顆粒型皮質または顆粒性皮質(5型)は，極めて薄く，主として密集してぎっしりと詰まった顆粒細胞からなる。顆粒細胞は，Ⅱ層とⅣ層だけでなく，他の層にも見出される。特にⅢ層では，多数の顆粒細胞の小型の細胞がみられ，その結果として錐体細胞減少を示す。この最も際立った例は，鳥距皮質である。

5型の皮質の全般的な分布は，図14に示されている。無顆粒型皮質は，中心溝の前方にある前頭葉後部，帯状回の前半，及び島の前方部が範囲である。帯状回の脳梁膨大後部と海馬傍回及び鉤に

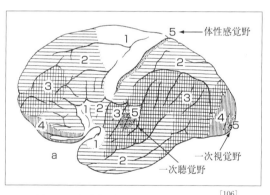

図14：大脳皮質を構成する5つの基本型 [106]

沿って続く幅の狭い細片にも見られる。主要な遠心性神経線維系は，これら領域から，特に中心前回から生じるので，無顆粒皮質は遠心性皮質または運動型皮質とみなしてもよい。顆粒性皮質は特殊感覚視床皮質の投射を受け取る領野でみられるので，顆粒性皮質は特性において一次感覚野だと考えられる。これらの領野には，中心後回の前壁，鳥距溝の斜面及び横側頭回が含まれる。

半球表面の大部分は，同型皮質によって覆われている。前頭型皮質は，前頭葉の前部，上頭頂葉，楔前部，中側頭回と下側頭回の大部分

に分布している。頭頂型皮質は,主として下頭頂小葉,上側頭回,後頭側頭回,後頭葉の前方隆起部を含む。極型皮質は,既に述べたように,前極及び後極の近くの領域が範囲である。これらの領域の視床連絡は,主に背内側,背外側及び視床枕などの連合核にある。事実上すべての大脳皮質の部位は,求心性及び遠心性投射によって皮質下中枢と連絡している。[14]

③感覚信号が到達する「大脳皮質」

　a　視床後腹側核の皮質結合

　視床は一次体性感覚中継核である。その視床の後腹側核は,大脳皮質に厳密な局在性投射を有する。線維は大脳皮質の中心後回へ正確な局所的投射を行う。後腹側核は2つの主要な部分の後内側腹側核(VPM)と後外側腹側核(VPL)そしてその核の中間にある最も小さい後下腹側核(VPI)からなる。[18][19]

　図15は,体性感覚皮質への視床下位区分からの投射を示す。

　後外側腹側核尾部(VPLc)の大きな中心コア内のニューロンは,中心溝の後面上の皮質3b野と中心溝の唇上の1野に投射する。VPLcのより薄い周辺外皮内の細胞は,深部組織の刺激に反応し,中心溝の深部の皮質3a野と中心後回の後部を形成する2野に投射する。2野におけるニューロンの90%以上は,身体の深部組織の受

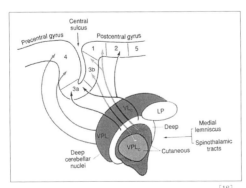

Precentral gyrus：中心前回
Central sulcus：中心溝
Postcentral gyrus：中心後回
Deep cerebellar nuclei：深部小脳核
LP：後外側核
Medial lemniscus：内側毛帯
Spinothalamic tract：脊髄視床路
Deep：深部の
Cutaneous：皮膚の

図15：視床後外側腹側核から中心後回に投射[18]

容器(関節受容器)に関与し，一方，3野における大部分のニューロンは皮膚刺激によってのみに興奮する。1野のニューロンは，皮膚かあるいは深部組織の受容器のいずれかに関係する。[18](別紙1)

b 一次体性感覚野の構造と機能

後外側腹側核尾部(VPLc)から投射された感覚刺激を受領する皮質野は，中心後回及び中心傍小葉の後部に位置する。組織学的に，脳回は，それらの構築学的構造によって異なる3つの狭く細い皮質(3野，1野，2野)からなる。中心後回領域では，形態学的変化の明確な前後方向に勾配がある。しかし，勾配は一様になだらかではない。前方部の3野は後部と明瞭に区別がつく，一方，1野と2野はよりなだらかな形態学的変化を示す。3野は中心溝の後方壁に沿って位置する。前方にある4野との移行は鮮明ではない。そして大部分の3野は中心溝の奥深くにある。3野の皮質は薄く，そしてⅡ，Ⅲ，とⅣ層はお互いに融合する傾向にあり，密集してぎっちり詰まった顆粒細胞で構成されているという事実によって特徴づけられる。3野は中心溝の後方壁に沿って位置する。そして中心溝の後壁上の3bと中心溝の深部にある3aに分けられる。1野と2野は，それぞれ，中心後回の頂上と後壁に形成し，大脳皮質の特徴的な6層構造を有する。[15]

感覚皮質は，痛覚，温度覚及び単なる接触のような大まかな感覚様相の認識には本来的にかかわらない。痛覚，温度覚及び単なる接触のような大まかな感覚様相は，視床のレベルで意識に浮かぶようであり，それらの評価は感覚皮質の完全な破壊後でさえ保持される。「皮質の感覚活動は3つの識別能力のある感覚を有する。それらは，(a)空間関係の認識，(b)異なる強度の刺激に対する段階的応答，(c)体の表面に接触をもたらした外的対象物の類似と差異の評価である」。したがって，一次体性感覚野の損傷では，他動運動の評価，2点識別覚の評価そして刺激の様々な強度を区別する能力

が消失される。一次体性感覚野の重度損傷がある患者の場合，刺激に気づき，そしてその刺激の感覚様相もわかるが，触ったポイントの位置を正確にわかることができない。他動運動の方向と程度を正確に計ることができない。そして異なる重さ，質感（ザラザラした表面の）または温度の程度を区別することができない。患者は，単に触れるだけで対象物を確認することができない（立体感覚失認）。より複雑な検査は，より明白な感覚欠損になる。[16]

顆粒細胞を多数かつ密に含んだ「5番目の顆粒型」の大脳皮質は，求心性神経が到達する皮質（体性感覚野，一次視覚野，一次聴覚野など）である。メチル水銀によって最初に損傷を受けると考えられる。[35] 顆粒型神経細胞が，メチル水銀により特に損傷しやすいことは，これまでのメチル水銀中毒研究によって明らかにされている。[8] 一次体性感覚野が損傷されると，3つの識別能力のある感覚活動が損なわれることも考察した。

1980年代中期には既に，メチル水銀中毒症患者の感覚障害の原因病巣は，大脳皮質であると強く示唆されていた。

したがって，メチル水銀中毒症患者の示す症状と所見が，3つの識別能力のある感覚活動が損失していることによって特徴づけられることになる。

④持続する感覚障害の実体は末梢神経の損傷ではなく大脳皮質の体性感覚野の損傷である

曝露中断後30年経ても持続する四肢末端の感覚障害を訴える水俣湾及びその周辺海域に在住する住民の感覚障害の特性が解明された研究論文「メチル水銀中毒症患者の体性感覚障害の再評価」が発表された。[80]

この論文が，曝露中断後30年経ても持続する住民らの感覚障害の特性を，いかにして解明したかを詳述する。

〈研究対象と研究方法〉

研究対象

a 曝露を受けた住民を2群設定

　i 熊本県天草郡御所浦島住民32人を選定

　　御所浦島は，不知火海の中にあり，水俣から直線距離で約15kmに位置する島にある町である。御所浦は漁村で，漁師の大部分は内海である不知火海一円に漁に出かけ，巾着網で主にイワシを捕っていた。採取した魚の一部は，持ち帰って地域社会で食料として分けていた。1950年代では，彼らは1日当たりおよそ500gの魚を毎日摂取していた。全体としてイワシやアジなどの小魚が主であった。熊本県衛生研究所の報告によると，1960年当時の御所浦1,160人の毛髪に含まれる総水銀値の中央値は，21.5ppm（毛髪水銀値の範囲は，検出限界以下から920ppm）であった。この報告書で御所浦住民の中で検査を行った事例の1960年当時の毛髪水銀値の中央値は，37.0ppm（範囲は10.0～75.0ppm）で，2002年の毛髪水銀値の中央値は2.4ppm（範囲は0.6～5.0ppm）であった。彼らの平均年齢は，66.4±12.5歳（平均値±標準偏差値）であった。

　ii 水俣病行政認定患者の選定

　　ア　当該患者の毛髪水銀値が1960年ごろに測定されていること。

　　イ　当該患者が，不知火海沿岸で漁をしている人がその家族の一員であること。このことは，メチル水銀中毒症が魚の摂食を通じたメチル水銀への曝露によって引き起こされたことを確実にする。

　　ウ　当該患者が，メチル水銀中毒症以外の他の神経学的障害を有していないこと。

　　エ　身体の26部位での触圧覚閾値検査及び6部位での二点識

別覚閾値検査を無償で行うことの提案に対して同意したこと。

上記4項目の条件を満たした，水俣病行政認定患者3人を選定

症例1：1960年当時，水俣の北に位置する芦北で漁業に従事していた。1960年の毛髪水銀値は，64.5ppmだった。年齢(2001年)77歳。

症例2：水俣病が発生した初期の頃，多くの劇症のメチル水銀中毒が見つかった茂道と呼ばれる場所で漁師をしていた。1960年の彼の毛髪水銀は，38.5ppmであった。年齢(2001年)78歳。

症例3：彼が3歳(1963年)のとき毛髪水銀値は12ppmであった。彼は胎児期のみならず生まれた後も同じようにメチル水銀に曝露されてきた。

　b　比較対照の非曝露群として，宮崎県東臼杵郡北浦町の住民53人を選定

比較対照群としてメチル水銀汚染以外は，できるだけ条件の同じ対照群地区として，宮崎県東臼杵郡北浦町市振を設定した。北浦は九州の東海岸に位置していて，御所浦と同様に漁村である。九州の東海岸には，人為的なメチル水銀の水系汚染の歴史はなかった。北浦の漁師たちは主に日向灘の魚を捕っている。1971年当時の日向灘の魚に含まれる総水銀値の平均は，0.11 ± 0.07mg/kgであった。北浦でも御所浦と同様に，漁獲の一部を分けあってお互いの重要な食料としていた。2002年当時の北浦住民の毛髪水銀値の中央値は，2.8ppm(範囲は0.9〜9.22ppm)であった。検査を行った北浦住民の平均年齢は，68.6 ± 6.5歳(平均±標準偏差)であった。

研究方法

1995年にEnvironmental Researchに発表した論文の討論において，[81]「御所浦大浦地区では，非常に多くの人が四肢末梢にいわゆる手袋靴下

型の感覚低下を示した。その中に，立体覚や二点識別覚に障害のある人が見つかった(データは論文に示されていない)。これら得られた所見は，海外のメチル水銀中毒研究の霊長類における病理所見と一致していて論理的に矛盾がない。四肢末梢の感覚低下は，大脳皮質の体性感覚野の皮質損傷によって引き起こされていると推定できるだろう」という仮説を持っていた。その仮説を検証する研究をするには，従来の針と筆による非定量的な検査器具を用いた検査方法ではなく，バイアスのかかりにくい，定量的でより客観的である器具を用いたディスク・クリミネーターによる二点識別覚検査と，モノフィラメント知覚テスターによる触圧覚閾値検査を選んだ(別紙2)(別紙3)。

検査結果
  a 触圧覚閾値測定結果
    i 御所浦住民と北浦住民の比較

図16は，御所浦住民(●)は，触覚刺激を感知することができるが，北浦住民(○)の触覚閾値より有意に高く，遠位部のみならず近位部も躯幹も，そして左右差もなく上昇していることが示されている。

反復測定によ

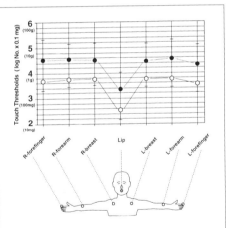

検査部位：両手の示指の末節の指球，
　　　　　両側前腕の手掌側中線の中央部，
　　　　　両側の胸部，下口唇中央部
＊グラフの垂直の棒は標準誤差

図16:御所浦と北浦住民の比較

る分散分析（ANOVA）によって，御所浦住民の触覚閾値は，検査された各部位が等しく上昇していることが確認されている．

触覚閾値は，御所浦と北浦の両地区に交叉はなく，検査対象者のすべての感覚閾値が同じ程度に移動している．即ち，御所浦島地区住民の身体の遠位部と近位部の触覚閾値が同等に上昇していることは，四肢の遠位部が近位部より，より強く障害される末梢神経障害ではないことが示されているのである．

ii 水俣病患者と北浦住民の比較

図17にみるように，水俣病患者は3人とも触ったという感覚は保存されており，触覚閾値の上昇は，顔面や上肢のみならず下肢，躯幹に及んでいることが示されている．また水俣病患者の触覚閾値の上昇は，一般的に手袋靴下型として信じられてきたが，四肢末梢に限られていないことが示されている．

図16，図17と図18の結果から，水俣病認定患者と御所浦住民とも持続する体性感覚の異常は，末梢神経によって引き起こされたものでないことがわかる．

3部 メチル水銀中毒症(水俣病)の診断 397

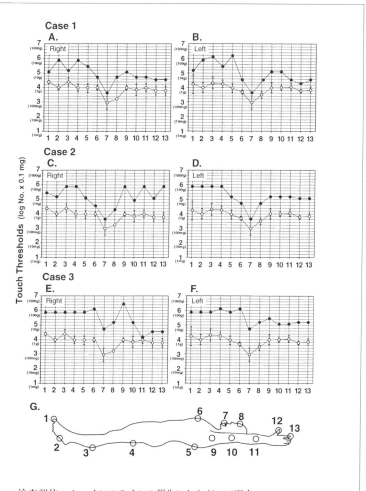

検査部位:ウェインステインの報告にしたがって選定
1.足の親指の足底側, 2.踵の足底側, 3.ふくらはぎの背側, 4.大腿の背側, 5.肩の背側, 6.胸部, 7.色素のない下口唇, 8.前頭部, 9.肩, 10.上腕, 11.前腕, 12.親指, 13.示指(図G)
* ●:水俣病認定患者, ○:北浦住民
* グラフの垂直の棒:標準偏差の範囲

図17:水俣病認定患者と北浦住民の比較

iii 北浦住民・御所浦住民・水俣病認定患者の2点識別覚閾値

御所浦住民における二点識別覚閾値は，比較対照群である北浦住民の値の約2倍高く，また水俣病患者の値と同等の値かあるいはむしろ高いのである。

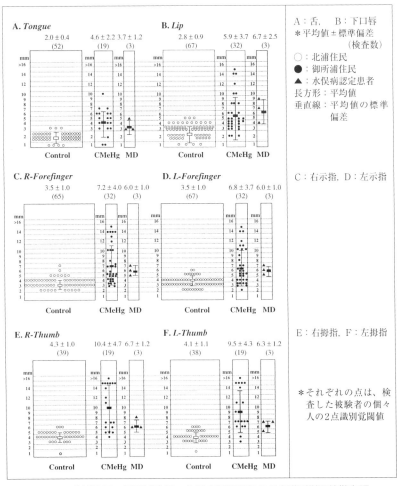

図18：北浦住民・御所浦住民・水俣病認定患者の2点識別覚閾値散布図

結　論

　定量化・再現性のある器具を用いての検査で得られた結果は，水俣病認定患者・御所浦住民の持続する感覚障害が，全身性の感覚低下及び識別感覚の欠損を示している。水俣病認定患者及び御所浦住民の触圧覚閾値が，四肢の遠位部のみならず近位部そして躯幹でも上昇していることは，末梢神経の損傷ではないこと，そして二点識別覚の閾値の上昇は，体性感覚野の感覚識別能力の欠損の反映である。この検査結果は，持続する感覚障害の原因病巣が，大脳皮質の体性感覚野の損傷であることを明示するものである。

[2]　運動失調について

①改善する小脳性運動失調

　〈水俣病劇症患者（K・T　女　42歳　漁業）〉の1976年の症状[102]

　1956年5月ごろから両指先にしびれ感を覚え，次第に前腕，口唇，口の周りにも及んできた。6月に入ると手の震えも加わり，7月にはろれつが回らなくなり，歩行も怪しくなってきた。8月10日ごろから全く歩けなくなった。19日ごろには泣いたり叫んだり，人の識別もできなくなったので8月30日に入院してきた。入院時は，顔つきは無欲状，時々強制失泣，強制失笑がみられた。手足は舞踏病様，アテトーゼ様の運動を繰り返し，言葉は不明瞭で何をしゃべっているのかわからない。四肢には強剛が認められ，腱反射はすべて亢進していた。入院時の有様は，急性中毒性脳症の状態で，しばらくして意識も混濁してきた。治療によって意識は回復し，座れるようになり，数日して歩けるようになってきた。入退院を繰り返し，ついにこの人も死亡（1976年8月10日）した。その数年前にこの方から，長さ1.2m，幅50cm余りの額が贈られてきた。その額は布地に虎の像が刺繍されたものであった。煙草もうまく吸えないくらいに震える手で，よくもこれだけ針を使ったものだと感心するとともに，その脳細胞の回復ぶりにも驚いた。

〈水俣病患者のリハビリテーション〉の1964年症例報告[64]

水俣病においては，小脳性運動失調が最も顕著な症状で，歩行は動揺性であり，あたかも酒に酔ったような歩き方で，急激な方向転換，停止などはできない。また，水飲み，マッチすり，ボタンかけ，書字などは極めて拙劣である。このような運動失調を有する水俣病患者にリハビリテーションを行った。

リハビリテーションを行った患者は，成人，小児の水俣病患者15人，胎児性水俣病患者6人，計21人である。水俣病審査会の症状判定基準に従い，重症，中等症，軽症に分類すると，成人，小児の患者では重症3人，中等症6人，軽症6人となり，胎児性水俣病患者では重症1人，中等症5人である。

リハビリテーションとしては，次の3つの療法を採用した。

　　a)　歩行訓練として，床上に描いた直線及び曲線上を歩行，砂袋を片手に下げての歩行，水の入ったコップを盆に乗せて片手に持っての歩行。

　　b)　手，指の訓練として，玉差し盤に玉を正しく入れる訓練や，日常生活上の動作として食事動作，衣服の着脱動作，書字動作の手指巧緻の訓練。

　　c)　全身のバランス訓練，動作変換訓練，動作機敏性訓練。

成人，小児の水俣病では，訓練開始後，はじめの3～4カ月で急激に機能は改善し，その後横ばい状態を示す例が多い。胎児性水俣病も成人，小児水俣病患者と似た傾向を示すが，全体として機能の改善のされ方は緩慢である。

〈イギリスの農薬工場でのメチル水銀曝露患者のリハビリテーション〉の1940年症例報告[58]

入院当時の症状は，細かい動作に際し著明な協調運動障害が認められた。4つのボタンをとめるのに2分を要した。指鼻試験は極めて拙劣で，

迅速な交互交換運動も拙劣であった。下肢の筋力はほぼ正常であったが，著明な協調運動障害が認められた。高度の失調歩行がみられ，両足を開いて歩いた。

　発症2年後には，全く介助なしで階段の昇降ができ，着衣も彼自身ででき，食事も介助なしで食べることができるまで改善した。このような臨床症状の著明な改善は，患者の辛抱強い努力と治療に携わった看護スタッフ，マッサージスタッフ及び言語クリニックのスタッフの熟練した技術と忍耐があったからこそ，著明な臨床症状の改善が得られたと判断された。

　このように小脳は可塑性が極めて高く，小脳の症状，所見は改善すると推測される。

　また，このように小脳損傷の症状が改善することは，以下のとおり，医学部学生や研修医の教科書にも記述されている。

a)　小脳疾患の経過が急性であるか慢性であるかによって，その症状の発現の重症度は大きく異なる。小脳損傷の病変を代償する神経系の能力は顕著である。病変が急な場合は，症状は重大である。一方もし病変の進行がゆるやかである場合は，症状の重症度は非常に小さい。急性の病変からの回復は顕著である。もし病変が潜行性に進む場合は，小脳の半球が広く損傷されていても症状があまりないので，臨床的な所見を見つけにくい場合がある。神経系の可塑性と代償性とはそのようなものなので，ほとんど小脳の組織が残っていない患者が結果として小脳の機能を極めてうまく作用させることができる[13]。

b)　小脳病巣による障害の大部分に関連していくつかの一般的な原則がある。ⅰ）小脳病巣は同側性障害を引き起こす，ⅱ）小脳障害は，通常，密接に関連した症状の集合として現れる，ⅲ）非進行性病変による小脳障害は，徐々にではあるが確実な減衰作

用を示す．iv）小脳病巣に起因する小脳障害はおそらく，小脳の制御調節作用の奪われた無傷の神経構造の生理学的発現である。小脳歯状核あるいは上小脳脚にかかわる病巣は，重篤で永続性のある障害を引き起こす。[20]

c）　小脳障害の臨床的な重要な特徴の1つは，小脳皮質の小さな部位が壊れても目立った運動障害を示さないことである。数カ月前に小脳皮質の半分を除去した実験動物でも深部核が除去されていなければ，動物がゆっくり動いている限り，異常は見出せない。これは小脳の残った部分が除去された部分を代償するからである。したがって，小脳が重篤で永続的な障害を起こすには小脳皮質とともに1つ以上の深部核—歯状核，中位核，室頂核—を除去しなければならない。[51]

d）　小脳半球に損傷をもつ実験動物やヒトでは，伸張反射が変化することを除けば，安静にしている限り異常を示さない。しかし，動物が動き出すやいなや，はっきりとした異常が目につくようになる。運動麻痺もなければ感覚欠損もないのに，すべての運動が著しい運動失調ataxiaの特徴を示す。運動失調とは，運動の速度，範囲，強さ及び方向に誤りがあるため，筋活動の協調が行われなくなった状態をいう。損傷が限局すれば，運動失調は身体の一部に限局されるようである。もし，小脳皮質だけが損傷されるならば，機能代償compensationが起こるにつれて，異常運動は徐々に軽減してゆく。小脳核の損傷は皮質損傷よりも広範な欠損を生じ，運動異常も永続する。したがって，小脳の外科的部分摘除が必要な場合には，小脳核の損傷を避けるように注意すべきである。[43]

②皮質性運動失調

　浴野成生は，意見書「水俣病認定義務付け等請求事件・甲号証127号証」において，皮質性運動失調について次のように記述している。[37]

「急性の小脳損傷による小脳性運動失調は時間とともに改善する。慢性の小脳損傷では，小脳性運動失調は現れにくいし，現れていたとしても一定の期間を経て改善する。いずれにしても水俣病の場合，汚染終了後には小脳性運動失調は小脳の可塑性により改善しているので，汚染が終了して一定の期間を経た後は，ほとんど検出されることはないと考えるのが医学的に妥当である。

汚染終了後の現在でも，運動失調を示す不知火海沿岸住民が多くいる。これらの住民に見られる運動失調は，頭頂葉大脳皮質体性感覚野の損傷によって引き起こされた『感覚性の運動失調（深部感覚の障害によって生じる運動失調）』であり，病変が大脳皮質にあることから『皮質性運動失調』の分類に入る。大脳皮質体性感覚野が損傷されると，筋肉や腱から送られてくる深部感覚情報を分析し，統合する機能が低下する。その結果，脊髄癆性運動失調に類似の運動失調が生じてくる。

『小脳性運動失調』と『皮質性運動失調』の鑑別は，『皮質性運動失調』では運動失調が，閉眼で増強することである。というのは，メチル水銀中毒の後遺症を持っているヒトは，大脳皮質体性感覚野の損傷による感覚の障害を視覚で補正しようとするからである。したがって，指鼻試験では，眼を開けてゆっくり行わせると若干揺れながら（眼で補正をするために若干揺れる。ただし企図振戦はない）指を鼻に近づけることができる。しかし眼を閉じると鼻からかなり離れたところを指すことになる。これらの所見は，患者の運動失調が小脳性でないことの証拠として取り上げられ，水俣病の診断において強い『負』の要素として取り上げられてきた。さらにメチル水銀中毒の後遺症を持つ患者は，足の裏からの情報も大脳皮質で分析できないため，眼で補正を行って起立していたので，眼を閉じると起立が不安定になっていた。即ちロンベルグ試験は陽性であった。

これらのことをまとめると，メチル水銀中毒の後遺症を持つ患者は，閉眼で指鼻試験の結果が増悪し，ロンベルグ試験の結果が陽性であっ

た。これらの陽性所見が，水俣病の診断を行う際に，『負』の要素とされたということは，典型的な『水俣病患者(メチル水銀中毒の後遺症を持つ患者)』ほど『水俣病であること』を否定されていたことになるといえる。」

〈感覚障害としての運動失調〉

医学の成書である『Bing's Local diagnosis in neurological diseases』[75] に，以下のように記述されている。

患者は，見ることによって障害をある程度まで補正することができるので，運動失調は，目を閉じたとき，もしくは暗いところではより顕著に現れる。例えば，患者は目をつむって顔を洗うとき，水面より下に顔を下げることがある。

運動失調を検出するための方法としてロンベルグ試験がある。脊髄癆において，患者は目を閉じるとき揺れ始め，同時に足を狭めてテストをしたとき最も顕著に揺れ始める。小脳性運動失調では，目を閉じても開けていても揺れる。小脳半球が関与する病変では，その側の方に揺れる。小脳虫部ならば前後に揺れる。足からよりもむしろ尻から揺れが発生しているならばヒステリーが疑われる。

2 水俣病の診断

[1] 国(環境省)が提示する診断方法

水俣病はメチル水銀が原因であるが，メチル水銀による身体への障害を特異的に把握する手法は確立されていない。水俣病では種々の神経症状を呈するが，それらの個々の症状はメチル水銀によってのみ特異的に生じるものではなく，他の原因によっても生じるものである。しかし，臨床的には水俣病の症状の出現には一定の傾向があるので，「いくつかの症状の組み合わせによる症候群的診断が可能である」とした上で，77年判断条件等について，「これら医学的な知見を基に取りまとめられた

ものであり,臨床上の診断基準の性格も持つものである」「現在までの研究では,これら判断条件に変更が必要となるような新たな知見は示されていない」として,「判断条件」医学的に妥当性があると確認されている。[23]

　国は,水俣病の診断において,症候群的診断が臨床医学的に妥当しているとする見解である。しかし,神経診断学的診断によれば,「神経系疾患では,病巣がほんの1mmずれたとしても臨床的には極めて大きな違いとなる。即ち,神経系は,その局所局所で全く異なった機能を分担しているので,病巣の神経系内の解剖学的位置が重要性を持っている」と,いわれている。[44]

　以下,水俣病のように神経系の疾患に対して,「症候群的診断」が医学的に妥当しているのかを,神経診断学の文献等に基づき考察する。

〈「症候群的診断」の神経診断学における位置づけ〉
◇鈴木秀郎は,「臨床雑誌内科55巻6号」[94]において,診断基準の功罪について次のように記述している。

　診断基準の意義は,①経験に富む医師であっても診断基準を適用することにより,より正確な診断を期することができること,②ある疾患について議論する場合,診断基準に基づいて診断された対象を用いれば,個々の医師による偏りを避けることができること,③多くの患者の中から,ある特定の疾患だけをスクリーニングするのに便利であることである。一方,対象となっている疾患の実体を知らない者が不用意に基準を用いれば,たとえ優れた診断基準を用いたとしても,決して正しい診断に到達することはできない。かえって誤診のもとになることさえある。
◇後藤文男は,症候群的診断について,「Clinical Neuroscience ベットサイドにおける神経学的検査」[44]において,次のように記述している。

　診断基準による症候群的診断法は,うまく当たれば非常に早く診断がつくが,同時に誤診の可能性も高い欠陥がある。したがって現在では,

症候群的診断はむしろ病巣部位診断の有力な道具として使われている。
　神経学的診断では，一般内科的診察の後に，さらに神経学的検査を行い，神経系の機能障害部位を明らかにする。即ち，機能的病巣部位診断の結果に基づいてCT, MRIその他必要な補助検査を行い，解剖学的病巣部位が確定されるのである。解剖学的病巣部位と神経系の機能障害部位を結びつけながらステップを踏んで段階的に診断を行うという解剖学的病巣部位診断手法は，1893年発刊されたGowersの名著"A Manual of Diseases of the Nervous System"[45]に記載されており，100年前に完成されていた。

◇「Harison's Principles of Internal Medicine, 9 edition」[52]において，症候群的診断について次のように記述されている。

　臨床的方法における論理的な展開が最も重要となるのは，難しい患者を診察するときである。この場合には，特に医師は，患者の訴えや理学的所見，検査所見の示してくれるそれぞれの問題点をならべて，おのおのに対する答えを注意深く出すようにしなければならない。普通は病因的診断よりも解剖学的診断の方が先行する。どの臓器が侵されているかを確かめないでは，その疾病の原因や発生原理を知ることはほとんど不可能である。その中間のステップが症候群診断である。

◇判断条件が発せられた1977年と同年に刊行された「Principles of Neurology, 6ed」[4]の「神経疾患を持つ患者へのアプローチ」において，次のように記述されている。

1　主要な臨床データは，病歴と理学的検査によって確保される。
2　神経疾患を持つ患者に関連すると考えられるこれらの臨床データは，解剖学と生理学との関連において解釈され，説明される。症状（symptoms）と所見（signs）との信頼できる複合は，意味のある相関があるものとして評価される。これは「症候群的診断」と呼ばれる。
3　これらのデータから，医師は，診察所見（findings）を最もうまく

説明する解剖学的な(病因の)局在を決めることができる。これは，「解剖学的診断」と呼ばれる。

4　病気が発症したときの様子，病気の経過の様子，関連する医学的診察所見，そして補助的な検査データが，(診断を)確証する。

5　最後に，これらのデータと病気の経過の位置づけから病因的診断(病巣の局在と原因を明らかにする診断)が演繹される。

◇「Principles of Neurology, 8ed, 2005」[3]の「神経疾患を持つ患者へのアプローチ」において，次のように記述されている。

1　患者の訴える症状と理学的所見は，病歴と理学的検査によって確保される。

2　症状と理学的所見は，生理学と解剖学との関連において解釈される。即ち，医師は機能異常と解剖学的構造を明らかにする。

3　これらの解析は，医師が，病気がどのような経過の過程にあるかを明らかにすることを可能にする。即ち，関与する神経系の一部分あるいは複数の部分を示すことを可能にする。この方法は，「解剖学的」あるいは「局在的診断」と名付けられる。しばしば医師は解剖学的，生理学的，あるいは一過性の解剖学的，生理学的なタイプの「症候群」を構成する，症状と所見が特徴的に集合しているものを認める。症候群的な見地で，症状と所見を公式化することは，疾病の原因となっている部位と性状を決定する上で特に役に立つ。この方法は，「症候群的診断」と呼ばれ，多くの場合，解剖学的診断と並行して行われる。

4　解剖学的診断とその他の医学的データ—特に病気の開始，進展，経過の様式と速度，神経系以外の器官系の関与，関連する過去の病歴及び家族歴，並びに検査所見—から，医師は「病理学的診断」を演繹する。そして疾病の機構と疾病の原因が特定され得るときには，「病因学的診断」が演繹される。この診断は，もし特別の処理がされたならば，最近急速に増えてきている分子レベルや遺伝子レ

ベルの病因解明を含む。
5 最後に，医師は障害の程度を査定し，障害が一過性か永続性かどうかを決定する（機能回復療法診断）。このことは，患者の病気を管理し，機能の回復が可能かどうかを判定する上で重要である。

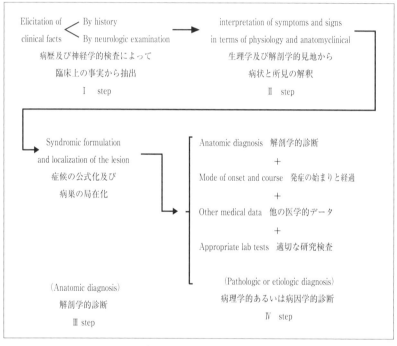

図19：神経疾患診断の各段階（Ⅰ～Ⅳ）

◇「神経病学第3版」[100]の「神経病診断のすすめ方」において，次のように記述されている。

1 病歴（問診）と神経学的所見が神経解剖及び病態生理面から理解し得るものかどうかを検討することである。患者の訴える症状と，検査による神経学的所見を有意な関連があるものとして把握できれば，"器質的疾患"が疑われる。神経学的検査で何の異常も見出し

得ないときは，機能的疾患，あるいは"心因性疾患"が疑われる。患者の訴える症状と神経学的徴候との間に関連性がなく，神経学的所見も奇妙で理解し難いときには，"ヒステリー"の可能性が大きい。
2 　病巣が神経系のどの部位，あるいはどの系統にあるかを診断する"解剖学的診断"で，局所(または局在)診断ともいう。病巣の解剖学的部位，または分布は疾患によって特異的なことが多く，これを知ることは神経病診断の第一歩である。

◇「内科診断学改訂8版」[111]において，次のように記述されている。

1 　神経系疾患の特徴：
　　神経系はその解剖学的な部位の違いによって分割並列されるものではなく，一種の階層構造を持って統合して機能を果たしている。したがって，患者の診察に当たっては，基本的な階層から順次上位の階層へと神経学的診察を進め，診断のための思考過程を深めていくことが重要である。
　　ここでいう基本階層とは，いわゆる末梢神経系の運動知覚機能である。細胞レベルで考えるならば脊髄前角に細胞体を置く運動ニューロンであり，脊髄後根神経節に細胞を有する知覚ニューロンである。この階層を修飾するものが脊髄系であり，さらにそれらを合わせたものを修飾するものが小脳系であり大脳基底核系である。最後に"小さな"大脳皮質系がある。
2 　診断の進め方
　　i 　病歴をとった段階でそこに表れている症状から考えられる診断を列記する。この診断は教科書に書いてある病名である必要はない。
　　ii 　神経学的診察を行い考えられる解剖学的診断を列記する。
　　iii 　病歴による「診断」と診察による「診断」を比較検討し整理する。
　　iv 　患者が病歴の中で述べず，医師が診察によって初めて見出した症状があれば，その症状についての病歴を訂正し完成させる。

v　得られた「診断」をより確実にするために，どのような検査が適当かを検討し検査計画を立てる。しかし，ここで重要なことは十分な検討が必要だということである。例えば，CT検査を行うときには，脳のどのような部位にどのような所見が期待できるのかというところまで考え「診断」を熟成して欲しい。
　　vi　検査結果を合わせて最終診断を行う。ここで注意しておきたいことは病歴，診察，検査の3者を総合して得られた結果が教科書のどの診断名にも当てはまらない場合である。神経内科学ではそのような場合の方が多い。教科書に記載されたいずれかの診断名に当てはめることを急ぐよりも解剖学的，病因学的診断をそのまま記載することが望ましい。

　神経診断学に関する文献及び論文によれば，症候群的診断は，神経疾患のある患者の診断においては，解剖学的診断と並行して行い，病巣の局在を突き止め，確定診断に進むための中間段階の診断であるということが共通して記述されている。
　したがって，症状の組み合わせによる症候群的診断において最終診断とするのは，神経診断学的な原則を逸脱しているといわざるを得ない。

　次に，持続する感覚障害を訴える患者の感覚障害を引き起こしている病巣の局在を，神経診断学手法によって考察する。

[2]　感覚障害の診察及び診断

〈体性感覚障害の鑑別〉
①単一末梢神経の断絶による感覚の変化[2]
　この変化は，それが主に筋肉を支配する神経，皮膚を支配する神経，またはその両方かどうかによって，損傷された神経の構成で異なる。皮神経の損傷において，触覚消失の領域は，痛覚を伝える神経線

維の大多数の重なり合いのために，痛覚の消失領域よりも広範囲である。さらに，隣接した神経からのオーバーラップのために，皮神経の区分に従う感覚消失の領域は，常にその解剖学的支配領域より狭い。皮膚の広いエリアが影響を与えられているならば，感覚欠損は，部分的な消失の領域に囲まれている皮膚感覚のすべての型が失われている部分は，中心部から周辺へ進むにつれて目立たないようになるという特徴を現す。深部圧覚及び他動運動は，皮膚下の組織と関節からの神経線維によって伝えられるので無傷である。触覚減退領域の境界に沿って，皮膚は過度に敏感になる。軽い接触は，少し痛みを伴い疼くように感じさせる。Weddellによれば，これは，神経を取り除いた部位を健常神経が取り囲むことからの二次的な再生のためである。

　病変の特有のタイプは，感覚神経線維に特異的に影響を与える。圧迫は，触覚と圧力を伝える太い神経線維を麻痺させる。そして，痛み，温度，及び自律神経性の細い神経線維は無傷のままである。

　腕神経叢及び腰仙神経叢に関与する病変では，感覚障害は，もはや単一末梢神経支配領域に限局されず，筋脱力及び反射の変化を併発する。

②多数の神経の関与による感覚の変化（多発神経障害）[2]

　多発神経障害の大部分の例において；感覚の変化は様々な程度の運動や反射の障害を伴っている。感覚の損傷は，通常対称的である。最も，糖尿病と動脈周囲炎の神経障害では顕著な例外がある。最も長くて太い神経繊維が最も影響を受けやすいため，感覚障害は，足と脚が最も強く，手がより影響を受けにくい。腹部，胸部，顔面は，最も重症の場合を除いて損傷を免れる。感覚障害は，通常すべての感覚の要素に影響を及ぼす。そして，痛覚，触覚，温覚，振動覚，位置覚の障害が同じ程度であるとすることは明らかに難しいが，これらの1つが，表面上は，他に比べて不釣り合いに損傷されることがある。医師は，患者の症状から，感覚のどの要素が不釣り合いに障害されているかを正確に予測することはできない。多発神経障害の感覚障害につい

て述べるために，しばしば用いられる，「手袋及び靴下型の感覚消失」という言葉は，主に末梢神経の遠位部に感覚障害が及んでいることに注意を向けさせるものである。多発神経障害の場合，正常な感覚の部分と損傷されている感覚の部分との境界は，鮮明でないという限りにおいて，「手袋及び靴下型の感覚消失」は，不正確な言葉である。感覚障害は，次第にゆるやかに変化するものなのである。ヒステリーの場合，これと比べ正常な感覚と消失した感覚の境界は，通常鮮明である。

③多数の脊髄神経根の関与による感覚の変化[2]

　単一の神経根の区分は，近接している神経根からのかなりの重複のために，皮膚エリアの感覚の完全な消失を引き起こさない。しかしながら，頸部または腰部の単一の神経根の圧迫（例えば，椎間板ヘルニア）は，脊髄分節の分布内に皮膚感覚の様々な程度の減損をもたらす。2つあるいはそれ以上の神経根が全く分離されているときには，感覚消失の領域は，痛覚低下が触覚より広範囲に見出すことができる。完全な感覚消失の周囲の状況は，過剰反応（ヒペルパシー）を伴い上昇した閾値を明らかに示すかもしれないし，あるいは明らかに示さないかもしれない，狭い区域である。なおその上に，筋脱力，筋萎縮及び反射の消失の存在は前根の関与を示す。

④脊髄癆症候群[2]

　脊髄癆は，腰仙（時には頸部）の後根神経線維の損傷に起因する。通常，神経梅毒により引き起こされ，脊髄膜の腫瘍，糖尿病等によってはあまり多くない。麻痺または感覚異常及び稲妻のようなあるいは刺すような痛みが，よくある愁訴である，そして反射消失，膀胱の緊張減退，歩行の異常，そして筋緊張低下のない反射消失が検査において認められる。感覚消失は，下肢の振動覚と位置覚の消失のみである。しかし重度の症例では，表在あるいは深部の痛覚または触覚の消失もしくは減弱が，さらに加わることがある。下肢が最も影響を受け，言うまでもなく両上腕と体幹が影響を受けることはあまり多くな

い。腹や腰の周りに激痛が起こることがある。

⑤脊髄横断性感覚症候群

　脊髄の完全横断性病変において，病変と一致するレベル以下の感覚のすべての種類は，完全に破壊される。感覚消失の上限のところに"知覚過敏"の狭い帯がある。痛覚，温覚，そして触覚の消失は，病変レベル以下の2から3つの分節から始まり，振動覚及び位置覚は，それほど離散していないレベルにある。そのときこのような病変の進展期間中は，病変のレベルと感覚消失のレベルの間に食い違いがあるかもしれないこと，病変のレベルと感覚消失レベルのうち感覚消失のレベルは，病変の進行につれて上行することを覚えておくことが重要である。足先から痛覚及び温覚を伝送する最も外側の神経線維が最初に影響を与えられることは，病変が脊髄の外縁部から中心部に進展すると考えるならば理解できる[2]。

　完成した病像としては，病変のある髄節レベルで弛緩性運動麻痺と知覚敏感帯を，それ以下では両側性全知覚脱失，自律神経機能障害（発汗異常，膀胱・直腸障害）と痙性運動麻痺（深部反射亢進，病的反射出現）を示す[112]。

⑥脊髄片側切断（ブラウン―セカール症候群）

　痛覚及び温覚は，病変と反対側に影響され，そして深部感覚は，病変同側に影響され，稀に，疾病は脊髄の片側に限局される。痛覚及び温覚の消失は，病変以下の2つか3つのセグメントから始まる。病変側に関連する運動麻痺で一連の徴候が完成する[2]。

　脊髄の一側に病変が見られた場合は，次のような症状の組み合わせが起こる[112]。

・障害された脊髄レベル：全感覚脱失，弛緩性運動麻痺。
・レベル以下では：障害側；深部感覚障害，痙性運動麻痺（深部反射亢進）。対側；温度覚・痛覚消失。

⑦脊髄空洞症

　痛み及び温度を伝えている神経線維は前交連の中心部を交叉するの

で，垂直に広がるかなりの部位に病変が3つ以上の脊髄分節で，片側または両側にこれらの感覚様相を特徴的に破壊されるが，触覚は損傷を免れる。このような解離した感覚消失のこの型は，通常，分節分布で生じる。病変は灰白質の他の部分にしばしば関与するので，様々な程度の分節性筋萎縮及び反射の消失も通常存在する。病変が白質へ広がっているならば，皮質脊髄，脊髄視床，及び後索の何らかの異常所見が同時に生じる可能性がある。[2]

病変の存在する髄節レベルでは両側性に温度覚，痛覚のみ鈍麻がある。

空洞症は頸髄レベルに好発するため両側の肩から上肢にショールを掛けたように温痛覚鈍麻のみがみられることがある。[112]

⑧後索障害

後索障害は，病巣より下に振動覚及び位置覚の損傷はある。しかし，痛み，温度，触覚の認知は比較的わずかあるいは全く影響されない。この損傷状態は，脊髄癆と区別するのは難しいかもしれない。振動覚が主に影響される後索疾患もあれば，位置覚がより影響を受ける後索疾患もある。ピリピリ及びチクチク感あるいはガードルやバンドをしたときのような帯状感覚等の感覚異常は，後索の疾患に共通の愁訴である。また，針で刺す痛みは，拡散し，焼けるような，不快感をもたらすことがある。[2]症候としては，深部反射，失調性歩行，ロンベルグ徴候陽性を示す。[112]

⑨前脊髄動脈症候群

前脊髄動脈の閉塞かあるいは脊髄腹側部に主に影響を与える破壊的な病変で，病巣のレベル以下の痛覚と温度覚が障害され，深部感覚が比較的もしくは全く回避される。

皮質脊髄路及び灰白質の腹側も前脊髄動脈の分布の領域内にあるので，運動機能麻痺はこの症候群の顕著な形態である。[2]

⑩脳幹病変による感覚障害

脳幹最下部の病変の特徴的なものは，多くの場合，感覚障害は交差

性である．即ち，顔の片側及びその反対側の身体の痛覚と温覚の消失である．この感覚障害は，三叉神経束の三叉神経核及び脳幹の片側の交叉した外側脊髄視床路の関与，及び常に，外側の延髄の梗塞が原因とされている．橋と中脳において，交叉した三叉神経視床路及び外側脊髄視床路は伴走するので，このレベルにおける病変は，顔や体の反対側の半分に痛みと温度感覚の消失を引き起こす．これらは触覚の感覚異常はなく，温度や痛みの異常感覚のみである．[2]

⑪口周囲の感覚異常と三叉神経

　日本におけるメチル水銀中毒患者，あるいはイラクで発生したメチル水銀中毒患者は，初発症状として口周囲の感覚異常を訴えていた．顔面を支配する三叉神経の半月神経節あるいは末梢神経が損傷されたら，顔面全体に感覚異常が出るはずであるから，メチル水銀中毒患者の口周囲の感覚異常は，三叉神経の末梢神経障害では説明できず，むしろ中枢神経系の損傷が原因と考えられる．[38][74]（別紙4）

⑫視床病変による感覚障害（デジェリーヌ—ルッシー症候群）

　頭頂葉で解釈のために意識を入力する感覚のインパルスは，まず，最初に視床の中を通り抜ける．視床は，痛み，熱さ，冷たさ，そして強い接触のインパルスを受容し，それぞれを対応する大脳皮質の一次感覚野に投射する中継地である．そこで感覚インパルスは，判断力のない形式か知覚を，大雑把に産出する．視床の病変は，通常，身体の反対側上のすべての感覚様相の損傷を引き起こす．重度及び広範囲にわたる病変は，感覚のすべての形式の損傷を著しく引き起こすことがよくある．強い接触，位置，他動運動，そして深部圧力の知覚の認識の際立った消失が発現し，ライトタッチ，温度の感覚の閾値は上昇している．視床病変は，感覚異常及び知覚過敏，または疼痛性ヒペルパシーのような感覚の悪化を伴う．視床痛症候群では，真の感覚脱失のない，身体の反対側上のすべての感覚形式の閾値の上昇か鈍化がある．閾値を超える刺激は不快感をかきたて，どんな刺激，最も軽い刺激さえ，不快感を引き起こし，多くは燃えるような痛みを誘発させる

ことがある。わずかな熱さと冷たさの刺激，及び軽い皮膚の感覚は，際立った不快感を引き起こす。過剰反応はヒペルパシーと呼ばれている。感覚の損傷は，感覚減退の部位で有痛感覚脱失と称されている難治性疼痛を伴う。感覚変化に加えて，片側不全麻痺及び片側視野欠損はいつも発現しそして，瀕回に消失し，片側運動失調，舞踏病アテトーシス及びやる気の感じられない感情の反応を発現する。中心部の痛みの起源は，最も多く視床の病変と関連づけられる[11]。

⑬頭頂葉の病変による感覚障害

　頭頂葉の病変は，ごく稀には感覚の完全な消失を引き起こすが，身体の反対側の外受容性及び固有受容性感覚の双方に対する閾値の上昇がある。感覚は，下肢末端，体幹，あるいは顔より上肢の方がより多く障害される。感覚は，肩及び臀部に接近して，より正常な知覚に徐々に移行しているので，四肢の遠位部は，近位部より多く影響を与えられる。頭頂葉の病変は，主として識別感覚の障害を引き起こす。刺す痛みは正常側より鋭さは感じないかもしれないけれども，うずく刺激に対する閾値は，頭頂葉病変ではほとんど上昇しない。より深い病変では閾値は明確に上昇する。熱さ及び冷たさの性質上の認識は存在する。しかし中間部のわずかな変化に対する識別の消失がある。軽く触れられた感覚を知覚することはわずかに障害されるが，触覚の識別は甚だしい影響を与えられることがある。多くの場合，感覚性運動失調及び偽アテトーシスにより生じている位置覚の重度の損傷があるが，振動感覚はほんのまれに影響を与えられる。立体感覚失認はよく起こる。感覚不注意や無視は，多くの場合，頭頂葉病変における早期の重要な診断上の所見である。他の所見の可能性は，圧覚失認，感覚性失語，2点識別の損傷，自己身体部位失認，疾病失認や，ゲルストマン症候群がある。体の同側への皮膚の2点を識別することはできるが，短時間しかおかずに離れた2点を触られたことを理解することは，さらに頭頂葉病変で損傷される[11]。そして，頭頂葉病変がある患者は，障害を受けた側，特に四肢の末梢部において綿花による非常に弱

い触覚刺激を察知し損ねることがある。そのような異常は感覚鈍麻といわれ，患者自身が通常そのことに気づいていない。しかしながら，著しい感覚脱失または痛覚脱失は，純粋な皮質障害からは決して生じない。[62]

⑭視床損傷と大脳皮質損傷による感覚障害の鑑別

　片側の視床が損傷されれば，損傷を受けた視床の反対側にすべての型の感覚の消失もしくは減退をもたらす。例えば，両側の視床が損傷されれば，全身性の感覚の消失もしくは減退を引き起こすと考えられる。両側の大脳皮質体性感覚野が損傷されれば，全身性の感覚障害を生じる。視床損傷との鑑別が必要となる。

〈視床損傷〉

◇痛　覚

　最も苦しめるタイプの突発性の痛みや不快感（視床痛）があり，瀰漫性に拡散し，不快はなかなか消えない特質をもっている。痛覚刺激に対して過剰反応するにもかかわらず，患者は，通例，痛覚の閾値の上昇を示す。[2]

　痛覚検査に対しては，「ピンを顔や躯幹の右から左に横断させて軽くひくと，患者は中心線を越えるときから激しい不快感を示し，より強い痛みを与えると大声で叫ぶだけでなく，痛みで歪んだ顔になる。しかし，刺激はより痛いが，痛覚刺激は正常な領域より"わかりにくい"し"あまりはっきりしない"と強調する。即ち，痛覚刺激はあまりはっきりしないが，より強い痛みを患者に与える。この"痛覚過敏"あるいは過剰反応は，ピンの痛覚刺激に対してより低い閾値を示しているように思えるようだが，しかしバネ式及び重り式の痛覚計で測定された痛覚閾値は，わずかに上昇している。患者は中央線の右側の健常側に痛みの感覚を引き起こすことのできる刺激で障害側である左側を刺激しても決して痛みの確実な反応を引き起こすことはできない」[53]

◇触　覚

触覚は，しばしば減少する。しかしすべての接触の理解が破壊されているきわめて少数の例を除いて，触覚の閾値を得ることができる。[53]

◇識別覚

a）コンパス検査（二点識別覚閾値検査）

コンパス検査が行われるためには患者が触れられていることを認識することができる必要がある。視床が損傷されている患者では，触覚がひどく減少されていない必要がある。しかし，障害されている側で痛覚刺激に対して過剰に反応する多くの視床を損傷されている患者は，触圧覚に対してあまり感受性がないので，2点を触れているにもかかわらずそれらを感じることができない。しかし触覚がひどく減少されていない場合は，コンパス検査を行うことができ，いつも，二点識別覚閾値を得ることができる。識別する感覚の距離が増加するにしたがって正確さが増す。[53]

b）立体覚

3次元の形態の認識は，しばしば障害側で損傷されている。[53]

◇位置覚

視床及びその近隣部に病巣がある場合，位置覚及び他動運動がほかのどの感覚に比べてもより頻回に障害される。[53]

◇温冷覚

痛覚刺激に対して過剰反応するところはどの部位でも，過度な熱さや冷たさに対する反応は通常変わる。温かい刺激に対する理解は，変わらないこともあるし，減少することもあるし，実質的に失われることもある。そして冷たい水や熱いお湯の刺激で引き起こされた不快感は，体の健常部の半側より障害のある方でより強くなる。[26] 熱さと冷たさに対する感受性は，全く失われるものから中間の領域がわずかに増加する程度のものまであらゆる程度を示す。温冷覚は解離することはない。[53]

◇振動覚

通常，音叉の振動は，健常側も障害側も両側とも感じることができ

る。しかし振動の刺激は障害側の方でより短くしか持続しないようである[53]。

〈大脳皮質損傷〉
◇痛　覚
　視床より下の脊髄末梢神経系の感覚経路に病巣がある場合はすべて，痛覚刺激に対して感覚がないのが一般的である。しかし，大脳皮質に固定された病巣がある場合，過去に損傷された大脳皮質が，病巣として残っている場合，大脳皮質損傷の後遺症がある場合には，このような形の感覚障害は決して見つからない。
　結論として，純粋の大脳皮質病巣では，測定され得る痛覚域は不快な刺激に対する閾値に変化はない。健常側に比し障害側への刺激を嫌がることもない。この点が視床損傷と異なる点である。健常側への痛覚刺激の方が，障害側に比し，より明白で鋭いと患者はいう。しかしこれは刺激された感覚刺激の性質を理解できていないのではない[54]。

◇触　覚
　神経系のより下のレベルに病巣がある場合，末梢神経系や脊髄の損傷の感覚障害は，段階的に変化させる刺激に対して一般的に一定に反応する。
　しかし大脳皮質病巣よって引き起こされた特徴的な変化は，触覚刺激に対して一定性と正確さを欠くのが基本である。刺激の強さを増したからといって返答の正確さが増すわけではない[54]。

◇識別覚
　　a)　コンパス検査（二点識別覚閾値検査）
　　　皮膚を同時に2点で刺激し，それら2点を判別する能力が失われるのは，大脳皮質に病巣がある患者の最も顕著な変化の1つである。
　　　大脳皮質に病巣がある患者の大部分で，二点識別が影響される。軽症例では閾値の上昇が見られるかもしれない。軽症の大脳

皮質損傷の場合は，二点識別覚閾値を求めることができる。そしてその閾値は正常部に比し上昇している。

　感覚がほとんど障害されていない症例では時々，障害側で2点間距離を広げることで満足できる記録を得ることが可能である。この場合，閾値を見つけ出すことが可能になる。しかしこの二点識別覚検査の結果は，大脳皮質に病巣を持つ症例の触覚障害の特徴と同じく，不規則で不正確な反応によって混乱させられる傾向がある。[54]

　b）　立体覚

　　大部分の症例で，感覚が障害されているときには，3次元レベルでの大きさ，形を認識する能力は失われる。[54]

◇位置覚

障害側の空間における位置覚の認識能力の欠如は，大脳皮質損傷によって作り出される感覚障害の中では，最も頻度が高いものである。[54]

◇温冷覚

結論として，大脳皮質に病巣がある極めて多くの症例で，熱さと冷たさに対する理解は，障害されていない。

刺激の性質は，正確に認識しているが，健常側に比し障害側ではよりはっきりしないと患者は申し出る。患者の返答は変化し，正確さに欠ける傾向がある。一度難なく認識した温度を別の機会では判断が困難になるように思える。[54]

◇振動覚

神経系のより下位のレベルで病巣が発生した場合，音叉による振動覚を理解する能力がしばしば障害される。しかし固定化された大脳皮質損傷が一旦終息し，病巣が落ち着いている状態の場合の大脳皮質損傷では，振動覚障害は，決して生じない。[54]

視床損傷では，軽い触覚で激しい不快感を引き起こし，痛覚刺激に対して痛覚過敏あるいは過剰反応を示し，冷水や熱いお湯でも不快感が引

き起こされる。

　大脳皮質損傷では，視床損傷のような痛覚刺激に対する痛覚過敏あるいは過剰反応は示さず，全身の感覚低下及び対象物の形状と大きさの認識が困難であること，素材の識別が困難であること，接近した距離で同時に与えられた2点の認識が困難であること，刺激の正確な局在を判断することが困難であること，及び重さの判別が困難であること等，特異な感覚障害を示す。

　基本的な階層から順次上位の階層へと神経学的に鑑別すれば，感覚刺激に対する過剰な応答がみられない全身性かつ両側性の感覚障害（触圧覚閾値及び二点識別覚閾値の上昇）は，大脳皮質の両側の体性感覚野の瀰漫性の損傷によって特異的に起こされたものであると診断される。

〈大脳皮質の両側の体性感覚野に瀰漫性の病巣がある患者の診察の留意点〉

　大脳皮質体性感覚野が損傷されると，痛覚，温冷覚，触覚，振動覚などの一次的な感覚刺激の要素を感じ取ることはできるが，その強度，理解，判断，統合，推敲などができなくなる。即ち単独の感覚を感じることができてもそれらを組み合わせた複合的な感覚を理解することが困難になる。したがって，複合的な感覚である，二点識別覚，立体覚，位置覚などの識別覚が強く障害され，単純な痛覚などの感覚刺激に対して遅かったり，矛盾があったり，不安的で変わりやすいという特徴がある。したがって，大脳皮質体性感覚野に損傷のある患者は，針を使った痛覚の検査をすると，あるときは針を感じても次の針の刺激には何も感じないということが生じ，感覚等の検査に対する所見は，極めて信頼性が乏しい。しかも針をより強く刺し，刺激を強くしたからといって，よりはっきりわかるということもない。[25]このような信頼性の乏しい反応が，大脳皮質体性感覚野損傷の患者の特徴であることを常に念頭に置いて診察すれば，大脳皮質体性感覚野の患者を心因性と誤診することがない。[37]

　大脳皮質体性感覚野の損傷を念頭に置かず診察したことにより，次の

ような事例が発生した。

◇1974年7月から実施された熊本県の認定検診を受診した認定申請患者の話によると，「注射針で胸を何箇所も突き刺された。血だらけになった」「内科の診察で検診棒でさわられても痛みを感じないと答えたところ，注射針を血の出るまでブスブス刺された。こんなひどい検診はない」と不信感を述べた。[68]

◇水俣病特別措置法に基づく公的検診の痛覚検査において，検診医が爪楊枝を強く押し当てたため，受診者の口周囲や腕が出血したり，腫れたりする事例が頻発。2013年1月，不知火患者会は，熊本・鹿児島両県に検診の改善を要請。[67]

以下、大脳皮質の両側の体性感覚野に瀰漫性の病巣がある患者に，より適した器具について考察する。

〈感覚検査における検出器具の信頼性〉

◇糖尿病患者に対する感覚検査で用いられた筆や脱脂綿及び針等の検査所見の検者間の一致度

　Maser.R.E, Nielsen.V.K らの研究論文に次のように記述されている。[73]

　検査された患者は100人で，異常感覚，感覚異常，灼熱感，または刺すような痛みの症状は，検者間で申し分のない一致を示した。

糖尿病性神経障害の神経学的検査に対する検者間の一致

	κ		
触　覚（脱脂綿）	0.39	$\kappa : 1$	一　致
振動覚（音叉）	0.26	$\kappa : 0.75 - 1.00$	優
痛　覚（針）	0.48	$\kappa : 0.40 - 0.74$	並から良
		$\kappa : 0.01 - 0.39$	劣　る

◇糖尿病患者に対する感覚検査で用いられたモノフィラメントの検査所見の検者間の一致度

Smieja Marek，Hunt Dereck Lらの研究論文に次のように記述された。[92]

糖尿病患者が末梢神経損傷によって，脚を切断しなければならないという極めて厳しい状況になったとき，どの部位から切断するかを決めるのに際し，通常の検査は再現性が低い。一方，モノフィラメント検査は，再現性があり，有用で，糖尿病患者の足の検査器具として推薦される。

糖尿病患者の足の通常の検査法とモノフィラメント検査法に対する検者間の一致

	κ		
モノフィラメント	0.59	$\kappa : 1$	一 致
痛 覚	0.36	$\kappa : 0.75 - 1.00$	優
位置覚	0.28	$\kappa : 0.40 - 0.74$	並から良
振動覚	0.31	$\kappa : 0.01 - 0.39$	劣 る

◇二点識別覚測定値における検者間の変動

二点識別覚測定値の検者間の変動ついて，Dellon Aらによって次のとおり報告された。[29]

動的及び静的二点識別は，手における感覚機能の鋭敏さの有効な計量法である。今回の研究は，2人の検者が同じ検査器具（ディスク・クリミネーター）及び検査手順も同じように実施したとき，両者の測定の成績の変動を調査した。30人の神経を傷害された患者の検査において，検者間の差異は，動的二点識別覚についての測定では93.3％，そして静的二点識別覚の測定では86.8％が，1mm以内かそれより小さい変動であることがわかった。この報告は，二点識別覚が信頼性と再現性の両方ともあることが論証されている。

◇ディスク・クリミネーターの精度

ディスク・クリミネーターの有効性が，Crosby Page Mらによって報告された。[26]

研究された母集団は，神経傷害のない患者（平均年齢39.8歳で，22歳から62歳で男10人と女10人），と神経障害を有する患者（平均年齢45.1歳で28歳から72歳で男6人と女12人）である。検査される器具類は，三叉ボレーゲージ型知覚計，書類留めクリップ，ディスク・クリミネーターであった。三叉ボレーゲージ型知覚計，書類留めクリップ，ディスク・クリミネーターの異なる検査器具での静的二点識別覚の測定の結果について，表1に提示する。

静的二点識別覚

患者群	三叉ボレーゲージ型知覚計 (mm)	書類留めクリップ (mm)	ディスク・クリミネーター (mm)
正常対照群			
示指	2.6 ± 0.67	2.3 ± 0.57	2.3 ± 0.44
小指	2.6 ± 0.74	2.4 ± 0.57	2.4 ± 0.66
神経傷害群			
示指	3.7 ± 1.24	3.4 ± 1.13	3.3 ± 1.09
小指	4.2 ± 1.34	3.7 ± 1.12	3.9 ± 1.14

測定結果は，三叉ボレーゲージ型知覚計，書類留めクリップとディスク・クリミネーターのうち，ディスク・クリミネーターが最も正確度が良いことが示されている

前記[1]，[2]において，モノフィラメント知覚計及びディスク・クリミネーターによる感覚検査が，「針や筆等」による感覚検査より，客観的で再現性があり，大脳皮質感覚野に損傷のある患者における感覚検査に有効であることは明らかである。

[3] 持続する感覚障害の診断

① 1973年以降の水俣病患者の主な症状所見は，メチル水銀によって生じた大脳皮質損傷の後遺症である。感覚障害は，両側の大脳皮質体性感覚野がまんべんなく損傷されたものである。

　大脳皮質体性感覚野損傷によって引き起こされた感覚障害は，客観的な判断をするために，両手の示指，口唇の二点識別覚閾値，全身の触圧覚閾値を測定する。その後，それぞれの値を分析し，左右の二点識別覚閾値の相関があり，全身性の触圧覚閾値の上昇があると同時に，口唇の触圧覚閾値のみが低い値を示すことを確認することで，大脳皮質体性感覚野が両側性にまんべんなく損傷されて，感覚障害が発現していることを診断する。

　両側の大脳皮質体性感覚野が損傷されていることを確認する補助的検査として，立体覚，肢節失行，二次元平面の素材の違いの判別等の検査を行う。[37]

② 汚染が終了してから30年以上経過した現在では，小脳損傷による機能障害は改善しているため，小脳損傷による「小脳性運動失調」と大脳皮質体性感覚野損傷による「皮質性運動失調」を鑑別しながら診察する。例えば，患者の示指を自分の鼻先と検者の指先とへ交互に繰り返して触れさせる「指鼻指試験」では，眼を開けてゆっくり行わせると若干揺れながら指を鼻に近づけることができる。しかし眼を閉じると鼻からかなり離れたところを指す。これは大脳皮質体性感覚野に損傷のある患者は，空間的位置関係を視覚で補正しているので，眼を閉じるとその補正ができなくなるからである。また大脳皮質体性感覚野に損傷のある患者が直立の姿勢をしているときに，眼を閉じるように指示されると，ただちに不安定になり，左右に揺れ始める。暗闇では患者の歩行の不安定さはますますひどくなる。[12] これは大脳皮質体性感覚野に損傷のある患者は，足の裏からの情報も大脳皮質で分析できないため，眼で補正を行って起立していたので，眼を閉じると視覚情報

が閉ざされ姿勢を保つことができなくなるからである[75]。

「皮質性運動失調」は運動失調が閉眼で増強するので，「小脳性運動失調」と鑑別診断を行う[37]。

[4] まとめ

公害健康被害補償法による水俣病判定の前提である認定検診における感覚障害の診断方法に関しては，審査会資料説明書(総論)[77]において，「表在感覚については，触覚検査では筆，綿などで皮膚表面を触り，はっきりわかるかどうかを調べる。顔と手足を比較したり，左右対称部を比較すること，痛覚検査ではピンなどを用い，痛ければすぐに『ハイ』と答えさせ，被検者の応答をみて所見をとる。診断における留意事項は，神経学的諸検査によって得られた所見は，そのすべてが客観的とは言い難く，精神的因子に修飾される場合のあることに留意しなければならない。ことに感覚検査は神経学的検査の中で最も信頼性に乏しい」などと指摘されている。感覚検査所見の記載方法としては，「触覚については，/////で触覚鈍麻のある部位を示す。(一般的には記入されないが，5/10などと鈍麻の程度が付記されることがある。10/10が正常)。痛覚に関しては，\\\\\で痛覚鈍麻のある部位を示す。(一般的には記入されないが，5/10などと鈍麻の程度が付記されることがある。10/10が正常)」と記述されている。

実際の認定検診における検診医の感覚検査の手法については，現熊本県水俣病認定審査会会長の岡嶋透が，「触覚検査は，『筆で皮膚表面を軽くなでる程度でふれる。四肢末端の感覚が鈍麻するのが水俣病であるので，正常なところ，胸とか背中と腕の下を比べたり，腕の上の方と下の方と比べて，末梢と中枢を比較して，どちらがよくわかりますかと質問する』，痛覚検査では，『輸血針で皮膚表面を痛いと感じる程度で触れて，触覚検査と同じように上と下を，チカチカする感じがわかりますかとか，痛いですかと質問して比較して所見を得る』」と証言[69]。

水俣病の感覚障害の原因病巣は，主として大脳皮質体性感覚野の障害

であり，体性感覚野の大脳中心後回が損傷されることにより，痛覚，温冷覚，触覚，振動覚などの一次的な感覚刺激の要素を感じ取ることはできるが，それらを組み合わせた複合的な感覚を理解することが困難になる。したがって，複合的な感覚である，二点識別覚，立体覚などの識別覚が強く障害され，単純な痛覚などの感覚刺激に対して遅かったり，矛盾があったり，不安定的で変わりやすいという特徴がある。しかも，頭頂葉病変がある患者は，「障害を受けた側，特に四肢の末梢部において綿花による非常に弱い触覚刺激を察知し損ねる」と指摘されている。[62]

浴野らは，大脳皮質体性感覚野の損傷を念頭においてモノフィラメント及びディスク・クリミネーターを用いて定量的に検査を行い，次のような結果を呈示している。[35]

1 触覚等の体性感覚の要素を感知することはできるが，閾値は上昇していた（触覚は鈍くなっていた）。

2 感覚の低下は，全身性であった。針や筆で痛覚，触覚を検査すると四肢の末端の方に感覚低下を訴える人でも，モノフィラメントを用いて定量的に触圧覚閾値を測定すると，全

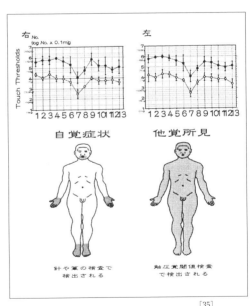

図20：水俣病認定患者の触覚閾値 [35]

員例外なく感覚閾値は均等に上昇していた。即ち，昔から言われていた「手袋靴下型の感覚障害」を示すヒトは浴野らが調べたメチル水銀中毒患者には1人もいなかった（図20）。

3 「手袋靴下型の感覚障害」は，メチル水銀中毒患者の自覚症状の1つであり，客観的な他覚所見は全身性の感覚障害であった。なお，口唇は，健常人と同様に他の部位に比べ10倍くらい感覚閾値は低かった（他の部位に比べ敏感であった）。

4 メチル水銀中毒患者の二点識別覚閾値は，舌，口唇，両側の手の親指，人差し指のいずれの部位でも上昇していた。その上昇の程度は，第2次世界大戦で銃により大脳皮質体性感覚野を損傷されたヒトとほぼ同等か，それ以上であった。

メチル水銀曝露中断後30年も四肢末端の感覚低下を訴える不知火海沿岸住民の感覚障害は，浴野らのモノフィラメント知覚計を用いた触圧覚閾値検査及びディスク・クリミネーターを用いた二点識別覚閾値検査によって，両側の大脳皮質体性感覚野がまんべんなく損傷されたことにより引き起こされたものであることが科学的に実証された。

この研究成果は，今でもチッソ水俣工場由来のメチル水銀によって，大脳皮質体性感覚野がまんべんなく損傷された後遺症を検出できることを示している。

即ち，持続する感覚障害を訴えている不知火海沿岸住民に，大脳皮質体性感覚野がまんべんなく損傷された後遺症である全身性の感覚低下及び識別覚の欠損が検出されれば，水俣病であると診断できることが明示されたのである。

「法に基づく認定制度は，認定に係る疾病についてなされる給付等に要する費用を，都道府県または政令で定める市に負担させ，そのうち一部を事業者から拠出させるものであり，一般国民の税金や事業者による拠出金を財源としつつ，これを行政機関による一方的な判断をもって迅速かつ適切に被害者の救済に当てるという制度であることから，行政機関の判断が公正かつ公平になされることが要請される」と，熊本県は標榜する。認定制度の運用を行う行政機関は，水俣病診断の前提となる認定検診において，水質汚濁の影響による感覚障害を検出するに適した検

査器具を用いることは必須の条件である。

「規矩準縄」という言葉がある。物事や行動の規準となるもののことを言う。「規」はコンパス，「矩」は物差し，「準」は水準器，「縄」は墨縄を指す[61]。実体と乖離した規矩準縄を押し通せば，現時点の混乱・混迷状態は引き続くであろう。

別紙 1

視床の構造

視床は卵型で，間脳の約80％を構成し，後部にある核の塊である（Figs. 16—1B and 16—5）[82]。視床は，大部分の伝導路に関与する。すべての感覚経路は視床に伝達される。

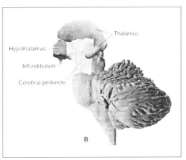

Figs. 16—1B

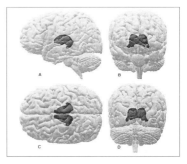

Figs. 16—5

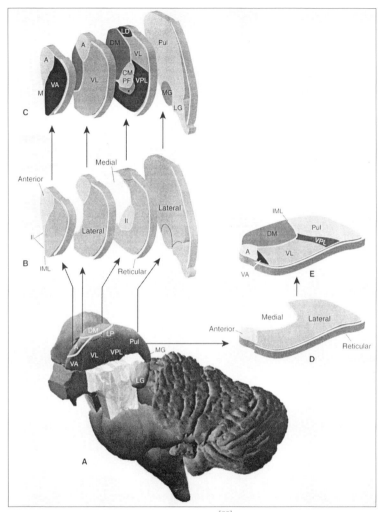

Figure 16—6 [82]

A：視床の局在解剖学的再分割。視床の側面をわずか上向きで描写
B：局在解剖学的分割の細網核の配列
C：個々局在解剖学的の分割の主要な核の配列
D：最後面は，局在解剖学的分割の最尾面の内面細網核の配列

別紙 2

ディスク・クリミネーターによる2点識別覚閾値検査

1 二点識別覚についての研究

　Head and Holmes は，「Sensory Disturbances from Cerebral Lesions」(1911) において，「皮膚を同時に2点で刺激し，それら2点を判別する能力が失われるのは，大脳皮質に病巣がある患者の最も顕著な変化の1つである」[54]と報告している。Head and Holmes は，Mclougall (1903)，Head and Rivers (1908) やほかの研究者らの早くからの経験に引き続き，頭頂葉の統合の徴候として触覚の識別機能に多くの注意を払っていた。二点識別の機能は，Wundt (1910)，von Frey (1896)，Narkova (1900)，Burklen (1917) 他によって綿密に研究されていた。Weberによれば，「触覚の識別は，コンパスの2点を同時に，そしてわずかな距離だけ離れて当てたとき，コンパスの2点を2点として認識する能力を必要とする」と定義されている。[24]

2 二点識別覚閾値検査方法 [80]

　二点識別覚を検査する際には，2点と1点を区別する能力を調べるのに，可変コンパスかディスク・クリミネーターを使った。検査対象者が依然として2点を別々に感じることができる最小の2点間距離を二点識別覚閾値とした。検査するときには，まず対象者に検査道具を見せ，それらを使ってときには2点をときには1点で検査部位を触ることを教える。触ったとき，もし1点と感じたら1，2点と感じたら2と即座に検査する人に伝えるよう指示する。検査している間，対象者は仰向けに寝る。検査する人の動きによって，視覚的に情報を得るきっかけをなくすために対象者は眼を閉じている。いずれの検査のときも同じ圧力でしっかりと2点を刺激する。刺激する圧力は，検査される対象者が感じることがで

きる圧力より強くする。1点か2点のどちらで刺激するかはランダムに行う。2点を判別する最短距離を決めるには，少なくとも3回は正しい答えが必要である。

3　二点識別覚閾値検査における検査部位の選定

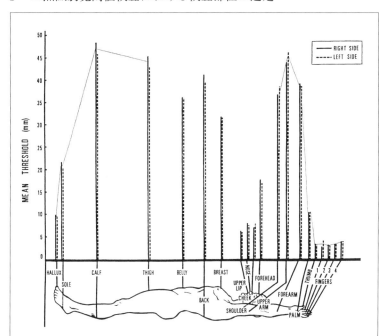

（実線：右側，破線：左側）
Hallux：足の親指の足底側, Sole：踵の足底側, Calf：ふくらはぎの背側,
Thigh：大腿の背側, Belly：ヘソ, Back：背中, Breast：胸部, Shoulder：肩,
Upper lip：上口唇, Nose：鼻, Cheek：頬, Forehead：額, Upper arm：上腕,
Forearm：前腕, Palm：手掌, Thumb：親指, Finger 1 (Forefinger)：指1
（示指：人差し指）, Finger 2：指2, Finger 3：指3, Finger 4：指4

　この図は，体表面の異なる部位を機械製作用キャリパー（カリパス）を使って測定したときの二点識別覚閾値を示している。
　最も敏感な部位は，手指と顔面で躯幹が最も鈍感であることがわかる。

図1：全身二点識別覚閾値図

☆北浦住民御所浦住民・水俣病認定患者の二点識別覚閾値検査部位（図18）

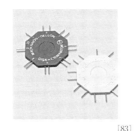
図2：Disk—Criminator[83]

ディスク・クリミネーターについては，「Rehabilitation of the hand Surgery and Therapy」おいて，二点識別覚検査器具は軽量で先の鈍なものがよい，Disk—CriminatorとBoley Gauge（先端が鈍なコンパス）は，この条件にかなった器具である，と記述されている。[5]

別紙 3

モノフィラメント知覚テスターによる触圧覚閾値検査

1 触圧覚閾値検査についての研究

　触覚能と圧覚能は，皮膚感覚の連続体の両端を表すものであると考えられている。触覚は皮膚浅層の受容器によって知覚され，圧覚は皮下及び深部組織の中の受容器で知覚される。圧覚能は，皮膚に傷害をもたらすかもしれない重圧，あるいは反復性の低度な圧を警告するので防御感覚の一形態である。触覚能は，微細な識別の不可欠な要素である。

　圧の量を軽くから重くまで段階的に皮膚に当てがうことができる器具を用いて触覚検査を改善しようと努力した多くの研究者がいる。このような器具は，触覚の回復とその触覚の質に関しての経過のより正確な監視と記録を可能にするために開発されてきた。これらの器具は，1895年，von Freyが，触覚閾値の模範的な研究で開発した段階的に刺激を与える器具のすべてを変化させたものである。

　1960年，Semmes and Weinsteinは，脳に傷害がある成人の体性感覚の変化を調査研究するために触覚を段階的に検査する器具

を開発した。器具は，現在，Semmes―Weinstein触圧覚計として知られ，20本組の消息子を含み，各消息子は，透明なアクリル合成樹脂の棒にナイロンのモノフィラメントをつけたもので作られている。各消息子は，モノフィラメントを弓形に曲げるのに必要とする力 (mg) を10倍してログ表示され，1.65から6.65までの範囲の数値 (log10Fmg) が付けられている。したがって，最も細いフィラメントは，1.65とラベルされ，0.0045gmの力で皮膚に当てがわれるとき曲がる。最も太いフィラメントは6.65とラベルされ，448gmで曲がる。[10]

		フィラメント番号	計測された力 (gm)＊
	モノフィラメントによる解釈の尺度		
緑	正　常	1.65―2.83	0.0045―0.068
青	触覚低下	3.22―3.61	0.166―0.408
紫	防禦知覚の低下	3.84―4.31	0.697―2.06
赤	防禦知覚の脱失	4.56―6.65	3.63―447
赤-斜線	測定不能	6.65以上	447以上

＊Semmes J, Weinstein S：ヒトの脳の穿通損傷後における体性感覚の変化について．Cambrindge, Mass, 1980, Harverd University Press.

モノフィラメントによる解釈の尺度 [7][83]

2　触圧覚閾値検査方法

　触圧覚閾値は，Semmes―Weinstein圧力知覚計で計測された。この20本1セットの圧力知覚計は，同じ長さ (38mm) で直径が異なる (0.06から1.14mm) 20本のナイロンフィラメントがプラスティックの棒の一方の端に埋め込まれているものからできている。これらのフィラメントは，グラムの単位で表せる特定の圧力を皮膚に

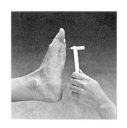

図1：モノフィラメント知覚テスター[83]

かけることができるように調整されている。そしてフィラメントの先端にかかるミリグラムで表された力に10をかけた数値を常用対数に換算すると個々のフィラメントを同定できる[91]。対象者を検査するとき，フィラメントを対象者に示し，それらのいくつかで対象者の皮膚を触り（フィラメントの先端でフィラメントが一定の力を発揮するようにして，皮膚を圧する），対象者が触ったと感じることのできる最も圧力の低い限界点を決定することを説明する。検査している間，対象者は仰向けに寝る。検査する人の動きによって，視覚的に情報を得ることを防ぐために対象者は眼を閉じている。フィラメントで皮膚を圧するのはほぼ1秒間で，そして次のフィラメントで皮膚を圧するまで3から8秒の間隔を置く。フィラメントは番号順に連続して使用し，予想される閾値より上か下の異なる番号のフィラメントから始める。対象者はこれらの検査に使用されたフィラメントの先を感知したら即座に「はい」と言うように指示されている。検査する人は，対象者が同じ限界閾値を3度応答することによって決定する[80]。

3 触圧覚閾値検査における検査部位の選定

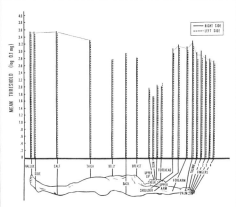

（健常男性・平均22.2歳）

（実線：右側，破線：左側）
Hallux：足の親指の足底側，Sole：踵の足底側
Calf：ふくらはぎの背側，Thigh：大腿の背側
Belly：ヘソ，Back：背中，Breast：胸部，
Shoulder：肩，Upper lip：上口唇，
Nose：鼻，Cheek：頬，Forehead：額，
Upper arm：上腕，Forearm：前腕，Palm：手掌，Thumb：親指，Finger 1 (Forefinger)：指1（示指：人差し指），Finger 2：指2，Finger 3：指3，Finger 4：指4

　最も敏感な部位は，手指と顔面で躯幹が最も鈍感であることがわかる。

　この図は，von Veryの毛を使って調べた体表面の（触）圧覚閾値を図示している。

　縦軸の単位は重さで，1 は1 mg，2は10 mg，3は100 mgを意味している。

　体表面で最も敏感なのは，顔面で，およそ10 mg（Thresholdが2.0で，10 mgに相当する）の強さの圧覚を感じることができる。次に敏感なのは，指と躯幹で，およそ100 mg（Thresholdが3.0で，100 mgに相当する）の強さの圧覚を感じることができる。

　最も鈍感なのは下肢で，200 mg以上（Thresholdが3.4で，250 mgに相当する）の強さの圧覚刺激を受けて初めて感じることができる。このように体表面の触圧覚は，場所によって10倍以上も異なる*。（*解説：浴野成生）

図2：全身圧覚閾値

☆御所浦住民と北浦住民の触圧覚閾値比較検査部位：（図16）
　両手の示指の末節の指球，両側前腕の手掌側中線の中央部，両側の胸部，下口唇中央部
☆水俣病認定患者と北浦住民の全身触圧覚閾値比較検査部位：（図17）
　1.足の親指の足底側，2.踵の足底側，3.ふくらはぎの背側，4.大腿の背側，

5.肩の背側, 6.胸部, 7.色素のない下口唇, 8.前頭部, 9.肩, 10.上腕, 11.前腕, 12.親指, 13.示指

別紙 4

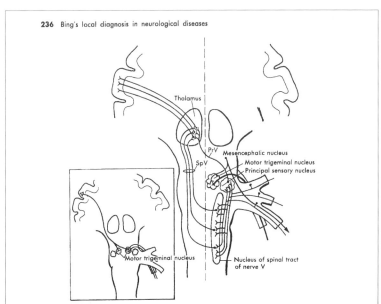

図1：口周囲の感覚異常と三叉神経

　三叉神経核及び感覚核は，中脳主感覚と脊髄感覚（または三叉神経脊髄路核）がある。（三叉神経主感覚と三叉神経脊髄感覚の）第二次ニューロンは，視床へ進み視床の後腹側内側核（VPM）に終止する。三叉神経の上位の核及び下位の核の運動要素の行路は，挿入図で示す。[74]

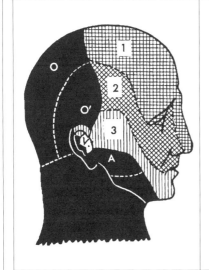

Shaded areas : Trigeminal nerve

1. Ophtalmic divison
   眼神経分枝
2. Maxillar division
   上顎神経分枝
3. Mandibular division
   下顎神経分枝

White area : Auricular branch of vagus nerve (V)
白色の領域：迷走神経の耳介枝
Black areas : Cervical nerves
黒の領域　：頸神経

O. Greater occipital nerve
   大後頭神経
O'. Lesser occipital nerve
   小後頭神経
A. Creat auricular nerve
   大耳介神経

図2：頭部の感覚神経支配[74]

引用文献

[1] Adams Raymond D, Victor Maurice, Ropper Allan H：Anatomic and Physiologic considerations, Principles of Neurology 6th, McGraw-Hill, p.134, 1977. 訳：浴野成生

[2] Adams Raymond D, Victor Maurice, Ropper Allan H：Examination of The Patient, Principles of Neurology 6th, McGraw-Hill, p.138—p.147, 1977. 訳：浴野成生

[3] Adams Raymond D, Victor Maurice, Ropper Allan H ：Approach to the patient with neurologic disease, Principles of Neurology 8th, McGraw-Hill, p.3, 2005. 訳：浴野成生

[4] Adams Raymond D, Victor Maurice, Ropper Allan H：The Clinical Method, Principles of Neurology 6th, McGraw-Hill, p 3, 1977. 訳：浴野成生

[5] Anne D. Callahan：Static two — point discrimination, Rehabilitation of the Hand, The C.V.MOSBY Company, p.605, 1984.

[6] 荒木淑郎, 井形昭弘, 衞藤光明：水俣病でみられる感覚障害の特徴, 水俣病医学研究会 水俣病の医学—病像に関するＱ＆Ａ—, p.42—p.43, p.112—p.113, 1995年3月1日.

[7] Bell-Krotoski Judith D：Table 43—2 Scale of interpretation of monofilaments, Rehabilitation of the Hand, The C.V.MOSBY Company, p.590, 1984. 訳：浴野成生

[8] Berlin Maths：Toxic effects and mechanisms, Chapter 16 Mercury.(1986) In Handbook on the Toxicology of Metals, 2nd edition, p.421—p.426, 1986. 訳：浴野成生

[9] Brodmann K：The human map; Fig.85 The cortical areas of the lateral surfaces of the human cerebral hemispheres, Brodmann's Localisation in the Cerebral Cortex, Third Edition. p.108, Springer Science, 2006.

[10] Callahn Anne D：Light touch — deep pressure, Rehabilitation of the hand — Surgery and Therapy, Editors Hunter James M, Schneider Lawrence H, Maclin Evelyn J, Callahn Anne D, The C.V.Mosby Company, p.602—p.604, 1990.

[11] Campbell Williams.W：Sensory localization, Dejong's The Neurologic Examination, Sixth Edition, p.455—p.465, 2005. 訳：浴野成生

[12] Campbell Williams.W：The Romberg sign, Dejong's The Neurologic Examination, Sixth Edition, p.527, 2005. 訳：浴野成生

[13] Campbell Williams.W：Disease of The Cerebellum, DeJong's The Neurologic Examination Sixth Edition. Lippincott Williams & Wilkins, p.523, 2005. 訳：浴野成生

［14］Carpenter Malcolm B：All cortical structure is reducible to five fundamental types, Human Neuroanatomy. Seven Edition, The Williams & Wilkins Company, Baltimore, p.560—p.567, 1976.
［15］Carpenter Malcolm B：Sensory Homunculus, Human Neuroanatomy. Seven Edition, The Williams & Wilkins Company, Baltimore, p.560—p.566, 1976.
［16］Carpenter Malcolm B：The sensory activity of the cortex endows sensation with three discriminative faculties, Human Neuroanatomy. Eighth Edition, The Williams & Wilkins Company, Baltimore, p.664—p.664, 1983.
［17］Carpenter Malcolm B：The Ventral Posterolateral Nucleus(VPL), Human Neuroanatomy. Eighth Edition, The Williams & Wilkins Company, Baltimore, p.519—p.521, 1983.
［18］Carpenter Malcolm B. Editor ; Coryell Patricia, Managing editor ; Napora Linda.S：Cortical Connections of The Ventral Posterior Nucleus, Carpenter's Human Neuroanatomy, Ninth Edition, Williams & Wilkins, p. 659—p. 661, 1996.
［19］Carpenter Malcolm B. Editor ; Coryell Patricia, Managing editor ; Napora Linda.S：Ventral Posterior Nucleus(VP), Carpenter's Human Neuroanatomy, Ninth Edition, Williams & Wilkins, p.657, 1996.
［20］Carpenter Malcolm B. Editor ; Coryell Patricia, Managing editor ; Napora Linda.S：Clinical consideration of the cerebellum, Carpenter's Human Neuroanatomy, Ninth Edition, Williams & Wilkins, p.657, 1996.
［21］Carpenter Malcolm B：Structure of The cortex, Human Neuroanatomy. Eight edition, The Williams & Wilkins Company, Baltimore, p.643—p.645, 1983.
［22］Carpenter Malcolm B：The Cerebral Hemispheres, Human Neuroanatomy. Eight edition, The Williams & Wilkins Company, Baltimore, p.27—p.28, 1983.
［23］中央公害対策審議会環境保健部会水俣問題専門委員会：水俣病の診断，今後の水俣病対策のあり方について（専門委員会報告），p.1—p.14，1991年11月26日．
［24］Critchley Macdonald：Tactile discrimination, The Parietal Lobes, p. 139, 1953.
［25］Critchley Macdonald：General remarks on parietal symptomatology, The Parietal Lobes, Hafner Press, New York, p.78—p.85, 1953. 訳：浴野成生
［26］Crosby Page M., Dellon A. Lee：Comparison of two-point discrimination testing devices, Microsurgery 10, p.134—p.137, 1989.
［27］Damluji Russel N., et.al：Intoxication due to alkylmercury-treated seed-1971-2 out break in Iraq: clinical aspects, 阪南中央病院水俣病研究会「水俣病問題研究（Ⅲ）」, p.38—p.45, 1983年10月．

[28] Dejong Russelln：Sensation, Handbook Clinical Neurology Volume 1, Edited by P.J.Vinken and G.W.Buyn, p.80－p.81, 1969.
[29] Dellon A. Lee, Mackinnon Susan E, Crosby Page Mcdonald：Reliability of two-point discrimination measurements, The Journal of Hand Surgery, Vol 12A, No 5, p.693－p.696, 1987.
[30] Dyck P.J, Lambert E, Nichols P.C：Histograms of myelinated and un myelinated fibers of healthy sural neves of 33 -year old man, Handbook of Electroencephalography and clinical neurophysiology, Vol 9 (somatic sensation), ed Cobb W.A, Elsevier publishing company, p.100, 1971. 訳：浴野成生
[31] Dyck Peter James：Teases-Fiber Studides, Chapter 15. pathologic alterations of the peripheral nerves system of man., Peripheral Neuropathy Edited by Dyck Peter James, Thomas, P. K, Lambert Edward H, W. B. Saunders Company, Philadelphia, p.296－p.336, 1975. 訳：浴野成生
[32] Dyck Peter James, Lofgren Eric P：Nerve Biopsy, Thomas, P. K., Lambert Edward H, Medical Clinics of North America Vol. 52 ,No. 4, p. 885－ p. 893, 1968. 訳：浴野成生
[33] Dyck Peter James, Giannini Caterina and Lais Alfred, Chapter 30, Pathologic Alterations of Nerve, Peripheral Neuropathy , W. B. Saunders Company, p.514－p.519, 1993. 訳：浴野成生
[34] Dyck P. J., Stevens J. C., Mulder D. W., Espinosa R. E：Frequency of nerve fiber degeneration of peripheral motor and sensory neurons in amyotrophic lateral sclerosis, Neurology,25, p.781－p.785, 1975. 訳：浴野成生
[35] 浴野成生，諏佐マリ：おわりに―メチル水銀によって最初に損傷を受ける大脳皮質―，水俣病における科学と社会，保健医療社会学論集第20巻第2号，p47, 2010年2月．
[36] 浴野成生，諏佐マリ：細胞構築学的見地からみたメチル水銀による大脳皮質の選択的損傷領域，水俣病における科学と社会　保健医療社会学論集第20巻第2号，p.47－p.48, 2010年2月．
[37] 浴野成生：意見書，水俣病認定義務付け等請求事件・甲号証127号証，p. 1－p. 19, 2009.
[38] 浴野成生，二宮正，今村桂子，諏佐マリ：メチル水銀による大脳皮質損傷―水俣病を診断するために―，精神神経学雑誌第109巻第5号別刷，p.420－p.437, 2007年5月25日．
[39] 衛藤光明：衛藤光明証人調書，水俣病関西訴訟控訴審衛藤光明証人調書，p.127－p.134, 1999年3月17日．
[40] 衛藤光明：ヒト水俣病の末梢神経病変について―とくにその電子顕微鏡的観察，神経研究の進歩 第15巻第3号，p.606－p.618, 1971年8月10日．

[41] Eto Koumyo, Tokunaga Hidehiro, Nagasima Kazuo, Takeuchi Tadao：An Autopsy Case of Minamata Disease（Methylmercury Poisoning）—Pathological Viewpoints of Peripheral Nerve，Toxicologic Pathology，vol.30，No.6，p.714—p.722，2002．

[42] Eto K，Takeuchi T：Pathological Changes of Human Sural Nerves in Minamata Disease（Methylmercury poisoning—Light and Electron Microscopic Studies，Virchows Arch.B Cell Path，p.109—p.128，1977．訳：浴野成生

[43] Ganong Willam F；訳：岡田泰伸他：小脳—運動に及ぼす影響，原書22版ギャノング生理学，丸善株式会社，p.228—p.229，2005年．

[44] 後藤文男：神経学的診断のプロセス，Clinical Neuroscience—ベットサイドにおける神経学的検査　Vol.13，No.12，中外医学社，p14—p.17，1995年．

[45] Gowers.W.R：A Manual of Diseases of the Nervous System 1893，reprinted by Hafner Publishing Company Inc，Darien, Conn，p.1—p.1050，1970．

[46] Guyton, A.C, Hall, J.E. 総監訳 御手洗玄洋：一次体性感覚野の機能，ガイトン生理学原著第11版2刷，p.613—p.618，2013年6月1日．

[47] Guyton, A.C, Hall, J.E. 監訳 早川弘一：体性感覚皮質，ガイトン臨床生理学，p.605—p.608，2005年5月1日．

[48] Guyton, A.C, Hall, J.E. 総監訳 御手洗玄洋：体性感覚における視床の機能，ガイトン生理学原著第11版2刷，p.622—p.623，2013年6月1日．

[49] Guyton, A.C, Hall, J.E. 総監訳 御手洗玄洋：大脳皮質の機能解剖学，ガイトン生理学原著第11版2刷，p.749—p.751，2013年6月1日．

[50] Guyton, A.C, Hall, J.E；総監訳：御手洗玄洋：後索—内側毛帯系，前外側系，ガイトン生理学原著第11版2刷，p.614—p.615，2013年6月1日．

[51] Guyton A.C, Hall J.E．訳：志村俊郎，村松 光：小脳の臨床的異常，ガイトン臨床生理学，医学書院，p.725，1999年．

[52] 監訳 吉利 和：臨床的方法と疾患への症候群的アプローチ，Harison's Principles of Internal Medicine, 9 edition，p.7—p.8，廣川書店，1981年9月1日．

[53] Head Henry and Holmes Cordon：Sensory Disturbances associated with certain Lesions of the Optic Thalamus，Brain 34，p.124—p.146，1911．訳：浴野成生

[54] Head Henry and Holmes Cordon：Sensory Disturbances from Cerebral Lesions，Brain 34，p.146—p.171，1911．訳：浴野成生

[55] 編 平山恵造：多発性神経炎／多発ニューロパチー，臨床神経内科学 第3版，p.499，1998年6月10日．

[56] 平沢　興，岡本道雄：皮膚知覚伝達路，分担解剖学第2巻，p 321—p.325，2000年2月20日．

[57] 細川一：細川一博士報告書，p.1—p.10，1956年8月29日．

[58] Hunter Donald, Bomford Richard R, Russell Dorothy S：Poisoning by methyl mercury compounds — Animal Experiments，Quarterly Journal of Medicine，9 No.35，p.204—p.213，1940．

[59] Hunter Donald, Bomford Richard R and Russell Dorothy S：Poisoning by methyl mercury compounds，Quarterly Journal of Medicine，9 No.35，p.193—p.213，1940．

[60] 編 井村裕夫，尾形悦郎，高久史麿，垂井清一郎：深部反射の低下，消失，最新内科学体系第70巻 末梢・自律神経疾患＜神経・筋疾患6＞，中山書店，p.13—p.34，1996年12月24日．

[61] 岩波書店：広辞苑第6版，規矩準縄，2008年1月11日．

[62] Jewesbury Eric C. O：Parietal Lobe syndromes，Handbook of Clinical Neurology，Vol. 2：Localization in Clinical Neurology．Edited by Vinken P. J., Bruyn G. W., North-Holland Publishing Company，Amsterdam., chapter 21, p 683, 1969．訳：浴野成生

[63] 環境庁企画調整局環境保健部長：「後天性水俣病の判断条件」（昭和52年7月1日）環境庁企画調整局環境保健部長通知：環保業第262号，1977年7月1日．

[64] 北川敏夫：水俣病のリハビリテーション，編 忽那将愛：水俣病—有機水銀中毒に関する研究—，熊本大学医学部水俣病研究班，p. 177—p.193，1966．

[65] 環境省総合環境政策局環境保健部長：公害健康被害の補償等に関する法律に基づく水俣病の認定における総合的検討について（通知）（環保企発第 1403072号 平成26年3月7日），2014年3月7日．

[66] 熊本県知事ほか1名：救済法上の認定制度，平成24年（行ウ）第202号 水俣病認定申請棄却処分取消／水俣病認定義務付け請求上告受理申立事件「上告受理申立理由書」，p. 1—p. 58，2012年4月27日．

[67] 熊本日日新聞（渡辺哲也）：水俣病公的検診 国に適正化要請 不知火患者会，熊本日日新聞，2013年2月16日．

[68] 熊本日日新聞，毎日新聞，西日本新聞：「集中検診はデタラメだ」／「検診の改善を要求」，毎日新聞1974年8月3日，熊本日日新聞1974年8月3日，西日本新聞1974年8月3日．

[69] 熊本地方裁判所民事第2部：岡嶋透証人調書，昭和53年（行ウ）第15号水俣病認定申請棄却処分取消請求事件，3項—47項，1983（昭和58）年5月30日．

[70] Le Quesne Pamela M., Damluji S. F., Rustam H：Electrophysiological studies of peripheral nerves in patients with organic mercury poisoning，Journal of Neurology, Neurosurgery, and Psychiatry 37，p.333—p.339，1974．訳：浴野成生

[71] Le Quesne Pamela M：Neuropathy Due to Drugs, P.J. Dick, P.K. Thomas, E.H. Lambert, R. Bunge (Eds.)，Peripheral Neuropathy，W. B. Saunders Company, Philadelphia，p.2162—p.2179，1984．訳：浴野成生

[72] Martini F.H, Timmons M.J, McKinley M.P；監訳井上貴央：感覚路, Human Anatomy, 西村書店, p.336－p.337, 2003年4月25日.
[73] Maser Raelene E., Nielsen Viggo K., Bass Eric B., Manjoo Quarashia, Dorman Janice S., Kelsey Sheryl F., Becker Dorothy J., Orchard Trevor J：Measuring Diabetic Neuropathy－Assessment and Comparison of Clinical Examination and Quantitative Sensory Testing, Diabetes Care 12, p.270－p.275, 1989. 訳：浴野成生
[74] Mehler William F, Haymaker Webb：Localization of lesions involving the trigeminal nerve, Bing's Local diagnosis in neurological diseases, Fifteenth edition.(Haymaker Webb, editor). The C. V. Mosby Company. Saint Louis, p.234－p. 250, 1969.
[75] Mehler William F, Haymaker Webb：Ataxia as a sensory disturbance, Bing's Local diagnosis in neurological diseases, Fifteenth edition.(Haymaker Webb, editor). The C. V. Mosby Company. Saint Louis, p.29, 1969.
[76] 水俣病認定義務付け等請求事件原告ら訴訟代理人：平成19年（行ウ）第10号水俣病認定義務付け等請求事件原告第8準備書面, p.1－p.26, 2009年3月19日.
[77] 三嶋功, 岡嶋透, 伊東野良治, 永松啓爾, 宮川洸平, 筒井純, 清藤武三, 衛藤光明：審査会資料説明書（総論）, p.1－p.126, 1990年3月31日.
[78] 永木譲治, 大西晃生, 黒岩義五郎：腓腹神経の伝導検査所見と組織定量所見との対比 －正常8対照例における検討－, 臨床神経学第25巻第4号, p.392－p.400, 1984年4月.
[79] 永木譲治, 大西晃生, 黒岩義五郎：慢性発症水俣病患者における腓腹神経の電気生理学的および組織定量的研究, 臨床神経学第25巻第1号, p. 88－p.93, 1985年1月.
[80] Ninomiya Tadashi, Imamura Keiko, Kuwahata Misako, Kindaichi Michiaki Susa Mari, Ekino Shigeo：Reappraisal of somatosensory disorders in methylmercury poisoning, Neurotoxicology and Teratology 27, p.643－p.653, 2005. 訳：浴野成生
[81] Ninomiya Tadashi, Oomori Hiroyuki, Hasimoto Kiyomi, Turuta Kazuhito, Ekino Shigeo：Materials and Methods, Expansion of Methylmercury Poisoning outside of Minamata:An Epidemiological Study on Chronic Methylmercury Poisoning outsid of Minamata, Environmental Research, Vol.70,No.1, p.47－p.50, 1995. 訳：浴野成生
[82] Nolte John, Sundsten John：The Thalamus is the Gateway to the Cerebral Cortex, The Human Brain －An Introduction to its Functional Anatomy. Sixth edition, p.394－p.397, 2009.
[83] North Coast Medical,Inc：Disk－Criminator and Touch－Test TM Sensory Evaluator, North Coast Medical,Inc Home Page, 2013.10.23.

[84] Ochoa J, Mair W. G. P：Fixation, The Normal Sural Nerve in Man (I. Ultrastructure and Number s of Fibres and Cells), Acta neuropath. (Berl.) 13 No.1, p.198, 1969.

[85] Ohnishi Akio, Dyck P. J：Loss of Small Peripheral Sensory Neurons in Fabry Disease Histologic and Morphometric Evaluation of Cutaneous Nerves, Spinal Ganglia, and Posterior Columns), Arch Neurol 31, p.120－p.127, 1974.

[86] Penfield Wilder, Boldrey Edwin：Fig.17 Sensory homunculus, The Cerebral cortex of Man. A Clinical Study of Localization of Fucntion, p.44, 1950. 訳 岩本隆茂, 中原淳一, 西里静彦：図16 感覚野のホムンクルス, 脳の機能と行動, 福村出版株式会社, p.61, 1986年1月20日.

[87] Rustam H, Hamde T：Methyl Mercury Poisoning in Iraq －A Neurological Study, Brain 97, p.499－p.510, 1974. 訳：浴野成生

[88] 坂井建雄, 岡田孝雄：第7章 情報の受容と処理, 系統看護学講座 専門基礎1 人体の構造と機能（1）解剖生理学, 医学書院, p.351－p.352, 2007年2月1日.

[89] 坂井建雄, 岡田孝雄：大脳, 系統看護学講座 専門基礎1 人体の構造と機能（1）解剖生理学, 医学書院, p.367－p.371, 2007年2月1日.

[90] Schaumburg, Herbert H., Spencer Peter S：Human Toxic Neuropathy Due to Industrial Agents, P.J. Dick, P.K. Thomas, E.H. Lambert, R. Bunge (Eds.), Peripheral Neuropathy, W. B. Saunders Company, Philadelphia, p.2115－p.2132, 1984. 訳：浴野成生

[91] Semmes Josephine, Weinstein Sidney, Ghent Lila, Teuber Hans-Lukas：Somatosensory Changes after Penetrating Brain Wounds in Man, Harvard University Press, Cambridge, p.4－p.59, 1960. 訳：浴野成生

[92] Smieja.M, .Hunt.D.L, Edelman.D：Clinical Examination for the Detection of Protective Sensation in the Feet of Diabetic Patients, J.geh.intern. Med, 14, p.418－p.424, 1999. 訳：浴野成生

[93] Snyder Russell D, Seelinger Don F：Methylmercury poisoning Clinical follow-up and sensory nerve conduction studies, Journal Neurology, Neurosurgery, and Psychiatry, p.701－p.704, 1976. 訳：浴野成生

[94] 鈴木秀郎：診断基準の意義とその功罪, 臨床雑誌 内科 特集 内科疾患の診断基準 病型分類 重症度, 南江堂, p.1006－p.1008, 1985年6月1日.

[95] Swedish Expert Group：Pathology of Methyl Mercury Poisoning, Methyl mercury in fish－A toxicologic-epidemiologic evaluation risk, p.148－p.150, 1970. 訳：浴野成生

[96] 武内忠男：水俣病の形態病理発生, 編 忽那将愛：水俣病―有機水銀中毒に関する研究―, 熊本大学医学部水俣病研究班, p.259－p.261, 1966年.

[97] 武内忠男：慢性経過をとった水俣病 4剖検例についての病理学的研究, 熊本医学会雑誌 第33巻補冊第3, p.614－p.641, 1959年3月25日.

[98] Takeuchi Tadao : Pathology of Minamata Disease, Environmental Mercury Contamination, Ann Arbor Science Publishers, Inc. p.263—p.265, 1972.
[99] 武内忠男, 衛藤光明：5・1 神経基本病変, 編 武内忠男, 井出源四郎, 梶川欽一郎, 小川勝士, 土山秀夫, 大西義久：最新病理組織学, 理工学社, p.2—p.11, 1981年4月5日.
[100] 田崎義昭, 水野美邦 他：神経病診断のすすめ方, 神経病学第3版, 医学書院, p.1—p.11, 1988年10月15日.
[101] 徳臣晴比古：水俣病の臨床, 編 忽那将愛：水俣病—有機水銀中毒に関する研究—, 熊本大学医学部水俣病研究班, p.48—p.81, 1966年3月31日.
[102] 徳臣晴比古：研究・診察の日々「K・T 女 42歳 漁業」, 水俣病日記—水俣病の謎解きに携わった研究者の記録, 熊本日日新聞情報文化センター, p.57—p.60, 1999年.
[103] Tokuomi Haruhiko, Uchino Makoto, Imamura Shigehiro, Yamanaga Hiroaki, Nakanishi Ryoji, Ideta Toru : Minamata disease (organic mercury poisoning) : Neuroradiologic and electrophysiologic studi, Neurology 32, p.1369—p.1375, 1982. 訳：浴野成生
[104] 内野 誠：平成12年度受託研究(1) 水俣病の病像に関する研究—感覚障害を中心に—, 熊本県平成12年度受託研究, p.1—p.5, 2000年.
[105] von Burg R. and Rustam Hussain : Electrophysiological Investigations of Methylmercury Intoxication in Humans Evaluation of Peripheral Nerve by Conduction Velocity and Electrography, Electroencephalography and Clinical Neurophysiology 37, p.381—p.392, 1974. 訳：浴野成生
[106] von Economo Constantin. : The Cytoarchitectonics of the Human Cerebral Cortex, Humphrey Milford Oxford University Press. London, p.1—p.26, 1929. Fig.9 Distribution of the cortical types over the surface of the conveyity (p.18)
[107] Weinstein Sidney : Intensive and Extensive Aspects of Tactile Sensitivity as a Function of Body part, Sex, and Laterally, The Skin Senses, ed. by Kenshalo Dan R, Charles C Thomas·Publisher, Springfield·Illinois·U.S.A, p.195—p.222 (Fig.10-4), 1968. 訳：浴野成生
[108] Weinstein Sidney : Intensive and Extensive Aspects of Tactile Sensitivity as a Function of Body part, Sex, and Laterally, The Skin Senses, ed. by Kenshalo Dan R, Charles C Thomas·Publisher, Springfield·Illinois·U.S.A, p.195—p.222 (Fig 10-2), 1968. 訳：浴野成生
[109] WHO : Pathological findings and progression of disease, Environmental Health Criteria 1 (MERCURY) ed by WHO. World Health Organization, p.109—p.112, 1976. 訳：浴野成生

［110］Yoshida Yoshihiro, Kamitsuchibashi Hiroshi, Hamada Rikuzo, Kuwano Yoshio, Mishima Isao, Igata Hiroaki：Truncal Hypethesia in Patients with Minamata Disease, Internal Medicine 31 No.2, p.204―p.207, 1992. 訳：浴野成生
［111］吉利 和：§1神経系疾患の特徴／§2診断のすすめ方／§3鑑別，内科診断学 改訂8版，金芳堂，p.749―p.751, 1999年6月1日．
［112］吉利 和：知覚障害の型，内科診断学 改訂8版，金芳堂，p.754―p.760, 1999年6月1日．

あ と が き

　本書の原稿を書いていたさなかに，水俣病関連以外の本，雑誌，論文などを読み，印象に残り，心に念じた記述を列挙する。

▼いかなる時代でも論理は事実に基づいて展開されたものでなければ意味がない。[*1]

▼記録文書を読むことについては，現在の自分自身あるいは今のコミュニティの主張及びごまかしを支えるために役立ててはならない。[*2]

▼そしてその「記録」の捉え方は，

　　歴史という学問が存在して以来，記録を役立て，記録に問いかけ，記録に照らして自らを問うことが行われてきた。今日では，記録に対する位置を変えるようになった。即ち，歴史が自ら第一の仕事として課するのは，記録を解釈することでも，記録の語る真偽や表現のなんたるかを決定することでもなく，内部から記録に働きかけ，仕上げることなのである。即ち，歴史は，記録を組織化し，截りとり，区分し，秩序あるものとし，いくつかのレヴェルに分け，系をうち立て，十分に適合するものとそうでないものを区別し，諸要素を標定し，統一性を明確にし，諸連関を記述するものとなる。[*3]

　上記のことを念頭におき，次の"詩"に少しでも近づきたいという想いをいだき，丹田に力を籠めて原稿に向かった。

すべてにおいてわたしは至りつきたい
核心そのものまで
作品も　方法の探求も
こころの騒擾(みだれ)も

流れ去った日々の本質まで
それらの原因まで
基底まで　根まで
芯まで

もろもろの運命や出来事の
絶えずひとすじの糸を掴まへながら
生き　考へ　感じ　愛し
発見を成し遂げたい
　　　　　　　　　＊4
……………………………

＊1　古関彰一：有事の際「自衛隊に米軍の指揮下に」日米会談で甦る30年前の密約（上），p.22，朝日ジャーナル，1981年5月22日．

＊2　Abe Kosuzu：Re‐thinking the resistance and the constellation of minorities in Okinawan politics, 琉球大学；政策科学・国際関係論第10号，p.34, 2008．

＊3　Foucault Michel, 訳 中村雄二郎：The Archeology of Knowledge, p.14—p.16, 1979年4月25日，7版．

＊4　Boris Leonidovich Pasternak, 訳 工藤正廣：ボーリス・パステルナーク詩集「晴れよう時」1956—1959, p.8—p.11, 未知谷，2004年3月25日．

さて，本書の原稿が仕上がるまでには，多くの方々にお世話になった。そのうちでも，国・熊本県の理不尽な扱いに対し，原告として生涯の大半をかけて闘い続けている水俣病患者の川上敏行さんにはいつも励まされてきた。そして「チッソ水俣関西訴訟を支える会」以来の仲間である，しょうのすさこさんは，原稿を書く途上で行き詰まり"へこたれそう"になったときにはいつも「横田しかできないのだから」と励ましてくれた。感謝の言葉では言い尽くせないほどうれしく，ありがたかった。

本書の原稿を書く上で，感謝しお礼を申し上げたいのは，浴野成生先生（熊本大学大学院名誉教授）である。本書2部と3部の引用文献を一見すれば，一目瞭然，測り知れないほどの知識を注入していただいたかが，わかってもらえると思う。筆者は，医学に関する知識はほとんどなく，英文の論文も読めない。このような筆者に対して，水俣病の病態についての基礎的な医学の知見から英語論文を訳し，論文の構成・論の展開の仕方に至るまで親切かつ丁寧に指導していただいた。そのおかげで原稿を書き上げることができた。ことに，本書を書く発企を与えてくださった浴野先生に，深謝。

本書の基礎となった多量の記録文書の収納・整理する場所として研究室を設置していただいている「大阪電気通信大学」には感謝を申し上げたい。この快適な研究室のおかげで腰を据えて，記録文書を読みあさり原稿を書くことができた。また，本書の源となった論文を2011年から2014年にわたり，紀要「人間科学研究」に5本掲載できた。その際，査読された諸先生に鍛えてもらえたことが，本書原稿を書く上で大きな力をもたらすことになった。諸先生方に感謝申し上げたい。そして筆者を日々見守り続けてくださった浪越宏治先生，小田康徳先生，平沼博将先生にも感謝申し上げたい。

出版にあたり，堂下健一さん（石川県志賀町議員で志賀原発運転差し止め訴訟の原告団事務局長）にはお礼を申し上げたい。筆者は，出版社

とは，何の関わりもなかったので，どうしたもんかと思い悩んでいたところ，ふっと，堂下さんが，志賀原発に関する本を出版されたことを思い出した。思い出したのが吉日と，何10年も音信不通であった堂下さんに，突然，電話をかけた。即，堂下さんが電話口に出られた。出版の相談をした。堂下さんは「すいれん舎から出した」。筆者「すいれん舎ですか……」。堂下さん「宇都宮で田中正造に関する本や地域の歴史などの本をコツコツと造っている"随想舎"という出版社がある」。筆者「随想舎でお願いします」。というやりとりで，随想舎を紹介いただいた。スムーズに出版までたどり着けたのも堂下さんのおかげである。その節，突然の電話にもかかわらず快く応対してくださった堂下さんには，改めて感謝を申し上げたい。（堂下さんらが出版されたのは「（戦後日本住民運動資料集成7）志賀（能登）原発反対運動・差し止め訴訟資料1967年～2010年，すいれん舎，2012年2月」であった。）

　最後に，随想舎の卯木伸男社長にも感謝を申し上げたい。とりわけ筆者担当の吉川雅子さんには，取っ掛かりから本として誕生するまで，筆者からの様々な注文に対し筆者の意を汲んでうまく処理し，万般の気配りをしていただいたことに深謝。

　本書の出版経費は，環境省国立水俣病総合研究センターの「水俣病関連資料のデータベース作成及びデジタル化業務」の成果の一部を活用した。

　　　2016年11月1日
　　　　　チッソ水俣病関西訴訟資料調査研究会

　　　　　　　　　　　　　　　　　　　　　　横田　憲一

人名索引

あ
愛知和男 *152*
浅野直人 *169*
足立昭二 *151*
荒　竜夫 *41*
荒木淑郎 *35, 37, 48, 52, 71, 72, 73, 78, 79, 86, 89, 152, 356*
有馬澄雄 *48, 66, 68, 70, 71*

い
井形昭弘 *35, 37, 69, 76, 77, 80, 152, 153, 356, 362*
生田房弘 *64, 65, 73*
池田晃章 *187*
石田紀生 *182, 194*
石田　勝 *174*
石塚正敏 *182*
石原伸晃 *116*
諫山　茂 *190*
泉田裕彦 *195, 271*
出田　透 *37, 362*
伊藤祐一郎 *215*
入鹿山且朗 *325, 328*
岩尾総一郎 *94, 169*

う
ウェインステイン *397*
内野　誠 *95, 127, 283, 362, 373*
宇藤　正 *140*

え
浴野成生 *87, 89, 402, 427, 428*
江田康幸 *196, 233*
衛藤光明 *37, 63, 64, 65, 73, 356, 366, 368, 370, 371, 373, 374, 376, 377, 378, 379*

お
大石武一 *18, 19, 43, 60*
大石利生 *189, 192, 193, 198, 202, 205, 207, 210, 219, 231, 233, 239, 240, 241, 242, 245, 258, 263, 267, 270, 276*
大勝洋佑 *80, 81, 82*
大島理森 *172, 173*
大西晃生 *361*
岡嶋　透 *35, 37, 95, 98, 100, 101, 102, 129, 197, 426*
尾上利夫 *186, 188, 191, 207, 209, 210, 218, 224, 231, 243, 257, 266*
納　光弘 *127*
小沢鋭仁 *232, 234, 239, 240, 259, 261, 262*
オチョア *367, 368, 376, 377, 378, 379*

か
金澤和夫 *197, 209*
蒲島郁夫 *116, 117, 121, 122, 126, 128, 131, 214, 219, 220, 238, 240, 259, 261, 262, 276*
上村好男 *13*
鴨下一郎 *208, 209, 211*
川上カズエ *204*
川上敏行 *204, 262*
川口順子 *92*
河島庸也 *140*
川本輝夫 *38*

き
北川知克 *122*
北川石松 *151*
喜田村正次 *299, 328*

く
久我正一 *34*

人名索引　455

黒岩義五郎　56, 75, 76, 361

こ
　後藤舜吉　202, 205, 206, 208, 209, 213, 214, 215, 232, 243, 259, 267
　後藤文男　405
　小林　光　243, 263, 264
　駒崎照雄　220, 242
　近藤次郎　151

さ
　斉藤鉄夫　213, 214
　佐々木清登　173, 176, 180
　佐々貫之　16, 19, 279
　佐藤幸一　42
　佐藤英樹　42, 189, 201, 204, 207, 231, 243, 258, 271
　里吉栄二郎　35
　沢田一精　18

し
　椎葉茂樹　240
　潮谷義子　93, 186, 193, 195, 196, 199, 200
　白川健一　37, 48, 54, 68, 70, 79, 83
　白木博次　42, 335

す
　杉浦正健　210
　鈴木秀郎　405

そ
　園田昭人　193, 199, 200, 201, 214, 215, 232, 239, 240, 242, 276,
　園田博之　198, 199, 208, 210, 213, 215, 220
　祖父江逸郎　35, 37

た
　高岡　滋　186, 187

高倉史朗　131, 211, 219, 271, 273
貴田丈夫　279
高野秀男　180, 181
高橋亮介　241, 244
滝澤秀次郎　194
滝下秀喜　190, 243, 258, 268
滝下松雄　174, 176
瀧本　忠　210
武内忠男　37, 52, 63, 64, 65, 66, 68, 70, 86, 331, 333, 335, 365, 366, 367, 368, 369, 370, 371, 372, 373
武智敏夫　141
田島一成　233, 239, 241, 261, 264
立津政順　111, 341
田中義人　273
谷崎淳一　116, 209
谷　洋一　14, 131, 210, 211, 219
田村義雄　198

つ
　椿　忠雄　29, 35, 37, 43, 48, 53, 60, 61, 68, 85, 279

て
　寺園成信　182
　寺田達志　270

と
　土井睦雄　66, 67
　徳臣晴比古　17, 18, 19, 37, 52, 56, 75, 78, 86, 279, 357, 362
　徳冨蘆花　259
　豊倉康夫　35
　豊田　誠　38, 153

な
　長井　勇　231
　中川公道　34
　永木譲治　361, 363
　中嶋武光　231

中原隆博　195, 196, 197
中村周而　264, 265
中村洋二　14, 265
永本賢二　231
中山裕二　271

に
西岡勝成　212, 213, 214, 220
西尾哲茂　212, 220, 242

の
野田兼喜　259
野村　隆　171

は
橋口三郎　174, 180
羽田　孜　170
簱野秀人　180
鳩山由紀夫　232, 245, 257, 258, 259, 260, 262
花田昌宣　129
林田直樹　273
原田正純　37, 64, 68, 70, 71, 72, 77, 82, 110
原田義孝　18, 323
原徳壽　95
ハンター・ラッセル　32, 33, 37, 46, 54, 77, 88, 105, 109, 110, 111
坂東克彦　168

ひ
平木　主　174, 176

ふ
福島譲二　181, 183
福田康夫　212
藤木素士　66
藤野　糺　64, 74, 111

ほ
細川護熙　38, 141, 151, 170
細野豪志　270, 272

ま
前田恵美子　259
松崎忠男　219
松本健男　179
松本　央　187
丸山珠代　277

み
三浦　洋　90, 91
三国政吉　279
三嶋　功　35, 42, 80, 83, 94, 101, 102, 183, 362
溝口秋生　204
皆内康広　77
南川秀樹　115, 117
宮川太平　37, 55, 331

む
村上喜治　201, 207, 209, 210, 218, 224, 231, 243, 257, 268
村田信一　116, 197, 213, 220
村山富市　171

め
目黒克己　38, 41

も
望月義夫　13, 14, 277, 278
元島市朗　130
森下紀裕　188
森田美智男　243

や
谷津龍太郎　123
山内豊徳　140, 141, 142
山口紀洋　129

山口広則　*193, 242, 277*
山崎昭正　*264, 265, 266, 271, 276*
山田サチ子　*265*

よ
横光克彦　*273*
吉井正澄　*171, 263, 264*
吉永理巳子　*259*
吉本恵一郎　*191*

A
Aberg　*66, 67, 301*
Amin-Zaki　*322*

B
Bakir　*320, 321, 322, 343, 344, 345*

D
Dellon　*423*

G
Grant　*330, 331, 332*

H
Head　*432*
Hunter　*329, 330, 331, 332, 357, 360*

I
IPCS　*87, 337*

K
Kazantzis　*321*

L
Le Quesne　*75, 358, 359*

M
Marsh　*322, 323*
Maser　*422*
Miettinen　*299, 301, 343, 344*
Mufti　*321*

R
Rustam　*359, 357, 358, 372*

S
Semmes　*435, 434, 435*
Shaw　*331*
Smieja　*423*
Snyder　*357*

V
Vahter　*303*
Von Burg　*359*
von Economo　*388*
von Frey　*432, 434*

W
Weinstein　*434, 435*
WHO　*88, 302, 303*

水俣病の病態に迫る
チッソ水俣病関西訴訟資料に基づいて

2017年3月1日　第1刷発行

著　者 ● 横田　憲一
〒572-8530　大阪府寝屋川市初町18-8
大阪電機通信大学E号館455号室
電話　072-824-1131（内線2514）

発行所 ● 有限会社 随 想 舎
〒320-0033　栃木県宇都宮市本町10-3 TSビル
TEL 028-616-6605　FAX 028-616-6607
振替　00360－0－36984
URL　http://www.zuisousha.co.jp/
E-Mail　info@zuisousha.co.jp

印　刷 ● モリモト印刷株式会社

装丁 ● 栄舞工房

定価はカバーに表示してあります／乱丁・落丁はお取りかえいたします

ⓒ Yokota Kenichi 2017 Printed in Japan
ISBN978-4-88748-338-5